DU STRABISME

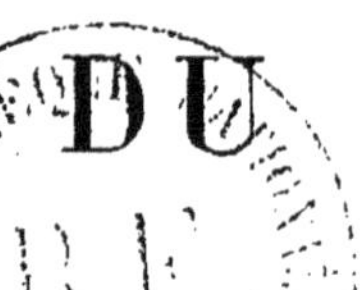

RECHERCHES ÉTIOLOGIQUES
PATHOGÉNIE
MÉCANISME DU TRAITEMENT

Dr PIERRE LAGLEYZE
Professeur d'Ophtalmologie à l'Université de Buenos-Aires
Président de l'Académie de Médecine, etc.

DU STRABISME

RECHERCHES ÉTIOLOGIQUES
PATHOGÉNIE
MÉCANISME DU TRAITEMENT

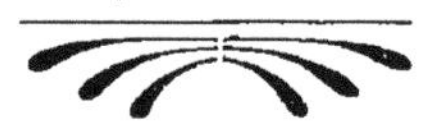

PARIS
JULES ROUSSET, ÉDITEUR
1, Rue Casimir-Delavigne, 1

1913

TABLE DES MATIÈRES

PREMIÈRE PARTIE

RECHERCHES ÉTIOLOGIQUES

DEUXIÈME PARTIE

PATHOGÉNIE

TROISIÈME PARTIE

MÉCANISME DU TRAITEMENT

CHAPITRE PREMIER

CHAPITRE II

CHAPITRE III

CHAPITRE IV

CHAPITRE V

CHAPITRE VI

CHAPITRE VII

STRABISME

RECHERCHES ÉTIOLOGIQUES — PATHOGÉNIE MÉCANISME DU TRAITEMENT

PREMIÈRE PARTIE

RECHERCHES ÉTIOLOGIQUES

CHAPITRE PREMIER

Fréquence du Strabisme.

A l'effet d'étudier l'étiologie du strabisme, nous avons jugé que pour mieux apprécier les causes qui provoquent le strabisme concomitant, il convenait de s'appuyer sur un grand nombre de cas. Nous avons donc étudié méticuleusement 3.791 strabiques sur 100.000 malades environ, que nous avons eu l'occasion d'examiner en ces derniers vingt ans : 70.000 à notre clinique de l'hôpital, et 30.000 dans notre clientèle particulière.

Les strabismes de celle-ci ont tous été étudiés en détail par nous ; la majorité des sujets ont été suivis dans leur évolution durant de longues années. Quant aux malades de l'hôpital, ils sont tous soumis à un examen complet, et leurs caractères cliniques sont décrits jusque dans les moindres particularités ; mais leurs histoires, quant à l'évolution de la maladie, ne présentent pas un nombre de détails aussi grand que celles de la clientèle privée. Quiconque dirige un grand service hospitalier se rendra compte facilement de cette lacune : quelque soin qu'on y mette, on se heurte journellement à des difficultés d'origines diverses, imputables parfois aux aides ou aux internes de la clinique, et le plus souvent aux malades eux-mêmes. Combien de strabiques, par exemple, qui, ayant guéri avec la correction optique, ne reviennent pas à l'hôpital, leur guérison restant donc ainsi ignorée. Ce qui arrive plus rarement dans les observations particulières, où le malade, se conformant aux indications de son médecin, revient périodiquement se présenter à lui.

C'est pourquoi, si dans bien des cas que nous traiterons les deux statistiques marchent de front, dans d'autres, nous avons dû les dédoubler, afin de connaître la vérité ou, du moins, de nous en rapprocher le plus possible.

Le chiffre des strabismes est de 3.791 sur un total d'environ 100.000 cas, soit de 3,79 %. Cette proportion est à peu près celle consignée dans d'autres statistiques. Au chapitre « Géographie Ophtalmologique » de l'*Encyclopédie française d'Ophtalmologie* (tome IX, page 430), à la partie relative aux maladies des muscles des yeux, le Dr Roure (de Valence) mentionne 88 statistiques de différents pays. La somme des maladies oculaires qu'elles renferment est de 797.328, sur laquelle le strabisme figure dans la proportion de 3,32 %.

De notre total de strabiques, 1.887 cas correspondent à l'hôpital, et 1.904 à la clientèle particulière ; soit, pour les premiers, un pourcentage de 2,69, et pour les seconds de 6,34.

Ces deux proportions sont bien différentes. Nous ne croyons pas, néanmoins, qu'il existe plus de strabiques dans la classe riche que dans la pauvre ; les mauvaises conditions hygiéniques exposent, au contraire, à une multitude d'affections oculaires, principalement de la cornée. Stelwag, dans une statistique de 218 strabismes convergents, a constaté l'existence de leucomes en 22 %. Nous-même, sur 3.733 strabismes horizontaux — convergents et divergents — correspondant à l'ensemble des malades de l'hôpital et particuliers, nous en avons trouvé 205 avec leucomes, soit 5,5 %.

Une infinité de strabiques de tout âge ne vont pas voir de médecins, ou n'y sont pas conduits par leurs parents, parce qu'ils n'éprouvent aucune gêne dans leur travail d'une infirmité qui n'est pas douloureuse, et se préoccupent peu de leur esthétique, ou encore faute d'argent pour acheter des lunettes, ou par crainte d'une intervention chirurgicale. Certains de ces motifs peuvent évidemment exister dans l'une et l'autre catégorie, mais l'observation courante prouve que l'on se préoccupe beaucoup plus du strabisme, dès les premiers symptômes, dans la classe riche que dans la classe pauvre.

Le strabisme est une difformité désagréable, surtout

quand il est très accentué, et qui souvent empêche de se réaliser certaines aspirations, ou interdit l'accès de certaines carrières. Boyer (1) fait observer que, s'il ne provoque pas la commisération, il excite le rire et la moquerie, le strabisme étant souvent considéré comme un indice dégénératif, de fourberie et de fausseté ; de là le sens donné par extension au mot louche. Cet auteur ajoute, avec quelque exagération peut-être, qu'il arrive au strabique de souffrir moralement, et que ses actes s'en ressentent, suivant d'ailleurs son éducation et son tempérament ; tantôt, il se laisse aller à de violents excès, par suite des surnoms qu'on lui donne, de la méfiance qu'il inspire ; tantôt il tombe dans une timidité extrême.

Nous pensons que l'oculiste doit tenir compte de tels désavantages dans la lutte ordinaire de la vie, qui éloignent l'idée qu'il ne remplit qu'une simple mission de coquetterie. Le strabisme est aujourd'hui une maladie parfaitement remédiable, et, aux cas où les procédés thérapeutiques fonctionnels ne donnent pas de résultats, les traitements chirurgicaux réussissent sans aucun danger à mettre toujours les strabiques dans de meilleures conditions.

(1) Lucien Boyer. — Recherches sur l'opération du strabisme. Paris, 1842. (Mémoire présenté à l'Académie Royale des Sciences.)

CHAPITRE II

Classification du Strabisme.

Si nous classons nos 3.791 cas de strabisme d'après la direction de la déviation, nous obtenons le résultat suivant :

Strabisme	convergent	3.067
—	divergent	666
—	inverse	33
—	vertical congénital	20
—	anomal musculaire congénital	5

Tant dans le strabisme convergent que dans le divergent, nous étudierons séparément la variété périodique et la variété permanente, bien que nous reconnaissions que dans l'immense majorité des cas, le strabisme périodique ou intermittent soit la première étape du strabisme permanent.

Le strabisme vertical sera exposé par nous, avec un certain luxe de détails, à cause de sa rareté et de l'interprétation que nous donnons de sa pathogénie. Il nous fournira en outre l'occasion de faire quelques indications sur un point négligé jusqu'à ce jour, et que nous décrirons sous le nom d'*amplitude verticale relative*.

Une variété plus rare encore que le strabisme vertical, et que, pour employer une désignation brève, nous avons classifiée *strabisme anomal musculaire congénital*, nous oblige à en faire un groupe à part. Cette variété n'entre pas dans les strabismes communs, car, en dehors d'autres particularités que nous décrirons en leur lieu, elle est accompagnée de rétractions du globe oculaire dans l'orbite, en même temps que d'une diminution dans l'ouverture de la fente palpébrale.

Nous avons finalement, dans notre classification, ajouté les strabismes inverses, c'est-à-dire les strabismes divergents consécutifs à une intervention chirurgicale dans des strabismes convergents. Il est vrai que nous eussions pu les inclure dans le groupe des strabismes convergents, en indiquant cet incident aux résultats du traitement opératoire. Nous eussions pu aussi les faire figurer dans le groupe des divergents, en faisant noter, à leur étiologie, qu'ils avaient été occasionnés par une intervention chirurgicale. Ces strabismes pourraient donc, nous le répétons, figurer indifféremment parmi les convergents ou parmi les divergents, selon l'intérêt ou l'objectif poursuivi. Nous avons préféré, néanmoins, en faire un groupe spécial, parce que, outre l'importance chirurgicale qu'offre la connaissance de ces cas, ils ont une cause particulière qui rend utile leur séparation des autres strabismes, pour la plus grande précision et la meilleure méthode dans l'étude étiologique que nous poursuivons.

Le tableau suivant démontre, conformément à la classification que nous avons indiquée, le nombre des cas correspondants à chaque variété, en même temps que le pourcentage de chacun d'eux.

Horizontal.	3.733	Convergent	3.067	Périodique.	699	Monoculaire.	462
						Alterne.	112
				Permanent	2.368	Monoculaire	1.989
						Alterne.	326
		Divergent.	666	Périodique.	118	Monoculaire.	88
						Alterne.	9
				Permanent.	548	Monoculaire.	513
						Alterne.	25
Inverse.	33	Divergent.	33	Permanent.	33	Monoculaire.	32
						Alterne.	1
Vertical congénital.	20	Sursum.	12	Permanent.	12	Monoculaire.	12
		Deorsum.	5	Permanent.	5	Monoculaire.	5
		Regardant d'un côté.	3	Périodique.	3	Monoculaire.	2
						Alterne.	1
Anomal musculaire congénital	5	....		Permanent.	5	Monoculaire.	2
						Binoculaire.	3

Pourcentages correspondant aux divers strabismes, calculés sur le total général de 3.791 cas :

Strabisme convergent périodique.....	18,43 %
— — permanent.....	62,46 %
— divergent périodique.....	3,11 %
— — permanent.....	14,45 %
— inverse..................	0,87 %
— vertical congénital.......	0,52 %
— anomal musculaire congénital..................	0,13 %

CHAPITRE III

Strabisme convergent.

Suivant la pratique générale, nous diviserons en deux grands groupes le strabisme convergent : 1° le strabisme périodique ou intermittent ; 2° le strabisme permanent. Nous étudierons dans chacun les variétés monoculaires, c'est-à-dire les strabismes où la déviation se manifeste constamment dans un même œil ; et les variétés alternes, celles où la déviation se produit indifféremment tantôt dans un œil, tantôt dans l'autre. Nous étudierons dans chaque variété les renseignements cliniques, annotés pour chaque cas avec le plus grand soin, en en présentant la synthèse. Nous réussirons ainsi à en estimer la valeur exacte. Etant, en effet, les résultantes d'un grand nombre de cas, ils devront forcément condenser la juste valeur de chacune de leurs particularités.

De l'analyse des faits, nous déduirons l'étiologie et la pathogénie du strabisme, sans qu'aucune idée préconçue influe sur ces déductions. A mesure que nous exposerons les faits, nous discuterons leur influence, en leur donnant l'importance qu'il méritent.

Le nombre total des strabismes convergents, périodiques aussi bien que permanents, est de 3.067, soit 80,90 % de la somme générale de notre statistique.

Etablissons d'abord que tous les renseignements sur l'acuité visuelle devront être considérés comme résultants d'yeux en conditions égales à celles de l'emmétrope, c'est-à-dire après exacte correction optique des amétropies correspondantes.

§ I. STRABISME CONVERGENT PÉRIODIQUE

Le nombre de cas avec strabisme convergent périodique ou intermittent monte à 699, correspondant à 269 hommes et à 430 femmes. L'excès de femmes sur le nombre des hommes affectés de strabisme convergent périodique, est notable. La raison en est probablement que les femmes s'adressent plus souvent au médecin dès le début du strabisme, par suite de la préoccupation esthétique des parents, toujours plus grande pour les filles que pour les garçons.

Le strabisme s'est manifesté :

Monoculaire droit dans..............	228 cas
— gauche dans............	234 —
Alterne dans......................	112 —

Dans 125 cas, on n'a pas annoté quel était l'œil dévié. Il n'est pas toujours facile, dans un premier examen, qui souvent reste unique, chez des enfants en bas âge, s'opposant par peur à un examen minutieux, de déterminer quel est l'œil strabique.

On voit, par les chiffres ci-dessus, qu'il n'y a pas de différence cliniquement sensible, dans les strabismes monoculaires, en faveur de l'un ou de l'autre œil. Les strabismes alternes sont en moindre nombre que les monoculaires, dans le rapport de 1 à 4. Cette proportion, comme nous le verrons plus loin, s'explique par des raisons de réfraction et d'acuité visuelle : une réfraction égale dans les deux yeux, ainsi qu'une bonne acuité visuelle, ou au moins une vision égale dans les deux yeux, prédispose plus facilement au strabisme alterne qu'au monoculaire. En revanche, quand la réfraction ou l'acuité visuelle, ou toutes deux réunies, sont différentes, la règle est que le strabisme s'établisse dès le début dans un seul œil, le plus anormal.

Il est possible que le nombre indiqué de strabismes alternes soit inférieur à la réalité ; nous signalons le nombre exact des cas constatés. Il est possible, aussi, que dans beaucoup de cas où la déviation se manifeste toujours dans le même œil, le strabisme ait commencé sous la forme alterne. De toutes manières, la proportion de 1 contre 4 est suffisamment marquée pour qu'on en puisse conclure sûrement que le strabisme alterne est moins nombreux que le monoculaire.

D'autre part, les strabiques en général ne viennent pas trouver le médecin dès le début, de sorte que l'on ignore presque toujours sous quelle forme a commencé le strabisme, car les renseignements que donnent les parents n'ont guère de valeur dans la presque totalité des cas.

L'âge moyen où nos sujets se sont présentés pour la première fois à l'examen, est de neuf ans et quatre mois ; alors que celui attribué au commencement du strabisme, dans 237 cas où nous avons pu obtenir ce détail, est de quatre ans et trois mois.

Le degré de la déviation manque d'importance, car la plupart du temps il n'est pas possible de le mesurer. Bien que ce point ne puisse contribuer à résoudre aucune question importante, nous le consignerons néanmoins : de 57 cas mesurés, il résulte une moyenne de 30° de convergence.

Réfraction. — Pour faciliter la recherche étiologique de l'état de la réfraction statique sur le strabisme, il convient d'adopter une classification concise, de façon à pouvoir embrasser l'ensemble, en appréciant l'influence du déficit comme de l'excès de réfraction. C'est à cet unique objet que nous comptons l'astigmatisme pour la moitié de sa valeur, et que nous l'ajoutons pour la même quantité au vice de réfraction hypermétropique ou myopique, selon qu'il correspond à l'un ou à l'autre. Ainsi, par exemple, un astigmatisme hypermétropique composé corrigeable avec Sphérique + 4 D. Cylindre + 2 D. 90°, nous le considérons comme une hypermétropie de cinq dioptries.

D'après cette classification, nous avons les états suivants de réfraction :

Emmétropie	11 cas
Hypermétropie	500 —
Myopie	17 —

Dans chacun de ces groupes, nous avons inclu les cas où la nature de la réfraction était respectivement la même dans les deux yeux, et sans nous occuper si, les deux yeux étant hypermétropes ou myopes, l'un est plus ou moins hypermétrope ou myope que l'autre.

A ces trois groupes nous devons ajouter un cas avec astigmatisme mixte dans les deux yeux, et un nombre de cas qui monte à 22 où un œil était emmétrope, hypermétrope ou myope, tandis que l'autre œil avait un défaut de nature différente.

Sur le total de 699 cas de strabisme périodique convergent, le renseignement de la réfraction n'a pas été recueilli chez 148 sujets, soit par refus des parents à ce que l'on fit des instillations d'atropine à leurs enfants, soit par impossibilité de pratiquer l'examen, ou pour quelque autre cause. Restent donc 551 cas où la mesure a été faite exactement au moyen de la skiascopie, et, sauf de rares exceptions, après instillations d'atropine pour obtenir la réfraction absolue. Chaque fois que cela a été possible, on a investigué l'astigmatisme par l'examen ophtalmométrique. Enfin, chez les sujets dont l'âge le permettait, l examen s'est conclu par les procédés subjectifs ordinaires.

De ces 551 cas, 376 ont résulté avec une valeur de réfraction complètement égale dans les deux yeux, et 175 avec des valeurs différentes.

Ci-dessous, la classification de ces cas, en tenant compte de l'état de la réfraction de nature identique dans les deux yeux, mais dont la valeur peut différer d'un œil à l'autre :

Emmétropie	11	cas
Hypermétropie simple	328	—
Astigmatisme hyp. simple et composé.	172	—
Myopie simple	6	—
Astigmatisme myop. simple et composé	11	—
Astigmatisme mixte	1	—
Réfraction différente dans les deux yeux	22	—
Sans désignation	148	—
Total	699	cas

Hypermétropie. — Il résulte de ces calculs, que l'état de réfraction hypermétropique dans les deux yeux accompagne 90 % des cas où nous avons mesuré la réfraction. Cette proportion si élevée d'hypermétropiques révèle une influence bien marquée dans l'étiologie du strabisme convergent périodique ; nous en étudierons le mécanisme quand nous traiterons de la nature des strabismes.

Il convient en outre, pour compléter ce renseignement étiologique, de connaître la proportion entre la valeur du degré de l'hypermétropie relativement au nombre de strabismes. Le tableau suivant, portant sur 500 cas avec défauts hypermétropiques dans les deux yeux, indique ces relations.

Hypermétropie de	0,50 D. à 1 D....	13	cas
—	1 D. à 2 D....	87	—
—	2 D. à 3 D....	86	—
—	3 D. à 4 D....	102	—
—	4 D. à 6 D....	124	—
—	6 D. à 8 D....	70	—
—	8 D. à 10 D....	17	—
—	10 D. à x D....	1	—

De l'examen de ce tableau il résulte que le petit nombre de strabismes correspondants de 0,50 D. à 1 D. est presque égal à celui des emmétropes que nous avons signalés antérieurement au nombre de 11 cas. Cette différence insignifiante est donc suffisamment démonstrative du peu d'influence qu'ont les plus faibles hypermétropies dans l'étiologie du strabisme convergent. Déjà, entre 1 D. et 2 D., et entre 2 D. et 3 D., on observe un nombre élevé de strabismes, qui augmentent encore entre 3 D. et 4 D. Le nombre le plus grand de strabismes convergents périodiques se trouve parmi les hypermétropies de 4 D. à 6 D. Immédiatement après, il décroît à mesure que l'hypermétropie augmente, bien qu'on en trouve encore une quantité notable avec hypermétropies de 6 D. à 8 Dioptries.

Donders (1), le premier, et après lui presque tous ceux qui se sont occupés de l'influence de l'hypermétropie sur le strabisme convergent, ont affirmé que les hypermétropies de 1,25 D. à 3,50 D. étaient le défaut le plus fréquent, et qu'elles arrivaient rarement à 5 D. ou au-dessus. Ce

(1) Donders. — Mémoire sur la pathogénie du strabisme. Ann. d'Oculistique t. L, p. 217.

renseignement a fait autorité, sous l'égide du génial auteur, qui l'avait inféré de l'observation d'un petit nombre de cas. De là, une série d'hypothèses dont les déductions, plus ou moins ingénieuses, ont donné lieu à de longues élucubrations en vue d'expliquer beaucoup de points obscurs dans l'étiologie et la pathogénie du strabisme convergent.

C'est une erreur de croire que le strabisme convergent se produise plus fréquemment dans les degrés indiqués par Donders. Car, en supposant même que la quantité de strabismes dans chacun des groupes dioptriques fût relativement proportionné au nombre général de tous les individus hypermétropiques, il est évident que, les sujets avec hypermétropies peu prononcées étant sans comparaison plus nombreux que ceux avec hypermétropies fortes, le nombre absolu de strabismes sera plus grand pour les sujets avec hypermétropies faibles.

Les chiffres absolus des statistiques ne font pas connaître la véritable quantité proportionnelle de strabismes relatiment au nombre de sujets dans chaque degré déterminé d'hypermétropie. Nous ne prendrons pas la peine d'apporter à l'appui de notre assertion des statistiques générales de réfraction; tout le monde sait que, depuis l'emmétropie jusqu'aux degrés les plus hauts d'hypermétropie, les chiffres vont en proportion inverse. Les sujets avec hypermétropie d'une dioptrie sont plus nombreux que ceux de deux dioptries, et ceux-ci plus que ceux de trois, et ainsi de suite. A mesure qu'augmente le degré de l'hypermétropie, le nombre respectif des sujets diminue dans une telle proportion, que, pour l'exprimer, nous la comparerions volontiers à une progression géométrique inverse.

Tous ces arguments pourraient nous servir, dans le cas où les chiffres absolus correspondant au nombre de strabismes fussent décroissants, pour prouver que, malgré cela, la proportion relative à chaque degré d'hypermétropie correspond à un pourcentage plus grand. Mais il n'en est rien : bien au contraire, le nombre de strabismes augmente conjointement avec le degré des hypermétropies, jusqu'au groupe de 4 D. à 6 D., où nous voyons figurer 124 strabiques. Sans recourir donc à des distinctions entre nombres absolus et nombres relatifs, il n'échappera pas à l'esprit le moins préparé, qu'au moins jusqu'au degré indiqué, la fréquence du strabisme convergent périodique est en relation directe avec le degré de l'hypermétropie. Quant aux degrés élevés, si nous prenons par exemple les 70 cas de strabisme avec hypermétropies entre 6 D. et 8 D., est-ce que les 86 cas avec hypermétropies entre 2 D. et 3 D. représentent une plus grande proportion relativement au nombre général de sujets hypermétropiques correspondant respectivement à leurs degrés? Sûrement non. Les hypermétropies entre 6 D. et 8 D. sont infiniment moins communes que les hypermétropies entre 2 D. et 3 D. De même pour les groupes suivants ; nous ne répéterons donc pas les mêmes arguments.

Nous pouvons conclure : 1° que les strabismes convergents périodiques se manifestent, chiffres absolus, en plus grande quantité chez les sujets avec hypermétropies de 4 D. à 6 D. ; 2° que, relativement au nombre général d'hypermétropies, ce strabisme se manifeste en plus grande proportion dans les degrés élevés.

Myopie. — Le nombre de myopies dans les deux yeux atteint 17 cas, ce qui est si peu, sur 699 cas de strabisme convergent périodique, qu'il suffit de l'énoncer pour nous convaincre que la myopie ne peut exercer aucune influence étiologique sur le strabisme que nous étudions en ce moment.

Six de ces cas présentaient dans les deux yeux des myopies simples ; les onze autres, des astigmatismes myopiques. Comme la connaissance détaillée du degré de ces amétropies manque d'importance, nous nous bornons à indiquer qu'elles oscillaient entre 2 D. et plus de 10 Dioptries.

Réfraction de nature différente dans les deux yeux. — Dans 22 cas, la réfraction se manifeste de nature différente dans chaque œil, et, à l'exception d'un seul cas avec strabisme de forme alterne, tous les autres déviaient toujours le même œil.

L'unique particularité est la prédominance de défauts hypermétropiques dans l'œil fixateur — 12 cas. Dans 4 cas, emmétropie, et dans 6 cas, myopie de cet œil.

La différence moyenne entre la réfraction de l'œil fixateur et de l'œil dévié est de 3 D.

Certainement que dans les cas avec hypermétropie dans l'œil fixateur, ce défaut de réfraction remplit un rôle actif entre autres causes provocatrices du strabisme.

Acuité visuelle normale aux deux yeux dans 3 cas; amblyopie à l'œil dévié dans 3 cas ; dans tous les autres, l'œil fixateur présentait toujours une meilleure acuité visuelle : œil fixateur V = 0,98, œil dévié V = 0,25.

Direction du méridien le plus réfringent. — A l'effet de vérifier si la position du méridien le plus réfringent est d'une inclination plus fréquente dans une direction déterminée, dans les strabismes convergents périodiques, nous avons divisé le cadran en trois parties de 60° chacune. Le méridien horizontal, avec 30° de chaque côté, nasal et temporal ; le méridien vertical, 30° d'un côté et de l'autre du point de 90°; les obliques se trouvant compris de chaque côté et limités par les deux précédents.

Le résultat a été :

Pour le méridien vertical	81 %
— — oblique	9 %
— — horizontal	10 %

Ces proportions sont à peu près celles trouvées par tous les auteurs qui se sont occupés des relations des méridiens entre eux. Dans un travail (1) basé sur 1.077 astigmatismes, nous avons trouvé les proportions centésimales suivantes :

Méridien vertical	74,84
— oblique	10,03
— horizontal	15,13

Ces derniers pourcentages sont susceptibles de varier, par suite de circonstances que ce n'est pas ici le cas de détailler ; aussi voyons-nous que chaque auteur donne des

(1) Lagleyze. — Diagnostic et correction optique de la réfraction statique. Buenos-Aires, 1893, p. 57.

chiffres différents ; mais tous oscillent autour de ceux que nous indiquons.

La direction du méridien le plus réfringent dans un sens ou dans l'autre n'a donc aucune influence dans l'étiologie du strabisme convergent périodique.

Amétropie plus grande dans l'œil fixateur. — L'œil strabique s'est présenté avec un vice de réfraction moins prononcé que dans l'œil fixateur, en 21 cas, la plupart avec astigmatisme hypermétropique composé dans les deux yeux. Les différences de réfraction entre les deux yeux ont été de 1 D. à 2 D. dans 15 cas, et de 2 D. à 4 D. dans 6 cas.

L'explication pourquoi la déviation intermittente avait lieu dans l'œil le moins amétropique, résiderait principalement dans l'acuité visuelle. Chez certains, pourtant, l'acuité visuelle était normale et égale dans les deux yeux ; dans 2 cas il existait une forte amblyopie dans l'œil strabique ; dans quelques autres, une différence faible ou moyenne ; dans près de la moitié on ne consigne pas le degré du pouvoir visuel.

La réfraction dans les strabismes monoculaires et alternes. — Nous avons indiqué antérieurement que les 699 cas de strabismes convergents périodiques se divisent en :

Strabismes monoculaires	....	462 cas
— alternes	... .	112 —
— sans spécification	....	125 —

Nous savons aussi que les cas où l'on a pu mesurer l'état de la réfraction, montent à 551, et que, par conséquent, dans 148 cas, ce renseignement nous manque. Nous avons étudié en général la réfraction, et nous avons indiqué que dans 376 cas elle était complètement égale dans les deux yeux, et que dans 175 elle était différente. Il convient maintenant de signaler la réfraction en la divisant, à l'effet de vérifier l'importance que sa connaisance peut avoir dans les manifestations monoculaires ou alternes du strabisme périodique convergent.

En général, l'état de la réfraction dans le strabisme alterne a été dans les deux yeux l'hypermétropie, avec une moyenne de 4 D., exception faite d'un cas emmétrope, de deux myopes et de onze astigmatismes hypermétropiques.

Le tableau suivant démontre avec précision et clarté la distribution de la réfraction égale ou différente des deux yeux, correspondant à chacun des groupes monoculaire et alterne — du strabisme convergent périodique :

STRABISME	RÉFRACTION			TOTAL
	Égale	Différente	Inconnue	
Monoculaire	197	149	116	462
Alterme	79	12	21	112
Inconnu	100	14	11	125
Totaux . . .	376	175	148	699

Dans le strabisme monoculaire, la proportion de ceux qui présentent la réfraction égale dans les deux yeux est dans la relation de 1,3 pour chaque cas avec réfraction différente ; tandis que dans le strabisme alterne, la réfraction égale dans les deux yeux l'emporte de 6,6 fois sur les cas de réfraction différente.

Dans le dernier groupe du tableau figurent 100 cas avec réfraction égale dans les deux yeux, et seulement 14 avec réfraction différente; sûrement que les strabismes alternes y sont en plus grande proportion que les monoculaires. Il est très probable que l'œil dévié n'ait pas été indiqué dans les observations de ces cas, à cause des doutes sur l'exactitude des antécédents fournis par les parents des petits strabiques, l'examen n'ayant pu déterminer précisément si c'était l'un ou l'autre œil qui déviait, ou si c'était tantôt l'un, tantôt l'autre. Les proportions de ce groupe, entre les réfractions égales et les réfractions différentes, ressemblent aussi à celles du groupe des alternes. Mais nous ne voulons pas faire de déductions sur des suppositions ou de ressemblances plus ou moins probables : Nous prenons les faits tels que nous les avons recueillis, afin de nous rapprocher le plus possible de la vérité, en appréciant la valeur numérique exacte des renseignements tels que nous les possédons.

Les chiffres que nous venons d'indiquer établissent suffisamment que le strabisme convergent périodique alterne se produit plus fréquemment quand la réfraction est égale dans les deux yeux. La sixième partie seulement des strabismes alternes présentent une réfraction différente, tandis que dans les monoculaires le nombre de strabismes avec réfraction égale et celui de strabismes avec réfraction différente dans les deux yeux, sont presque les mêmes.

Acuité visuelle. — Nous avons réussi à recueillir l'acuité visuelle dans 262 cas. Elle était complètement égale aux deux yeux dans 163 cas, et différente dans 99.

Le degré d'acuité visuelle égale aux deux yeux, se répartit comme suit :

V = 1, en	....	112 cas
V = 0,9 en	....	27 —
V = 0,8 en	....	2 —
V = 0,6 en	....	6 —
V = 0,5 en	....	7 —
V = 0,4 en	....	6 —
V = 0,3 en	....	3 —

Pour les 99 cas avec vision différente, nous avons comme moyenne générale :

Pour l'œil fixateur............	V = 0,91
— dévié	V = 0,27

Les proportions pour la vision égale et la vision différente aux deux yeux, dans les formes monoculaire et alterne, ne sont pas identiques :

STRABISME conv. périod.	ACUITÉ		TOTAL
	Egale	Différente	
Monoculaire.	64	91	155
Alterne	35	3	38
Inconnu.	64	5	69
Totaux.	163	99	262

On observe que l'acuité visuelle égale aux deux yeux dans la forme monoculaire est inférieure comme nombre à l'acuité visuelle différente, dans la proportion de 1 à 1,42. C'est tout le contraire dans la forme alterne, et dans une proportion beaucoup plus grande ; la quantité des cas avec acuité visuelle égale y est, en effet, onze fois et demie plus grande que ceux avec vision différente.

Il se répète, pour la vision, ce que nous avons constaté pour la réfraction ; le strabisme alterne se produit donc plus fréquemment quand la vision et la réfraction sont égales dans les deux yeux.

Nous pourrions ajouter encore que, dans les 69 strabismes où l'on n'indique pas la forme monoculaire ou alterne, et dont on connaît l'acuité visuelle, la majorité appartient probablement au groupe des alternes, étant donnée la proportion entre ceux de vision égale aux deux yeux et ceux de vision différente. Le nombre assigné aux strabismes alternes serait ainsi inférieur à la réalité. Mais il n'est pas toujours facile, nous le répétons, quand il s'agit d'enfants se présentant au moment de la consultation, souvent sans strabisme manifeste, de constater si la déviation a toujours lieu dans le même œil ou alternativement dans les deux.

Les particularités visuelles relatives aux cas où la réfraction était de nature différente dans les deux yeux, ainsi que celles correspondant à certains strabismes monoculaires avec amétropie moindre dans l'œil dévié, nous les avons signalées en traitant de leurs réfractions respectives, afin de conserver réunis ces renseignements, qui se complètent pour expliquer le choix de l'œil strabique.

En définitive, en réunissant tous les cas de strabisme convergent périodique, sans distinction de formes, nous observons que les cas avec vision égale aux deux yeux prédominent généralement sur ceux avec vision différente, dans une proportion de 62,22 % les premiers, contre 37,78 les seconds.

Relation de l'anisométropie avec l'acuité visuelle. — Nous présentons ci-dessous 260 cas, divisés en groupes selon leurs différentes anisométropies, en indiquant en même temps les différences binoculaires de l'acuité visuelle.

Nous classifions les différences d'acuité visuelle correspondant aux deux yeux, comme suit :

Différence	Nulle.......	Vision	de 1,	à 0,5
—	Faible.......	—	de 0,5	à 0,1
—	Moyenne	—	de 0,1	à 0,05
—	Forte	—	de 0,05	à 0,01
—	Très forte....	—	de 0,01	à 0

ANISOMÉTROPIE	DIFFÉRENCE VISUELLE	TOTAL	
Nulle	Nulle	148	
»	Faible	24	
»	Moyenne	5	
»	Forte	5	
»	Très forte	4	186
De 1 D à 2 D	Nulle	19	
»	Faible	20	
»	Moyenne	2	
»	Forte	2	43
De 2 D à 4 D	Nulle	5	
»	Faible	14	
»	Moyenne	1	
»	Forte	1	21
De 4 D à 8 D	Faible	1	
»	Moyenne	3	
»	Forte	2	
»	Très forte	1	7
De 8 D à x D	Moyenne	2	
»	Forte	1	3

L'objet de ce tableau est de permettre d'examiner les relations entre l'anisométropie et l'acuité visuelle, dans le but de constater si elles influent sur l'étiologie du strabisme convergent périodique.

Sauf 9 cas, où la vision des deux yeux était égale et avec une faible amblyopie, dans tous les autres, la notation de la vision correspond à l'œil le plus insuffisant.

En nombres absolus nous constatons que les amblyopies se trouvent en plus grande quantité parmi les sujets sans anisométropie, et qu'elles diminuent graduellement jusqu'à l'anisométropie de 8 D. à x Dioptries. Pour arriver à des conclusions logiques, en figurant la valeur des relations entre les différences de réfraction d'un œil à l'autre, il faut ne pas oublier que les calculs devront être faits relativement à chaque groupe correspondant.

En règle générale, la réfraction est habituellement la même dans les deux yeux, et les anisométropies à mesure qu'elles augmentent dans leurs différences, sont chaque fois en plus petit nombre. Il n'y a donc pas à s'étonner que le nombre d'amblyopies soit plus grand dans les groupes les plus nombreux. Mais il ne s'en déduit pas que l'amblyopie soit proportionnellement plus rare à mesure que l'anisométropie augmente de degré. Tout au contraire, l'amblyopie est en plus grandes proportions dans les degrés les plus hauts d'anisométropie, avec cette particularité qu'à mesure qu'augmente l'anisométropie le nombre d'amblyopies augmente en proportion.

C'est donc dans la relativité de chacun des différents groupes qu'il faut chercher cette relation entre chaque degré d'anisométropie et les amblyopies correspondantes.

Si, pour chacun des groupes anisométropiques, nous réunissons toutes ses amblyopies en un seul chiffre, nous formerons une série décroissante ; on notera, comme de juste, un nombre plus grand dans les isométropies, qui ira en diminuant à mesure que les anisométropies augmenteront de degré. Mais, si au lieu de considérer les chiffres absolus des quantités, nous désirons connaître les chiffres relatifs correspondant à chaque groupe, nous observerons une progression contraire — le nombre des amblyopies croîtra, à mesure que le degré des anisométropies augmente, dans les proportions suivantes :

Sans anisométropie	186	cas	38	ambl.	20,4 %
Avec anisométropie de 1 D à 2 D	43	»	24	»	55,8 »
» » » 2 D » 4 D	21	»	16	»	76,2 »
» » » 4 D » 8 D	7	»	6	»	85,6 »
» » » 8 D » x D	3	»	3	»	100 »

Ces pourcentages démontrent que le nombre des amblyopies augmente progressivement, et dans une proportion assez régulière, depuis les isométropies jusqu'aux anisométropies les plus fortes.

Quand nous étudierons les amblyopies, si fréquentes dans le strabisme, nous aurons l'occasion d'analyser ces renseignements, à l'effet d'en constater l'origine. Il suffit, pour le moment, de signaler le grand nombre d'amblyopies, comme des jalons plantés sur le chemin de l'étiologie.

Affections oculaires diverses. — Outre les particularités indiquées jusqu'ici, il en existe d'autres que nous devons consigner et qui sûrement ont été des causes occasionnelles des manifestations du strabisme.

Les diverses lésions oculaires que nous avons trouvées ne

sont pas très nombreuses : dix-neuf acquises, et sept congénitales.

Les acquises sont :

Taches cicatricielles de la cornée	9
Cataracte partielle traumatique	1
Atrophie papillaire consécutive à une névrite	1
Lésions ophtalmoscopiques diverses	3
Spasmes de l'accommodation	5

Les altérations congénitales sont :

Persistance de restes de la membrane pupillaire	2
Cataracte congénitale	2
Plaques à myéline	1
Nystagmus	2

Nous ne nous arrêterons pas à analyser chacune de ces lésions, car elles s'identifient toutes, comme facteurs étiologiques, par des troubles de l'acuité visuelle. A l'exception de quelques leucomes unioculaires et d'une cataracte partielle traumatique, dans tous les autres cas, aussi bien les acquis que les congénitaux, la lésion était binoculaire ; dans aucun il n'y avait d'amaurose, la vision étant d'ailleurs plus ou moins égale dans les deux yeux. On conçoit que dans cette classe de strabismes où la déviation, en règle générale, se manifeste dans la vision proche, le nombre des lésions soit très limité.

Nous ne faisons pas figurer parmi les causes de strabisme convergent périodique les quelques rares sujets qui, ayant souffert une opération à l'effet de corriger un strabisme convergent permanent, se sont transformés en périodiques. Quelques-uns des strabismes périodiques hypermétropiques étaient antérieurement permanents.

Nous avons observé, dans 2 cas, une curieuse intermittence dans le strabisme. Chez l'un, au lever du lit, les deux yeux conservaient pendant une heure une direction correcte ; le reste du jour l'œil gauche se maintenait en strabisme permanent. L'autre cas est celui d'une petite fille dont la réfraction était hypermétropique, avec acuité visuelle de deux tiers dans les deux yeux, strabisme convergent de l'œil droit un jour sur deux : quand la réfraction eut été corrigée, le strabisme disparut complètement.

Antécédents personnels. — Aux antécédents oculaires que nous venons de mentionner, nous ajouterons les commémoratifs généraux suivants, que nous avons obtenus en petit nombre :

Consécutif à l'influenza	2
— à la rougeole	2
— aux convulsions	3
— à l'hystérie	3
Albinisme complet généralisé	1
Surdi-mutité	1
Pied bot	1
Pendant les menstruations	1

Le dernier cas appartient à une femme de 27 ans, emmétrope, avec vision normale. De l'âge de trois ans jusqu'à douze, elle fut affectée d'un strabisme convergent permanent alterne, dont elle guérit spontanément sans aucun traitement. Pendant les époques menstruelles, le strabisme réapparaît, sans jamais manquer. Elle a deux enfants, tous deux avec strabisme convergent permanent.

Antécédents héréditaires. — Les commémoratifs qui se rapportent à des strabismes dans la famille des sujets affectés de ces déviations oculaires, ne doivent pas être considérés comme possédant une influence réellement héréditaire : ce dont on hérite ce sont les dispositions anatomiques — squelette, conformation du globe oculaire, disposition et structure des muscles, centres nerveux, modalités fonctionnelles, etc. Ce sont là les conditions qui se répètent dans les familles, capables d'occasionner le strabisme tant chez les parents que chez les enfants.

On ne peut nier le fait, du reste assez rare, de strabismes congénitaux. Scrini (1), sur 136 nouveau-nés, en a trouvé 60 qui présentaient du strabisme, toujours convergent, alterne ou périodique, pendant les quinze premiers jours après leur naissance. Il ajoute que quelques-uns seulement demeurèrent strabiques. Le professeur Pinard considère que les enfants des primipares sont plus exposés au strabisme. Fournier croit que c'est une tare hérédo-syphilitique. Javal repousse la réalité du strabisme congénital, et considère le strabisme des nouveau-nés comme un phénomène transitoire d'incoordination dans les mou-

(1) Scrini. — Recherches cliniques sur le strabisme des nouveau-nés. Arch d'Ophtalm. 1901, p. 241.

vements des yeux. Ce qu'on peut admettre à la rigueur dans de tels cas, c'est que l'enfant ait hérité d'une anomalie anatomique avec la déviation correspondante. Mais la règle générale, dans tous les strabismes fonctionnels, c'est qu'ils apparaissent vers une certaine époque de la vie, par suite de déséquilibres déterminés, que nous étudierons dans la pathogénie.

Ci-dessous les cas où nous avons recueilli de tels antécédents :

Strabisme	convergent	chez le père.......	1	cas
—	—	— la mère........	3	—
—	—	— un frère......	11	—
—	—	— deux frères....	1	—
—	—	— deux enfants..	1	—

L'un des onze qui avaient un frère avec strabisme, était en outre sourd-muet.

Traitement. — Nous n'avons pas l'intention de discuter la valeur des différents traitements du strabisme convergent périodique. C'est seulement en vue de l'étude étiologique et pathogénique, que nous jugeons utile la connaissance des moyens que nous avons mis en pratique pour remédier à certaines perburbations, et de leurs influences correctives sur les déviations strabiques.

Dans 26 cas le strabisme disparut après quelques instillations d'atropine. Nous n'avons employé que très rarement l'atropine comme moyen thérapeutique, mais nous en usons systématiquement dans le strabisme, pour procéder à une correction totale de l'hypermétropie, surtout chez les enfants. C'est pourquoi, dans les cas mentionnés, nous avons mis à la suite la correction optique.

Dans 4 cas de strabisme périodique convergent avec spasme de l'accommodation, nous avons obtenu une guérison définitive moyennant les instillations d'atropine. En voici le détail :

1° Femme de vingt ans, emmétrope, V = 1 dans les deux yeux ; myopie spasmodique de 2 dioptries.

2° Femme, quatorze ans. Les deux yeux avec hypermétropie de 0,50 dioptries. V = 1 dans les deux yeux. Myopie spasmodique de 6 dioptries. Depuis cinq mois, elle présentait un strabisme convergent quand elle regardait de près, avec diplopie.

3° Femme, treize ans. Hypermétropie de 0,75 dioptries, et vision normale dans les deux yeux. Myopie spasmodique de 2,50 dioptries.

4° Femme, seize ans. Astigmatisme hypermétropique simple de 0,50 D. 90°. V = 1. Myopie spasmodique de 4 D.

Ces quatre sujets manifestaient le strabisme seulement quand elles regardaient de près ; toutes étaient extrêmement nerveuses, deux franchement hystériques.

Moyennant la correction optique totale de l'hypermétropie, nous avons obtenu la guérison du strabisme chez 158 sujets. Leur presque totalité appartient à la clientèle particulière ; 8 seulement correspondent à la clinique de l'hôpital. Le nombre des guéris dans la clientèle hospitalière est sûrement beaucoup supérieur à ce chiffre, mais le renseignement ne figure pas aux annotations correspondantes, pour les raisons plus ou moins excusables déjà mentionnées.

Désirant préciser avec la plus grande exactitude le pourcentage des sujets guéris par la correction optique, nous ne nous référerons qu'aux résultats obtenus dans notre clientèle particulière. Nous avons suivi toute l'évolution chez ces sujets, en annotant méticuleusement chaque détail dans leurs histoires cliniques.

Le nombre de cas de strabisme convergent périodique appartenant à notre clientèle particulière, est de 359, dont 150 ont été guéris au moyen de la correction optique, soit 41,8 %. La forme alterne comprend 25 cas, dont 14 ont guéri avec des lunettes, soit 56 %.

Il est possible qu'il y ait eu encore plus de guéris, car les malades ne reviennent pas toujours, malgré nos recommandations, surtout ceux qui ont réussi à guérir. De toutes façons, le résultat obtenu est bon, principalement chez les alternes, dont plus de la moitié ont guéri de leur déviation.

L'âge moyen où a été institué le traitement optique, est de huit ans et sept mois pour les strabismes qui ont guéri, et de onze ans et cinq mois, c'est-à-dire trois ans plus tard, pour ceux qui ne figurent pas dans nos notes comme guéris. Il en résulte que l'âge moyen de la première consultation dans la totalité des cas, étant de neuf ans et quatre mois, les guérisons correspondent à ceux qui ont commencé le traitement avant cet âge, tandis que ceux qui l'ont commencé plus tard figurent comme n'ayant pas été guéris.

Nous pouvons déduire de ces faits, que la guérison par les moyens optiques du strabisme convergent périodique, lequel commence généralement vers l'âge de quatre ans et demi, sera d'autant plus probable, que les malades seront soumis plus tôt au traitement. La preuve en est que les cas que nous pouvons citer, où le strabisme disparut au moyen d'instillations d'atropine, donnent une moyenne, comme âge, de quatre ans et sept mois.

Il est d'observation courante que, dans les strabismes corrigés sous l'action des lunettes, la déviation se reproduise immédiatement dès qu'on laisse celles-ci. Et cela, non seulement dans les strabismes récemment corrigés, mais aussi chez des sujets ayant porté les lunettes pendant plusieurs années. Mais, pour peu qu'on les reprenne, le strabisme se corrige aussitôt, sauf parfois quand l'interruption a été trop longue.

Nous avons également observé quelques cas où, après le port constant de lunettes pendant plusieurs années, le strabisme ne s'est pas reproduit quand on a cessé d'en faire usage.

Le strabisme convergent périodique peut quelquefois disparaître spontanément sans aucun traitement. Enfin, cette variété de strabisme se convertit fréquemment en permanent ; il peut exceptionnellement se transformer en strabisme divergent.

Citons, comme exemple de cette transformation, le cas suivant :

Chez un sujet affecté d'albinisme généralisé et complet, qui présentait depuis l'enfance un strabisme périodique convergent, celui-ci se transforma en divergent périodique, à l'âge de 20 ans. Ce sujet avait un vice hypermétropique avec astigmatisme (les deux yeux : Sphérique + 1,50 D. Cyl. + 3 D. 90°). V = 0,3 dans les deux yeux.

Si l'on songe à l'âge moyen où se présentent en général les sujets avec cette variété de strabisme, on s'explique qu'il ne faille que très rarement recourir à des opérations chirurgicales. Nous sommes intervenus seulement dans des cas déterminés, quand les procédés orthoptiques n'avaient pas donné de résultats, et chez des individus d'un âge relativement avancé. Les opérations se sont élevées à douze, réparties ainsi qu'il suit :

Dans l'œil dévié :	Ténotomie du Droit int.......	8 cas
— —	Ténotomie du Droit int. et raccourcissement du Droit ext...	2 —
Dans les deux yeux :	Ténotomie du Droit int.......	1 —
— —	Avancement du Droit ext.....	1 —

§ II. STRABISME CONVERGENT PERMANENT

Les cas avec strabisme convergent permanent sont près de trois fois et demie plus fréquents que la variété périodique convergente. L'explication probable en paraît être que les parents reculent la consultation au spécialiste, soit qu'ils croient à une mauvaise habitude acquise par jeu ou par moquerie d'autres enfants strabiques, soit qu'ils estiment que la cause en est due à la présence d'un objet brillant placé d'un côté ou de l'autre du berceau, soit encore qu'ils l'attribuent à un coup d'air, à des vers intestinaux, à une peur, à de la faiblesse, etc. et qu'ils espèrent que l'enfant se guérira par des observations, des punitions, des toniques, etc. La plupart des parents, après avoir épuisé une thérapeutique inutile, et avoir essayé de divers procédés innocents conseillés par des membres de la famille ou des amis officieux, s'habituent à voir leurs enfants loucher par intermittences, jusqu'à ce qu'ils le fassent d'une façon permanente. Alors seulement, convaincus de l'inutilité des moyens thérapeutiques qu'ils ont mis en pratique, il leur vient l'idée de recourir aux conseils d'un médecin compétent.

Le nombre de strabismes convergents permanents que nous avons examinés monte à 2.368 cas, répartis entre 1.054 hommes et 1.314 femmes. On constate ici, comme dans la forme périodique, une prédominance, moins forte il est vrai, du sexe féminin. La raison de cette différence, nous l'avons déjà attribuée à de simples préoccupations d'esthétique. Quant à celle d'une différence moindre dans les strabismes permanents, elle s'expliquerait par les retards apportés à la consultation. Après la mauvaise impression première, les parents des enfants qui commencent à loucher se font à ce défaut, par négligence, ignorance, ou sous l'influence de mauvais conseils, et ils ne recourent bien des fois au spécialiste qu'à la suite de difficultés dans la vision, provenant d'un vice de réfraction, et non point pour le strabisme même.

Le strabisme convergent permanent commence à l'âge de quatre ans, selon la moyenne résultant de 1.125 cas où nous avons pu recueillir ce renseignement. C'est la même époque que nous avons trouvée pour la variété convergente périodique. En revanche, nous observons un retard de près de quatre ans pour la première consultation des permanents, sur celle des intermittents ou périodiques. L'âge où les permanents se présentent pour la première fois, oscille aux alentours d'une moyenne de treize ans. On comprend donc que plus d'une fois, ce soit le malade lui-même qui se préoccupe de son défaut et vienne chercher l'aide du médecin pour y remédier. En de tels cas, il est probable que les préoccupations esthétiques tendent à l'égalité, ou que, tout au moins, elles ne soient pas beaucoup plus grandes chez les femmes que chez les hommes.

Le strabisme convergent permanent s'est manifesté dans un seul œil en 1.989 cas : dans l'œil droit 963 fois, dans le gauche, 1.026 fois. Il s'est manifesté alternativement dans l'un et l'autre en 326 cas. En 53 cas, on n'a pas désigné quel était l'œil dévié.

Nous attribuons à une simple coïncidence la proportion plus accentuée pour l'œil gauche dans les strabismes monoculaires, et qui est de 100 contre 94 pour l'œil droit.

A chaque quantité de six strabismes monoculaires correspond un strabisme alterne, proportion plus grande que celle indiquée pour les strabismes convergents périodiques, où elle n'est que de quatre monoculaires contre un alterne. On observe communément que bien des fois, au début d'un strabisme convergent, dans les cas où la réfraction et l'acuité visuelle sont plus ou moins approchantes, la forme est alterne ; au bout de quelque temps, la déviation s'établit de préférence dans l'œil le plus insuffisant. Ainsi s'expliquerait que les proportions pussent varier suivant l'époque de l'examen. En outre, l'examen du strabisme périodique ayant lieu généralement plus tôt que celui du permanent, il n'est pas étonnant que la forme alterne se rencontre plus souvent dans les premiers.

Quant à la raison de la forme alterne, nous la trouverons en étudiant la réfraction et la vision ; nous constaterons de nouveau, alors, ce que nous avons déjà indiqué pour la forme correspondante dans la variété périodique convergente : l'égalité fréquente entre la réfraction des deux yeux et leur acuité visuelle. Nous verrons aussi que les proportions de ces ressemblances, relativement à celles que présentent les strabismes monoculaires, se complètent, donnant ainsi raison aux différences indiquées, dans le nombre de strabismes alternes et monoculaires.

Il est à observer que le nombre des cas où il n'y a pas indication de l'œil dévié, est très petit par rapport au strabisme convergent périodique. Nous avons fait noter, en effet, pour celui-ci, que l'on ignorait 18 fois sur 100 quel était l'œil strabique. Dans le strabisme permanent, au contraire, on ne l'ignore que dans 2,25 % des cas. C'est que l'examinateur y peut toujours diagnostiquer sans crainte d'erreur l'œil dévié, de sorte que l'absence de ce renseignement, quand elle se produit, n'est imputable qu'à une simple omission. Nous n'en tiendrons donc pas compte, car la quantité en est insignifiante et ne saurait altérer nos conclusions cliniques. Si nous l'avons mentionnée, c'est surtout pour démontrer que, dans le nombre élevé de cas de strabisme périodique où manque le renseignement en question, cette lacune n'est pas toujours due à un oubli.

Selon les mesures périmétriques effectuées dans 1.510 cas, l'angle moyen de déviation dans le strabisme convergent permanent, est de 32°7.

Réfraction. — Sur les 2.368 sujets avec strabisme convergent permanent, on a obtenu la réfraction statique chez 1.653. Dans 715 cas on l'ignore.

La réfraction était exactement égale dans les deux yeux chez 859, et présentait des différences variables chez 794.

L'état dioptrique d'une même nature aux deux yeux se partage entre les différents groupes suivants, où il n'est pas tenu compte de la valeur réfringente entre l'un et l'autre œil.

Dans les deux yeux :	Emmétropie........	29	cas
—	Hypermétropie	738	—
—	Astigmatisme hypermétropique	696	—
—	Myopie	34	—
—	Astigm. myopique ..	27	—
—	Astigm. mixte......	10	—
Différente nature de réfraction dans les deux yeux		119	—

Pour connaître l'influence étiologique de la réfraction, nous divisons en trois groupes tous les cas, à l'exclusion des 10 astigmatismes mixtes et des 119 avec réfraction de nature différente dans les deux yeux, et nous incluons dans les groupes des hypermétropies et des myopies les astigmatismes correspondants :

Emmétropie	29
Hypermétropie	1.434
Myopie	61

Les emmétropes et les myopes sont en très petit nombre, le nombre des myopes dépassant celui des emmétropes, comme dans le strabisme convergent périodique. L'hypermétropie à elle seule représente 87 % de la quantité totale des 1653 cas mesurés, manifestant ainsi sa grande influence dans le strabisme convergent permanent.

Dans le but de reconnaître l'action étiologique du degré de l'hypermétropie, nous classifions ces 1.434 cas d'après le degré du déficit de réfraction correspondant aux deux yeux :

Hypermétropie de	0,50 D. à 1 D....	22	cas
—	1 D. à 2 D....	278	—
—	2 D. à 3 D....	334	—
—	3 D. à 4 D....	314	—
—	4 D. à 6 D....	337	—
—	6 D. à 8 D....	117	—
—	8 D. à 10 D....	31	—
—	10 D. à x D....	1	—

En interprétant ces chiffres, nous voyons que les hypermétropies de 0,50 D. n'ont pas plus d'influence que l'emmétropie dans l'étiologie du strabisme convergent permanent.

De 1 D. à 2 D. le nombre des cas croît dans la proportion de 1,5 %, — chiffre correspondant au groupe antérieur, — à 15,9 %. Dans les trois groupes suivants, de 2 D. à 3 D., de 3 D. à 4 D., et de 4 D. à 6 D., les chiffres sont à peu près semblables entre eux, chacun représentant environ 23 % du total. Les chiffres décroissent ensuite : la proportion de strabiques avec hypermétropies de 6 D. à 8 D. étant de 8 %, et celle du dernier groupe de 2,16 %.

Sans vouloir insister sur ce que nous avons déjà dit à ce même propos au chapitre du strabisme convergent périodique, faisons noter que, même en considérant les chiffres absolus, on ne peut pas conclure que le strabisme convergent permanent se rencontre avec plus de fréquence dans les hypermétropies de 1,25 D. à 3,50 D. Le nombre plus grand de strabismes se trouve dans les hypermétropies de 4 D. à 6 D. Mais, en raison du peu de différence entre eux, on pourrait penser que l'influence de ce groupe et celle des deux qui le précèdent, sont équivalentes dans leur action étiologique, ce qui contrarierait l'opinion généralement répandue sur l'influence plus prononcée des degrés inférieurs. Nous avons présenté assez d'arguments, croyons-nous, pour démontrer que ce serait une erreur mathématique de déduire, comme conséquence de l'égalité numérique de ces chiffres, une équivalence étiologique. Si l'on voulait trouver une relation exacte, il faudrait partir de la connaissance proportionnelle des divers degrés de l'hypermétropie en général, en ne tenant pas seulement compte des strabiques qui en sont affectés, comme nous le faisons dans nos calculs ; on déduirait alors de ces proportions les chiffres exacts relatifs à chaque degré d'hypermétropie. Or, les hypermétropies fortes étant généralement moins nombreuses que les hypermétropies inférieures, si le nombre de strabiques est égal dans chaque groupe, on en doit forcément conclure que la proportion relative est plus grande pour les degrés forts que pour les inférieurs.

Enfin, les 117 strabiques avec hypermétropies entre 6 D. et 8 D., et les 31 entre 8 D. et 10 D., bien que moindres en chiffres absolus que ceux des groupes précédents, représentent, relativement au total des hypermétropies correspondant à ces degrés, une proportion très supérieure à tous les autres groupes. Car les hypermétropies d'un degré aussi élevé sont beaucoup plus rares.

Par conséquent, et selon les renseignements fournis par nos observations, méticuleusement recueillies, à mesure que le degré de l'hypermétropie augmente, le nombre relatif des strabismes croît en raison directe.

Emmétropie, myopie et astigmatisme mixte. — Il n'y a que 29 cas avec emmétropie sur un total de 1.653 strabismes dont la réfraction soit connue, soit 1,75 %. Les strabismes convergents permanents avec défauts myopiques dans les deux yeux montent à 61, c'est-à-dire à 3,7 %.

Nous avons rencontré l'astigmatisme mixte dans 10 cas, soit 0, 6 %.

Ces proportions indiquent que ces trois états de la réfraction statique ne sont d'aucune influence parmi les causes du strabisme convergent permanent.

Réfraction de nature différente dans les deux yeux. — Dans 119 cas, la réfraction dans les deux yeux était de nature différente : un œil emmétrope et l'autre hypermétrope ou myope ; un œil hypermétrope et l'autre myope, etc.

Pour ne pas faire une quantité de classifications des différentes combinaisons, nous indiquerons seulement la nature des défauts que nous avons trouvés dans l'œil fixateur et dans l'œil dévié (hypermétropies et leurs astigmatismes, myopies et leurs astigmatismes).

Dans l'œil fixateur :	Emmétropie......	22	fois
—	Hypermétropie ...	76	—
—	Myopie	8	—
—	Astigm. mixte....	13	—

Dans l'œil strabique :	Emmétropie....	6	fois
—	Hypermétropie..	23	—
—	Myopie	55	—
—	Astigm. mixte..	35	—

On observe dans l'œil fixateur une proportion très marquée de l'hypermétropie sur les autres natures de réfraction ; la myopie étant celle qui se présente le moins souvent. Dans l'œil strabique, en revanche, le défaut prédominant est la myopie, et ensuite l'astigmatisme mixte. Il est plus que problable que les défauts hypermétropiques dans l'œil fixateur aient une part importante dans les causes occasionnelles de la déviation de l'autre œil. Nous avons d'ailleurs signalé le même fait dans le strabisme convergent périodique.

Les différences de réfraction entre l'œil fixateur et l'œil dévié tournent aux alentours de 4 D., terme moyen.

A l'exception de quatre alternes, tous répondent à la forme monoculaire.

Il convient d'indiquer l'acuité visuelle de l'œil fixateur et du strabique, comme complément étiologique d'une importance particulière dans ces cas, en abandonnant pour un moment la méthode descriptive.

Dans 101 de ces cas on établit l'accuité visuelle, 14 résultant avec une vision égale aux deux yeux :

V = 1 , en	....	7 cas
V = 0,9 en	....	5 —
V = 0,6 en	....	2 —

et 87 avec vision inégale, la moyenne de l'œil fixateur équivalant à 0,9, et celle de l'œil strabique à 0,17. Dans 26 cas, la vision de l'œil dévié accusait une amblyopie très forte : c'est à peine si les doigts pouvaient être comptés à une courte distance.

En définitive, ces cas de strabisme convergent permanent avec réfraction de nature différente dans les deux yeux, se caractérisaient principalement par la notable différence de l'acuité visuelle de l'un et de l'autre œil.

Direction du méridien le plus réfringent. — Le cadran étant divisé en trois parties, comme nous l'avons déjà indiqué, le méridien le plus réfringent s'est manifesté comme suit :

Méridien	vertical......	585 fois,	72,4 %
—	horizontal....	137 —,	16,9 %
—	oblique.......	86 —,	10,6 %

Ces pourcentages sont quasi exactement semblables aux proportions centésimales ordinaires de la façon dont se répartissent les méridiens dans les astigmatismes en général : aucune influence ne peut donc être attribuée à la direction du méridien le plus réfringent parmi les causes du strabisme convergent permanent.

Amétropie plus grande dans l'œil fixateur. — En règle générale, quand la réfraction est différente aux deux yeux, l'œil présentant la réfraction la mieux appropriée aux besoins physiologiques est l'œil fixateur. Ainsi le prouvent les 794 cas avec réfraction différente aux deux yeux, où ne fait exception qu'un groupe de 81 cas. Sauf quelques rares sujets, la presque totalité de ces 81 cas présentaient aux deux yeux des défauts hypermétropiques, avec la particularité que l'hypermétropie de l'œil fixateur était plus forte que celle de l'œil dévié, dans les proportions suivantes :

Anisométropie de	1 D. à 2 D........	59 cas
—	2 D. à 4 D........	16 —
—	4 D. à 6 D........	4 —
—	6 D. à 8 D........	2 —

En réduisant tous ces cas à une moyenne générale, nous obtenons :

Pour l'œil fixateur, une hypermétropie de 4,50 D.
— dévié — 2,75 D.

Une cause que nous ne pouvons mettre à part, dans l'explication du choix de l'œil le moins apte par sa réfraction, c'est le degré de la vision centrale. Dans 58 cas dont nous connaissons l'acuité visuelle, elle s'est toujours manifestée inférieure dans l'œil dévié. Dans 16, il existait une forte amblyopie congénitale à l'œil dévié, et dans 14 une lésion, congénitale ou acquise, au même œil.

La moyenne générale dans les 58 cas est : pour l'œil fixateur V = 0,86, et pour l'œil strabique V = 0,17. Une différence si accentuée dans l'acuité visuelle explique pourquoi les sujets se servent, instinctivement pour la fixation, de l'œil le plus amétropique mais de plus grand pouvoir visuel.

Outre ces 58 cas, dont nous venons d'indiquer la vision, il en existait 23 avec acuité visuelle égale dans les deux yeux. La vision n'y avait donc aucune influence ; ce sont des facteurs d'un autre ordre qui doivent être intervenus pour que le strabisme se localisât dans l'œil doué de la meilleure réfraction.

La réfraction dans les strabismes monoculaires et alternes. — Nous connaissons la réfraction de 1.653 cas de strabismes convergents permanents, correspondant à 859 cas avec réfraction de valeur égale dans les deux yeux, et 794 avec une valeur dioptrique différente. Nous avons considéré la valeur comme égale quand la différence était inférieure à 0,50 D., et comme inégale quand la différence était supérieure.

Nous savons aussi que le nombre de strabismes monoculaires s'élève à 1.989, et celui de strabismes alternes à 326, et nous ignorons dans 53 cas quel était l'œil dévié.

La moyenne de la réfraction dans les strabismes alternes est de 4 dioptries.

Voyons maintenant comment se distribuent les strabismes monoculaires et alternes, selon la réfraction égale ou différente dans les deux yeux.

Pour faciliter la classification de la totalité des strabismes, selon leurs formes et leurs relations avec l'état de la réfraction, nous donnons le tableau ci-dessous :

	RÉFRACTION			TOTAL
	Egale	Différente	Inconnue	
Strabisme monoculaire.........	701	732	556	1.989
Strabisme alterne	142	58	126	326
Strabisme inconnu..........	16	4	33	53
TOTAUX. . .	859	794	715	2.368

Il est à observer que l'état de la réfraction, dans les strabismes monoculaires, présente, à une différence insignifiante près, un nombre presque égal de cas avec réfraction égale ou avec réfraction différente dans les deux yeux; leur relation est, en effet, de 1 à 1,04.

Les strabismes alternes ont, au contraire, une quantité de cas avec réfraction égale, très supérieure à celle avec réfraction différente, dans la relation de 2,45 à 1.

Les proportions centésimales sont les suivantes :

Monoculaire :	Réfraction égale dans les deux yeux............	49 %
—	Réfraction différente dans les deux yeux..........	51 %
Alterne :	Réfraction égale dans les deux yeux............	71 %
—	Réfraction différente dans les deux yeux..........	29 %

Par conséquent, dans le strabisme convergent permanent monoculaire, la réfraction différente présente un léger excès sur les cas avec réfraction égale, tandis que les proportions s'invertissent énormément dans la forme alterne : plus des deux tiers des cas présentent une réfraction égale dans les deux yeux.

Acuité visuelle. — Sur le total de 2.368 strabismes convergents permanents, nous n'avons pu recueillir la mesure de l'acuité visuelle que chez 968 sujets. On s'explique ce chiffre réduit, par la difficulté qu'il y a pour la déterminer chez beaucoup d'enfants qui ne se prêtent pas à l'examen.

Dans 270 cas, l'acuité visuelle est exactement égale dans les deux yeux ; elle est différente dans 698.

On observe une notable différence entre les proportions des cas avec acuité visuelle égale, relativement à ceux avec vision inégale. Les premiers sont dans une proportion de 27,9 % ; les seconds dans une proportion de 70,1 %.

Les cas d'acuité visuelle exactement égale dans les deux yeux se répartissent ainsi qu'il suit, selon le degré :

Dans les deux yeux :	V = 1	159 cas
—	V = 0,9......	46 —
—	V = 0,8......	15 —
—	V = 0,6......	15 —
—	V = 0,5......	10 —
—	V = 0,4......	11 —
—	V = 0,3......	3 —
—	V = 0,2......	3 —
—	V = 0,1......	7 —
—	V = 0,05	1 —

Pour les 698 cas avec acuité différente, la moyenne est :

Pour l'œil fixateur................ V = 0,9

— dévié .... V = 0,17

De ces moyennes générales on déduit que dans 72,10 % des cas, l'œil dévié présente une diminution notable d'acuité visuelle, et que, par conséquent, cette diminution doit être considérée comme un des principaux facteurs étiologiques du strabisme convergent permanent.

Les renseignements suivants serviront à faire connaître les particularités concernant le degré de vision, égal ou différent dans les deux yeux, en relation avec la forme monoculaire et avec la forme alterne :

	Acuité visuelle			Total
	Egale	Différente	Inconnue	
Strabisme monoculaire	188	689	1.112	1.989
Strabisme alterne	82	9	235	326
Strabisme inconnu			53	53
	270	698	1.400	2.368

Dans le strabisme monoculaire, le nombre de cas avec vision différente dans les deux yeux, domine celui avec acuité égale ; tandis que, dans le strabisme alterne, l'acuité égale est beaucoup plus fréquente.

Dans le monoculaire, la proportion des cas avec vision égale est de 21,44 %, et celle des cas avec vision différente, de 78,56 %. Dans l'alterne, les proportions sont respectivement 90,1 % et 9,9 %.

Il en résulte que, dans la forme monoculaire, la cinquième partie seulement des cas jouissent d'une vision égale ; tandis que dans la forme alterne les cas avec vision égale sont dix fois plus nombreux.

Ces proportions se trouvent disposées dans le même ordre, quoique avec un pourcentage différent, que celui observé pour la réfraction égale ou différente dans les deux yeux. De manière que, pour conclure, le strabisme convergent permanent monoculaire se rencontre de préférence quand la réfraction et la vision — surtout celle-ci — diffèrent dans les deux yeux. L'alterne, au contraire, quand la vison et la réfraction y sont égales.

Relation entre l'anisométropie et l'acuité visuelle. — Nous possédons l'état de la réfraction conjointement au degré de vision, dans 904 cas de strabisme convergent permanent. Le tableau ci-dessous représente les différences de réfraction des deux yeux, en relation avec les différences respectives de l'acuité visuelle. Déjà, dans le strabisme convergent périodique, nous avons expliqué le motif d'un tel tableau, en faisant noter la valeur absolue des chiffres, et l'importance des proportions relatives, les seules qui doivent être considérées dans l'application à l'étiologie. Nous ne répéterons donc pas ici les arguments présentés, pour démontrer que la relation entre les anisométropies et les amblyopies correspondantes doit être cherchée dans la relativité de chacun des différents groupes.

ANISOMÉTROPIE	DIFFÉRENCE VISUELLE	TOTAL	
Nulle	Nulle	177	
»	Faible	87	
»	Moyenne	36	
»	Forte	40	
»	Très forte	66	406
De 1 D à 2 D	Nulle	81	
»	Faible	107	
»	Moyenne	40	
»	Forte	42	
»	Très forte	58	328
De 2 à 4 D	Nulle	20	
»	Faible	33	
»	Moyenne	15	
»	Forte	16	
»	Très forte	34	118
De 4 D à 8 D	Nulle	5	
»	Faible	9	
»	Moyenne	6	
»	Forte	7	
»	Très forte	14	41
De 8 D à x D	Faible	1	
»	Moyenne	1	
»	Forte	1	
»	Très forte	8	11

Comme cela doit forcément arriver, étant donné l'état habituel de la réfraction binoculaire, le nombre de cas correspondant à chaque groupe anisométropique diminue à mesure que les différences de réfraction de l'un à l'autre œil sont plus prononcées.

Voyons maintenant dans quelle relation se trouvent les amblyopies par rapport au degré des anisométropies, selon les cinq groupes de la classification établie dans ce tableau:

406 cas	sans	anisométropie		229	amblyop.	56,4 %
328 »	avec	»	de 1 D à 2 D	247	»	75,3 »
118 »	»	»	» 2 D » 4 D	98	»	83 »
41 »	»	»	» 4 D » 8 D	36	»	87,8 »
11 »	»	»	» 8 D » x D	11	»	100 »

Ce tableau montre en toute clarté, et sans besoin d'autres explications, que le nombre relatif des amblyopies augmente progressivement à mesure que les anisométropies sont plus fortes.

Affections oculaires diverses. — Nous trouvons dans les commémoratifs se rapportant aux lésions oculaires, 259 cas : 78 d'origine congénitale, et 181 d'origine acquise.

Les lésions congénitales sont :

Colobome de l'iris partiel complet........	2 cas
Persistance de restes de la membrane pupillaire	3 —
Cataracte congénitale..........................	16 —
Persistance des vaisseaux hyaloïdiens......	1 —
Atrophie papillaire congénitale............	1 —
Fibres à myéline.............................	3 —

Rétinite pigmentaire congénitale..........	7 cas
Microphtalmie	2 —
Nystagmus	42 —
Ptosis congénitale....................	1 —

Les lésions acquises sont :

Entropion	1 cas
Taches de la cornée...................	120 —
Kératocône	2 —
Atrésie pupillaire....................	2 —
Cataracte traumatique.................	10 —
— pour causes diverses............	6 —
Aphakie	5 —
Lésions ophtalmoscopiques du nerf optique.	7 —
— — rétiniennes	5 —
— — choroïdiennes ..	20 —
Synchysis composée....................	3 —

L'influence étiologique de ces altérations ne se trouve pas dans la nature des diverses lésions en soi, mais dans l'obstacle qu'elles opposent à la vision.

Dans 169 cas l'affection était unilatérale ; dans 90, bilatérale, parmi lesquels, dans 68 cas, les lésions étaient sensiblement égales aux deux yeux.

Le pourcentage de tous ces facteurs, dans le strabisme convergent permanent, est de 10,8 ; dont 7,6 pour les lésions acquises, et 3,2 pour les congénitales.

Si l'on envisage l'action de ces facteurs dans la totalité des strabismes convergents, périodiques et permanents, on trouve pour les lésions des deux variétés un pourcentage total de 9,2 : soit 6,5 pour les lésions acquises, et 2,7 pour les congénitales.

Nous avons réuni ces chiffres, parce qu'il arrive très souvent qu'on signale ces facteurs dans le strabisme convergent, sans spécifier ce qui correspond à la variété périodique et à la permanente : les comparaisons avec nos proportions se trouvent ainsi facilitées.

Ces relations varient dans les diverses statistiques, les lésions les plus influentes étant les opacités de la cornée. Il est indubitable, en effet, que les maladies de la cornée sont plus ou moins fréquentes selon les localités, le degré de culture higiénique, etc. Lagrange et Moreau, par exemple, sur 432 strabismes convergents traités à Bordeaux, donnent 7,8 % de lésions acquises ; tandis que Le Moal (1) indique, pour la même variété de strabisme, 35,2 % de lésions acquises, et 21,4 % de lésions congénitales.

Antécédents personnels. — Parmi les antécédents qui peuvent avoir influé occasionnellement sur les premières manifestations du strabisme, figurent quelques renseignements relatifs à des maladies oculaires n'ayant pas laissé de traces, raison pour laquelle elles ne figurent pas dans les commémoratifs oculaires. Ce sont les suivants :

Consécutif à une conjonctivite		neonatorum..	6 cas
—	—	catarrhale ...	2 —
—	—	purulente	1 —
—	—	granuleuse ...	3 —

(1) Le Moal. — Fréquence et caractère du strabisme dans la région bretonne. Thèse de Paris, 1909, p. 25.

Consécutif	à une kératite	phlycténulaire.	4 cas
—	—	interstitielle ..	8 —
—	à une blépharite................		6 —
—	— dacryocystite		1 —
—	à un traumatisme palpébral......		1 —

Ce dernier cas correspond à un enfant de douze ans, qui reçut une blessure à la paupière supérieure de l'œil droit ; il fallut le maintenir bandé pendant vingt jours. A la fin de la cure, on constata qu'il était devenu strabique convergent de l'œil bandé. L'acuité visuelle était normale dans les deux yeux, et la réfraction hypermétropique montait à 4 dioptries. Malgré la correction complète de l'hypermétropie, on ne put guérir le strabisme, et nous dûmes intervenir chirurgicalement deux ans après.

Un autre cas analogue est celui d'un enfant, dont les parents prétendent que le strabisme s'est produit après qu'il eut porté quelques heures un masque de carnaval. Il présentait une hypermétropie de 3 dioptries, et V = 1 dans les deux yeux.

En recueillant les antécédents de chaque cas, nous avons pris note d'autres maladies étrangères à l'appareil oculaire, qui généralement ont précédé le strabisme, au dire des patients ou de leurs parents. Bien que nous ne puissions pas considérer ces antécédents comme des causes directes, ils peuvent avoir influé indirectement sur les sujets prédisposés par des motifs divers capables d'occasionner le strabisme convergent.

L'énumération suivante indique ces antécédents, en même temps que le nombre de cas :

Après coqueluche	8	cas
— rougeole	6	—
— scarlatine	5	—
— variole	2	—
— dyphtérie	6	—
— fièvre typhoïde	7	—
— gastro-entérite	2	—
— paludisme	2	—
— pneumonie	2	—
— convulsions	23	—
— épisaxis	1	—
— chute d'une hauteur	4	—
— raclage de la matrice	1	—
— avortement	1	—
Hérédo-syphilis	13	—
Rachitisme	3	—
Infantilisme	2	—
Retardés	2	—
Sourds-muets	2	—
Albinisme généralisé complet	4	—
Hystérie	2	—

Ces commémoratifs figurent dans 98 cas, soit le 4 % du total des strabismes convergents permanents.

Les maladies infectieuses y sont représentées en plus grand nombre. Les convulsions dans la première enfance, provoquées en général par des troubles de l'appareil digestif, occupent le second rang.

Nous avons rencontré la syphilis héréditaire dans 13 cas ; quelques-uns ont souffert de kératite interstitielle, d'autres ont présenté des altérations ophtalmoscopiques. En un mot, la majeure partie de ces cas présentaient quelque lésion oculaire avec diminution de l'acuité visuelle dans un œil ou dans les deux yeux. Par conséquent, nous ne pouvons y considérer proprement la syphilis comme un facteur étiologique, dans l'acception unique de sa nature, mais seulement pour les lésions secondaires communes à n'importe quelle autre maladie.

La consanguinéité a été constatée par nous dans quelques rares cas, avec cette particularité que, dans presque tous, le strabisme était accompagné d'autres lésions oculaires, la rétinite pigmentaire par exemple ou l'albinisme généralisé. C'est à ces manifestations oculaires que le strabisme avait obéi, et non aux antécédents consanguins. Nous avons encore rencontré d'autres tares, en petit nombre, comme on peut en rencontrer avec une autre maladie quelconque : rachitisme, infantilisme, surdi-mutité, etc.

Nous avons rencontré l'hystérie dans 2 cas. Nous en rapportons sommairement les observations, pour l'intérêt qu'ils présentent, comme pour leur rareté.

Une jeune fille de dix-sept ans vint nous consulter pour un strabisme convergent binoculaire exagéré, par spasme tonique des deux muscles adducteurs, qui lui était survenu depuis quatre jours. Trois mois auparavant, elle avait éprouvé une grande peur, parce qu'un ascenseur l'avait montée jusqu'au toit d'un quatrième étage, alors qu'elle ne voulait monter qu'au second. Depuis ce jour elle avait des attaques nerveuses, des évanouissements, des convulsions, elle jetait des cris, etc. Quand elle se présenta à notre cabinet, conduite par des membres de sa famille, elle avait la tête enveloppée, parce que la lumière, selon elle, lui causait une gêne excessive, bien que, d'autre part, elle affirmât être complètement aveugle.

Nous examinâmes la malade, et nous constatâmes que ses yeux ne présentaient aucune altération pathologique, à l'exception du strabisme. Par conséquent, et en raison de la brusquerie de l'attaque, ainsi que des antécédents, le diagnostic était hors de doute. Il s'agissait d'un strabisme hystérique par contracture des muscles adducteurs (contracture de la convergence). Nous plaçâmes un bandage sur l'œil gauche, en suggestionnant à la malade que c'était l'œil altéré, et que le droit était complètement sain. Nous ordonnâmes que le bandage fût maintenu trois jours, et nous prescrivîmes en même temps une potion bromurée. Nous dîmes à la malade d'ôter le bandage au bout de trois jours et de revenir nous voir pour constater la guérison et pratiquer un examen de la réfraction. Elle fut exacte au rendez-vous ; tous les symptômes oculaires avaient disparu, et nous constatâmes que sa réfraction était emmétropique et qu'elle avait une acuité visuelle normale.

Quinze jours après, son père mourut. Elle ressentit une forte émotion, et le strabisme se reproduisit, mais cette fois dans l'œil gauche seulement. Nous instillâmes de l'atropine aux deux yeux, en lui annonçant que le strabisme disparaîtrait immédiatement. Au bout de quelques heures, le strabisme n'existait plus.

L'autre cas, se rapporte à une femme de vingt ans, tempérament nerveux, constitution délicate, sans antécédents pathologiques étrangers à une hystérie qui se caractérisait par de l'irritabilité et un caractère capricieux. Depuis quatre mois, elle était affectée de strabisme convergent alterne; en même temps les deux yeux étaient fortement dirigés en bas, à tel point que les cornées se cachaient presque entièrement sous les paupières inférieures. Les paupières supérieures en ptose, sans contracture de l'orbiculaire. Son aspect, quand elle marchait, était très curieux : elle allait la tête exagérément rejetée en arrière.

Cette malade avait couru les cliniques médicales, et en avait rapporté une série de diagnostics, quelques-uns très originaux. De l'examen que nous pratiquâmes, résulta qu'il n'y avait pas de lésions ophtalmoscopiques, que la réfraction était normale, ainsi que l'acuité visuelle. Nous trouvâmes dans le champ visuel une inversion des couleurs bleue et rouge dans leurs limites. Il s'agissait, sans doute possible, de phénomènes hystériques : spasme tonique de la convergence, et contracture permanente, au moins en état de veille, des muscles abaisseurs des deux globes oculaires, avec inhibition des élévateurs des yeux et des élévateurs propres des paupières supérieures.

Comme preuve qu'il ne s'agissait point de phénomènes d'ordre paralytique, ainsi que quelques médecins l'avaient diagnostiqué, nous plaçâmes la malade devant les tableaux optotypes : en levant exagérément la tête, comme nous l'avons déjà dit elle lisait tous les caractères. Pendant cet examen, nous tenions nos mains appuyées avec une certaine force, l'une sur son front, l'autre sur sa nuque. A mesure qu'elle lisait, et sans qu'elle s'en rendît compte, nous redressions doucement la tête, jusqu'à la placer enfin en sens inverse, c'est-à-dire inclinée en avant. Les yeux et les paupières supérieures, pendant que nous inclinions la tête, se levaient comme cela se produit normalement. Quand nous fîmes noter la chose aux personnes présentes, la malade aussitôt dirigea violemment ses yeux dans la position vicieuse.

L'affection hystérique ne faisait donc aucun doute. Nous prescrivîmes des traitements bromurés, toniques, de l'hydrothérapie, des suggestions, sans résultat. Il nous vint alors à l'idée de déposer aux deux yeux dans le fond du cul-de-sac conjonctival une poudre inerte, afin de provoquer sur les cornées une gêne qui obligerait la malade, pour tâcher de l'éviter, à diriger ses yeux vers le haut. Après un moment de résistance, la douleur produite par la présence de la poudre aux culs-de-sac inférieurs, provoqua une espèce de transfert de la contracture, les deux yeux se dirigeant alors avec exagération en haut. Nous conseillâmes à la famille ce traitement, et la guérison des troubles nerveux oculaires fut obtenue au bout de peu de jours.

Antécédents de strabisme dans la famille. — Ces renseignements, où un ou plusieurs membres de la famille présentaient le même défaut, correspondent à 85 cas.

Strabisme chez une aïeule et chez la mère......	1 cas
— — — — une tante....	1 —
— chez le père..........................	4 —
— — la mère..........................	3 —
— — la mère et chez deux tantes......	1 —
— — la mère et chez un frère........	1 —
— — un fils..........................	2 —
— — un frère..........................	55 —

Strabisme chez deux frères	7	cas
— — trois frères	1	—
— — six frères	1	—
— — un frère et chez une tante	1	—
— — un frère et chez deux cousins	1	—
— — un oncle	3	—
— — une tante et chez un cousin	1	—
— — trois oncles et chez quatre cousins	1	—
— — une nièce	1	—

Quelques auteurs donnent aux antécédents du strabisme dans la famille une grande importance entre les facteurs étiologiques ; ils présentent à cet effet des statistiques très variées sur l'hérédité du strabisme. Nous sommes très loin de considérer, comme d'autres auteurs, que le strabisme soit toujours, ou dans la plupart des cas, un signe de dégénération. Le fait qu'on rencontre fréquemment le strabisme chez les névropathes, les aliénés et les dégénérés, n'autorise pas à conclure qu'il soit fatalement la marque originale d'une tare névropathique ; la seule chose qu'on en puisse déduire, c'est que les sujets atteints de dégénération offrent un terrain plus propice à l'acquisition du strabisme. Ces statistiques, du reste, prêtent à l'erreur, car beaucoup des sujets qu'elles contiennent ont des strabismes paralytiques, ou des strabismes concomitants occasionnés par une paralysie dans leur enfance.

Disons pour conclure, que nos observations ne nous autorisent pas à donner à ces commémoratifs généraux une importance étiologique avec caractère de facteur direct ; ils révèlent tout au plus, en effet, une simple prédisposition. Ce qui est vraiment hérité, ce sont les dispositions anatomiques et physiologiques de l'appareil oculaire, capables d'engendrer le strabisme comme un simple trouble, et non comme manifestation directe d'une tare nerveuse héréditaire. D'où la fréquence relative avec laquelle nous observons plusieurs frères strabiques présentant la même conformation oculaire, par facteurs identiques suffisants pour produire le strabisme. On n'hérite pas du strabisme, on ne naît pas avec lui ; il se manifeste généralement à une époque plus ou moins éloignée de la naissance.

Les renseignements recueillis sur l'antécédent que nous étudions en ce moment, appartiennent à 85 cas, soit 3,58 % du total des strabismes convergents permanents : 13 avec antécédents directs chez les ascendants ou les descendants, et 72 cas collatéraux.

Traitement. — Moyennant les instillations d'atropine, que nous employons, comme nous l'avons déjà dit, pour faire la correction dioptrique complète, nous avons vu disparaître le strabisme convergent permanent dans 58 cas, dont 47 de notre clientèle particulière. Le nombre respectif de la clientèle hospitalière doit sûrement être supérieur aux 11 cas restants ; le nombre total de strabismes convergents permanents est, en effet, de 2.368, dont 1.038 pour la clientèle particulière, et 1.330 pour celle de l'hôpital. Si nous considérions uniquement le nombre de guéris avec l'atropine correspondant aux premiers cas, nous aurions un pourcentage de 4,5 : il est possible que nous eussions obtenu pour la totalité des cas une proportion semblable, ou peu différente, étant donné le chiffre élevé et presque égal de l'une et de l'autre statistique, si ce renseignement n'avait pas été omis dans les statistiques de l'hôpital.

La correction dioptrique totale a amené la guérison du strabisme dans 251 cas. Dans ce nombre, sont inclus ceux cités précédemment où le strabisme disparut avec l'atropine, et dont la guérison se maintint moyennant la correction du vice de réfraction.

Pour des raisons identiques à celles exposées dans le strabisme convergent périodique, nous ne possédons pas le nombre exact des résultats obtenus à la clinique de l'hôpital. Presque tous les cas guéris, soit 235, appartiennent à notre clientèle particulière. En supposant un résultat pareil, à l'hôpital, nous aurions un pourcentage de 22,7 de strabismes convergents permanents guéris par la correction du défaut de réfraction.

Nous avons calculé le terme moyen général de l'âge des sujets chez qui le strabisme disparut grâce à l'atropine, et de ceux qui furent guéris par le port de lunettes prescrites : pour les premiers, il est de six ans ; pour les seconds, de huit ans et demi.

Nous savons déjà que le strabisme convergent permanent commence vers l'âge de quatre ans, en moyenne, et qu'en général la première consultation a lieu vers treize ans. Or, l'âge où ce strabisme a le plus de chance de guérir, est compris entre ces deux époques : plus tôt on a recours au traitement, plus le succès est sûr. C'est ainsi que les simples instillations d'atropine réussissent à faire disparaître quelques strabismes récents. Cela ne veut pas dire que, plus tard, le traitement optique ne vaille pas la peine d'être employé pour corriger le strabisme ; nous avons obtenu des corrections chez des sujets âgés de plus de vingt ans.

Inutile d'ajouter que les lunettes devront être portées en permanence ; car, à de rares exceptions près, le strabisme se reproduit plus ou moins vite quand on les abandonne.

Dans un peu plus de la moitié des cas guéris avec les lunettes, nous avons obtenu le renseignement de l'acuité visuelle. La vision était égale aux deux yeux dans 68 cas, elle était différente dans 78 ; dans ces derniers, pour l'œil fixateur V = 0,94, pour l'œil strabique V = 0,21. Le pourcentage correspondant aux cas avec vision égale est donc de 46,5 ; et celui avec vision différente, de 53,5. Ces proportions sont très approchantes entre elles ; le pourcentage des cas avec vision égale étant plus fort que celui indiqué dans le strabisme convergent permanent en général, où les chiffres respectifs sont 27,90 pour la vision égale, et 72,10 pour la vision différente. Il nous faut aussi signaler une autre particularité, relative à l'acuité visuelle des cas avec vision différente : le terme moyen général, avons-nous dit, de la vision de l'œil fixateur et de l'œil dévié, sur un total de 698 cas de strabisme convergent permanent, était respectivement de 0,9 et de 0,17, inférieur par conséquent, surtout pour l'œil dévié, à ce que nous avons indiqué dans les cas guéris grâce à la correction optique.

De manière, donc, que les cas guéris se caractérisent non point seulement par la promptitude à recourir au traitement, mais encore parce qu'il existait parmi eux une plus grande proportion de cas avec une bonne vision égale dans les deux yeux, et que dans ceux avec vision différente, l'œil dévié jouissait d'une plus grande acuité que le terme moyen général de la totalité des cas avec vision inégale.

D'après nos observations, la forme alterne a présenté un pourcentage plus favorable : 27 % des strabismes alternes guéris par le moyen de la correction optique.

Dans la généralité des cas l'on observe l'influence des lunettes ; il est très commun de constater une diminution dans l'angle de déviation de l'œil strabique.

Plusieurs cas avec strabisme convergent se transformèrent, sous l'action de la correction optique, en strabismes périodiques (6 cas constatés dans nos notes, dans l'un desquels le changement se produisit après de simples instillations d'une solution d'atropine).

La guérison du strabisme permanent convergent peut avoir lieu sans aucun traitement. Nous avons vu 24 cas guéris spontanément. Tous, à l'exception de deux emmétropes et d'un avec faible myopie dans les deux yeux, étaient hypermétropes ; chez quinze, la réfraction était égale dans les deux yeux. La valeur moyenne de l'hypermétropie, résultant de la totalité de ces cas, y compris ceux de réfraction égale et de réfraction différente, était de 2,75 dioptries. La forme monoculaire se présenta dans 14 cas, et la forme alterne dans 10. L'acuité visuelle était normale dans 13 cas, et différente dans 11 : parmi ces derniers, 2 avec forte amblyopie dans un œil.

Dans la généralité des cas, le strabisme commença à l'âge de trois ans ; dans 2, entre cinq et six ans. Six frères, guéris spontanément, étaient nés avec strabisme, ou du moins, le strabisme s'était produit dans les premiers jours de leur naissance, selon les renseignements fournis par les parents.

A l'exception des six frères chez qui le strabisme disparut entre quatre et cinq ans, dans les autres cas, il guérit spontanément entre treize et quatorze ans.

Le strabisme convergent corrigé spontanément peut quelquefois reparaître. Nous connaissons une femme emmétrope, avec vision normale aux deux yeux qui, de l'âge de trois ans à celui de quatorze, présenta un strabisme convergent permanent de l'œil droit. A trente-trois ans, à la suite d'un avortement provoqué, le même strabisme lui revint.

La proportion de sujets avec strabisme convergent permanent, guéris sans aucun traitement, est de 1 % ; trop insignifiante par conséquent pour en faire état dans la considération d'une thérapeutique expectante.

Pour en finir avec la disparition spontanée du strabisme convergent, nous citerons un cas extrêmement curieux, bien qu'à la rigueur on ne puisse l'inclure dans le groupe des guéris. C'est celui d'une petite fille de six ans, avec hypermétropie de 2,50 dioptries, et strabisme convergent permanent exagéré de l'œil gauche, acquis à l'âge de quatre ans. Elle réussissait à le faire disparaître tout le temps qu'elle gardait la tête directement inclinée en avant.

Dans quelques autres rares occasions, le strabisme convergent se transforme en divergent. Nous avons eu l'occasion d'en observer 6 cas, dont voici les principaux détails :

1° Femme, à l'âge de quatre ans et demi, nous diagnostiquons : strabisme convergent de 20° permanent de l'œil gauche ; à l'examen skiascopique, après instillations d'atropine, la réfraction se corrigeait dans les deux yeux avec : Sphèr. + 2 D. Cylind + 0,50 D. 90°. Quatorze ans plus tard, elle présentait un strabisme divergent de 20° permanent de l'œil droit, la réfraction dans les deux yeux se corrigeait avec des Cylindres de + 1 D. 90° ; V : o. d. = 0,8, o. g. = 1. La mère ignore depuis quand a changé la direction de la déviation et l'œil dévié.

2° Femme, à l'âge de dix ans, l'examen révéla : œil gauche, strabisme convergent 45° permanent, depuis l'âge de deux ans. Skiascopie, avec atropine : œil droit, Sphér. + 2 D. Cylind. + 1,50 D. 90° ; œil gauche, Sphér. + 3,50 D. Cylind. + 2 D. 90° ; V : o. d. = 0,9, o. g. = mouvement de la main. A l'âge de onze ans, la déviation disparut après l'usage de lunettes pendant quelques mois. Cinq ans plus tard, le strabisme convergent se transforma en divergent de 20° permanent. Réfraction : o. d. Sphér. + 1 D. Cylind. + 1 D. 60°, o. g. Sphér. + 1,50 D. Cylind. + 1,50 D. 90°. L'acuité visuelle était la même qu'à l'examen antérieur.

3° Femme de trente-deux ans. Depuis l'âge de trois ans jusqu'à quatorze, elle avait, dit-elle, un strabisme convergent permanent de l'œil droit. A quatorze ans, il se transforma en divergent ; il est actuellement de 20°, et la réfraction mesurée objectivement par la skioscopie est : o. d. Cylind. + 1,50 D. 75°, o. g. Sphér. + 1 D. ; V : o. d. = mouvements de la main. o. g. = 1.

Les trois autres cas, dont nous avons fait mention, présentèrent du strabisme convergent dès l'âge de trois, quatre et cinq ans, qui se transforma en divergent du même œil à l'âge de quatorze, treize et vingt-cinq ans respectivement.

Il résulte de ces 6 cas, que l'âge moyen où le strabisme convergent s'invertit spontanément correspond à dix-sept ans et demi. Dans tous l'amétropie était hypermétropique de degré moyen ou faible. La vision, à l'exception d'un cas avec acuité quasi-normale aux deux yeux, présentait dans l'œil dévié une amblyopie très forte. Dans un cas avec bonne vision binoculaire, se produisit le curieux phénomène qu'au moment où changea le sens du strabisme, l'œil antérieurement convergent devint fixateur, et celui qui auparavant était le fixateur, se plaça en divergence.

Les opérations pratiquées ont été au nombre de 637, divisées comme suit :

Dans l'œil dévié :

Ténotomie du droit int.	380 cas
» » et avanc. capsulaire	12 »
» » et avanc. du dr. ext.	20 »
» » et raccourc. du dr. ext.	145 »
» » et raccourc. du dr. inf.	1 »
Raccourcissement du droit externe	30 »

Dans les deux yeux :

Ténotomie du dr. int.	22 »
Avancement du dr. ext.	8 »
Raccourciss. du dr. ext.	14 »
Ténot. du dr. int., et racc. du droit ext. dans l'œil dévié	3 »
Avanc. du dr. ext., et ténot. du dr. int. dans l'œil dévié	2 »

Nous sommes intervenus chirurgicalement dans 27 %

des cas, en pratiquant les différentes opérations mentionnées, sur l'appareil musculaire de l'un des yeux ou des deux. Dans 588 cas nous avons opéré dans un seul œil, et dans 49 cas dans les deux yeux.

En deux cas, le strabisme disparut après des interventions qui n'étaient pas dirigées sur l'appareil moteur : une iridectomie optique dans l'un, et l'extraction d'une cataracte traumatique dans l'autre. Dans les 2 cas, il s'agissait de lésions récentes.

Dans le détail des opérations, figure un cas où nous pratiquâmes la ténotomie du droit interne et le raccourcissement du droit inférieur au même œil : il s'agissait d'un strabisme interne sursum convergent, où, après la ténotomie du droit interne, restait un strabisme supérieur de 15°, qui nous obligea à raccourcir le muscle droit inférieur.

Dans quelques cas, l'opération diminua une partie du strabisme, et les lunettes firent la correction totale de la déviation.

Nous avons observé quelques cas où l'opération avait corrigé totalement le strabisme, et qui, au bout de quelque temps, récidivèrent. Dans trois d'entre eux, nous parvînmes à faire disparaître de nouveau le strabisme, moyennant l'usage de verres correcteurs de l'hypermétropie qu'ils présentaient.

Un cas très curieux, du fait de la récidive, correspond à une fille que nous opérâmes quand elle avait douze ans. Le strabisme convergent corrigé totalement, elle obtint la vision binoculaire ; elle avait un astigmatisme hypermétropique composé dans les deux yeux (Sphér. + 4 D. Cylind. + 1,50 D. 90°) ; V : aux deux yeux = 1. Elle se servit de lunettes durant cinq ans consécutifs ; elle les abandonna ensuite, et la correction se maintint toujours jusqu'à l'âge de trente-trois ans, où, après un raclage de l'utérus, se produisit un strabisme convergent de 25° à l'œil droit, accompagné de diplopie homonyme. Nous constatâmes qu'il ne s'agissait pas d'une paralysie ; l'excursion des deux yeux était normale, la diplopie toujours équidistante de quelque côté que la malade dirigeât son regard, la déviation secondaire parfaitement égale à la primitive. Cette malade guérit promptement avec l'usage permanent des verres correcteurs de son vice de réfraction.

Dans le nombre des opérés que nous avons mentionnés, sont inclus 6 cas, qui avaient été opérés précédemment par d'autres chirurgiens, sans le moindre résultat, le strabisme étant demeuré dans le même état, d'après ce qu'ils déclaraient, eux ou leur famille. Chez tous, nous trouvâmes les muscles dans les conditions habituelles ; il est possible que les ténotomies pratiquées n'aient pas été complètes, car il suffit de quelques fibrilles tendineuses pour que le muscle, retenu à son lieu d'insertion, cicatrise, demeurant dans les mêmes conditions qu'avant l'intervention. Dans cinq de ces cas, on avait employé l'anesthésie chloroformique, ce qui pourrait servir d'excuse.

Nous avons observé plusieurs cas de strabismes inverses, consécutifs à des ténotomies. Chez deux de nos opérés, cet accident se produisit au bout de quelques années. Nous nous occuperons plus loin de cette espèce de strabisme, pour en étudier les causes.

CHAPITRE IV

Strabisme divergent.

Le nombre des strabismes divergents est beaucoup moindre que celui des convergents. Les observations que nous en avons recueillies s'élèvent à 666 cas, sur un total général de 3.791 strabismes, soit 17,56 %.

Nous indiquerons les particularités cliniques, en divisant le strabisme divergent, comme nous l'avons fait pour le convergent, en périodique et en permanent. Nous ferons noter l'importance étiologique, et nous ferons les déductions de chaque symptôme étudié synthétiquement.

§ I. STRABISME DIVERGENT PÉRIODIQUE

Le nombre de strabismes périodiques que nous avons recueilli est de 118 cas. De sorte que pour 100 cas de strabisme en général, il en existe trois périodiques divergents ; — les convergents périodiques sont six fois plus fréquents.

Le strabisme divergent périodique est donc le moins commun de tous les strabismes concomitants horizontaux.

Ces 118 cas, correspondent à 49 hommes et 69 femmes. Cette différence en faveur du sexe féminin dépend peut-être, comme pour les convergents, de la préoccupation esthétique, à en juger d'ailleurs par l'âge de la première consultation. Que c'en soit là la raison, ou qu'il y ait simple coïncidence, cette différence n'importe aucune valeur étiologique.

Les strabismes monoculaires divergents, c'est-à-dire les cas où la déviation se produit toujours dans le même œil, s'élèvent à 88 : dans l'œil droit 46, dans l'œil gauche 42. Nombres plus ou moins égaux, pour le droit comme pour le gauche : il n'y a donc pas à tenir compte d'une différence insignifiante.

La forme alterne figure seulement dans 9 cas.

Dans 21 cas, on n'a pas désigné l'œil dévié.

Nous déduirons les motifs des déviations, monoculaire et alterne, de l'étude de la réfraction et de la vision, et nous démontrerons en même temps la raison de leurs proportions.

Si nous avons avancé que dans le strabisme convergent périodique la forme alterne est assez fréquente et que, bien souvent, elle a précédé l'établissement définitif d'une déviation monoculaire, en revanche, le strabisme divergent se produit plus communément dans le même œil dès le commencement, pour des raisons qui se dégageront à mesure que nous avancerons dans cette étude. Nous ne voulons pas les exposer dès maintenant, afin de procéder méthodiquement à l'examen de causes occasionnelles du strabisme divergent périodique. Nous confronterons seulement les proportions des formes périodiques alternes avec celles des formes monoculaires dans les strabismes convergents et dans les divergents ; dans les premiers, nous trouvons pour chaque alterne quatre monoculaires, et dans les seconds pour un alterne près de dix monoculaires.

Le terme moyen de l'âge où l'on s'est présenté pour la première fois à notre examen, est de seize ans et six mois. Tandis que l'âge où le strabisme a commencé, selon les renseignements recueillis, est en moyenne de six ans et quatre mois. Ce qui appelle ici l'attention, c'est surtout le grand laps de temps écoulé entre le moment du début du strabisme et celui de la première consultation — dix ans — le double du temps constaté pour le strabisme convergent périodique.

Le strabisme divergent périodique commence plus tard que le convergent correspondant. L'explication, comme nous le verrons plus loin, en est que dans cette variété de strabisme, ce n'est pas la réfraction qui joue le principal rôle ; plusieurs autres causes y interviennent, en effet. Et c'est justement à ces causes, étrangères à la réfraction, que l'on doit attribuer que la première consultation à l'oculiste n'ait lieu qu'à seize ans et demi : les membres de la famille, les amis, les médecins même de la maison sont intervenus souvent par leurs conseils pour retarder cette consultation.

D'après les cas très peu nombreux où l'on a calculé le degré du strabisme, il résulte une moyenne de 23°. On ne peut, à cause de ce petit nombre, attribuer d'importance à ce chiffre. Le renseignement en lui-même n'aurait d'ailleurs pas grand intérêt, même s'il résultait de beaucoup de cas ; la mesure, en outre, est toujours difficile à prendre, puisqu'il s'agit de déviations intermittentes.

Réfraction. — L'état de la réfraction a été déterminé dans 114 cas : elle était exactement du même degré aux deux yeux dans 69 cas ; elle était différente dans 45. Voici leur classification, au point de vue d'une nature identique de la réfraction, sans tenir compte des différences de degré :

Dans les deux yeux :	emmétropie.......	24 cas
—	hypermétropie	19 —
—	astigm. hyperm. simple et composé.	16 —
—	myopie	14 —
	astig. myop. simple et composé	24 —
—	astigmatisme mixte.	1 —
Réfraction différente dans les deux yeux.		16 —

L'état de réfraction dans les deux yeux, embrassant dans chaque groupe les vices correspondants à leur nature, a donné :

Emmétropie	24 cas
Hypermétropie	35 —
Myopie	38 —

En ajoutant à ces trois groupes, le seul cas avec astigmatisme mixte dans les deux yeux, les seize cas avec amétropie de nature différente dans les deux yeux et les quatre cas de réfraction inconnue, font le total des 118 strabismes divergents périodiques.

En comparant les chiffres de ces trois groupes, on observe que le strabisme divergent périodique se produit indifféremment, quel que soit l'état de la réfraction statique des yeux, qu'ils soient emmétropes, hypermétropes ou myopes. Dans l'emmétropie un peu moins fréquemment, mais quant à l'hypermétropie et à la myopie la différence de fréquence est tellement minime entre elles, qu'on peut à la rigueur n'en pas tenir compte.

Les chiffres mentionnés démontrent que, dans cette variété de strabisme, la réfraction n'a pas une influence étiologique prépondérante, comme dans les convergents, ou du moins qu'on n'y rencontre pas une plus grande proportion de myopies sur les autres états de réfraction.

Nous distribuons, ci-dessous, les myopies et les hypermétropies selon le degré de réfraction binoculaire, à l'effet de rechercher si la valeur de ces amétropies présente quelque particularité instructive :

Myopies de	0,50 D. à	1 D.	6 cas
—	1 D. à	2 D.	5 —
—	2 D. à	3 D.	5 —
—	3 D. à	4 D.	4 —
—	4 D. à	6 D.	6 —
—	6 D. à	8 D.	5 —
—	8 D. à	10 D.	2 —
—	10 D. à	x D.	5 —

On y note que le degré de myopie manque absolument

de caractères particuliers, tous les degrés étant représentés par un nombre oscillant autour de 5 cas pour chacun.

Hypermétropies de	0,50	D. à 1 D....	13 cas
—	1	D. à 2 D....	15 —
—	2	D. à 3 D....	6 —
—	3	D. à 4 D....	3 —

Le strabisme divergent périodique, accompagné d'hypermétropie, s'observe en plus grande proportion dans les degrés faibles; au delà de 4 D. nos observations n'en consignent pas un seul cas.

Réfraction de nature différente dans les deux yeux. — Nous avons indiqué que, dans 16 cas, la réfraction était de nature différente dans chaque œil. Chez tous, le strabisme était monoculaire. Nous les classifions ainsi, selon le vice de réfraction de l'œil fixateur et du dévié :

	Œil fixateur :	*Œil dévié :*	
6 cas	Emmétropie	Hypermétropie	2 cas
		Astig. myop. simple	2 —
		— comp.	1 —
		Astigm. mixte	1 —
3 —	Hypermétropie	Myopie	1 —
		Astigm. myop.....	2 —
4 —	Astigm. hyp. simple	Astig. myop. comp.	1 —
		Astigm. mixte.....	3 —
3 —	Astigm. mixte......	Astig. myop. comp.	3 —

Dans aucun cas, l'œil fixateur n'a présenté une réfraction myopique ; cet œil présente 6 emmétropies, 7 hypermétropies simples ou astigmatiques, et 3 astigmatismes mixte (les trois, par coïncidence, égaux : Cyl. — 2 D. Cyl. + 2 D., avec les axes dirigés selon la règle). Pour l'œil dévié : 2 hypermétropies, 1 myopie, 9 astigmatismes myopiques, et 4 astigmatismes mixtes.

La diversité des états de réfraction de l'œil fixateur, ainsi que l'absence de myopie dans cet œil, démontre suffisamment que l'étiologie du strabisme divergent périodique, dans ces cas, n'est pas régie par une amétropie déterminée de l'œil fixateur, comme on aurait tendance à le supposer d'après les théories courantes. Nous ne trouvons non plus aucune raison de ce strabisme dans l'état de réfraction de l'œil dévié ; en effet, mettant de côté les deux hypermétropes (un de 0,50 D., l'autre de 1 D.) et les quatre astigmatiques mixtes, chez lesquels on peut considérer que le volume de l'œil est normal — les 10 cas restants, avec défauts myopiques, correspondent à une moyenne de Sphér. — 2,75 D. Cyl. — 3 D. : dans une si faible myopie, on ne peut non plus attribuer une action mécanique, au point de vue du plus grand volume du globe oculaire.

Un état déterminé de la réfraction n'a donc pas d'influence directe, dans les cas que nous étudions, sur la forme divergente et périodique du strabisme. D'autres causes contribuent beaucoup plus puissamment à l'établissement de ces déviations, et, s'unissant aux amétropies, leur font jouer un rôle dans le concert étiologique.

Le calcul moyen de la réfraction donne, pour l'œil fixateur, une amétropie de 0,50 D., et pour l'œil strabique une de 3 D.; de sorte qu'en général l'œil dévié présente une amétropie de 2,5 dioptries plus prononcée que l'œil fixateur. Ce serait déjà là une raison pour que la déviation ait lieu de préférence dans l'œil de réfraction plus anormale.

L'acuité visuelle, dans la moitié des cas, est normale et égale dans les deux yeux, ou avec si peu de différence de l'un à l'autre qu'elle arrive à peine à un dixième, et qu'il est donc inutile d'en tenir compte. Dans le reste des cas, l'œil fixateur présente une acuité normale, et l'œil qui dévie par intermittences a une vision réduite, qui, dans le moins favorisé des cas, arrive à 0,2. Considérée en général, l'acuité visuelle résulte normale pour l'œil fixateur, et diminuée à 0,65 pour l'œil dévié, dans la totalité des strabismes avec réfraction de nature différente aux deux yeux.

Direction du méridien le plus réfringent.

Méridien vertical	....	47 cas
— horizontal	....	5 —
— oblique	....	5 —

Le méridien le plus réfringent se trouve plus ou moins dans les proportions ordinaires générales.

Amétropie plus grande dans l'œil fixateur. — Nous trouvons 4 cas de strabisme divergent périodique où l'œil fixateur présentait un vice de réfraction plus prononcé que l'œil strabique. Dans deux cas, avec myopie, l'œil fixateur avait un excès d'une dioptrie ; dans 2 cas avec hypermétropie aux deux yeux, l'œil fixateur avait une dioptrie de plus que l'œil dévié.

L'acuité visuelle, en 2 cas, était égale et normale aux deux yeux ; dans les 2 autres cas, il y avait une différence de 0,5 au bénéfice de l'œil fixateur.

La réfraction dans les strabismes monoculaires et alternes. — Le tableau suivant représente le nombre total de strabismes divergents périodiques, classés selon la forme monoculaire ou alterne, en relation avec la réfraction égale ou différente aux deux yeux.

STRABISME	RÉFRACTION DES DEUX YEUX			TOTAL
	Egale	Différente	Inconnue	
Monoculaire	49	36	3	88
Alterne	7	2	—	9
Inconnu	13	7	1	21
TOTAUX . . .	69	45	4	118

Le nombre des strabismes alternes monte à 9 cas. La réfraction a été trouvée égale aux deux yeux dans 7 cas, et avec une différence de 2 D. entre l'un et l'autre œil dans 2 cas. Dans tous, la nature de la réfraction était identique aux deux yeux ; représentée par l'hypermétropie, la myopie et les divers astigmatismes.

Dans le strabisme monoculaire, la proportion des cas avec réfraction égale aux deux yeux, relativement à ceux avec réfraction différente, est de 1,3 des premiers pour 1 des seconds ; exactement la même que gardent les strabismes convergents périodiques parmi les mêmes états de réfraction.

Quant aux strabismes divergents alternes, les cas avec réfraction égale aux deux yeux sont de 3,5 pour chaque cas avec réfraction différente ; moitié moins fréquents, proportionnellement, que dans le strabisme convergent périodique.

Dans l'examen de quelques cas, on a omis d'indiquer l'œil dévié. On diagnostique, bien des fois, le sens de la déviation dans les strabismes intermittents, sans se préoccuper de reconnaître quel est l'œil qui dévie. Il est donc probable que dans les cas sans désignation d'œil, plusieurs correspondent à des déviations alternes. La différence qui peut exister de ce chef dans les proportions n'est pas, selon nous, d'importance, car les cas sans désignation gardent entre eux une relation intermédiaire avec les monoculaires et les alternes, de sorte que si nous en faisions la distribution proportionnellement, ils ne causeraient pas de changement appréciable dans les relations signalées.

Acuité visuelle. — Des 88 cas où l'on a établi le degré d'acuité visuelle, 58 ont résulté avec une vision égale aux deux yeux, et 30 avec une vision inégale. Le nombre des premiers est approximativement le double des seconds.

La moyenne de l'acuité visuelle correspondant aux 30 cas avec vision différente, est :

Pour l'œil fixateur.................... = 0,9
— dévié .... = 0,3

Les cas avec vision égale dans les deux yeux se répartissent, suivant leur acuité, comme suit :

V = 1 dans .... 38 cas
V = 0,9 — .... 8 —
V = 0,5 — .... 5 —
V = 0,4 — .... 3 —
V = 0,3 — .... 2 —
V = 0,2 — .... 2 —

En spécifiant l'acuité visuelle, selon la forme monoculaire et alterne, et afin de constater les proportions correspondantes de vision égale et de vision différente, nous établissons le tableau comparatif suivant :

STRABISME	ACUITÉ VISUELLE		TOTAL
	Egale	Différente	
Monoculaire.	38	29	67
Alterne	5	1	6
Inconnu.	15	—	15
Totaux . . .	58	30	88

On observe que dans le strabisme divergent périodique monoculaire, la vison égale aux deux yeux est 1,3 fois plus fréquente que la vision inégale. Tandis que dans la forme alterne, elle est cinq fois plus forte.

Ces proportions dans la vision des monoculaires, coïncident exactement avec les chiffres correspondant à la réfraction égale et à la réfraction différente aux deux yeux dans la même forme monoculaire du strabisme que nous étudions.

Quant à la vision des strabiques alternes, les chiffres proportionnels ne sont pas complètement semblables, mais ils gardent le même sens dans leur relations.

Ici aussi, il est presque sûr que la plupart des 15 cas qui figurent sans désignation de l'œil dévié et avec vision égale dans les deux yeux, appartiennent au groupe des alternes, ce qui viendrait à en élever la proportion.

Nous pouvons conclure de tout ceci que, dans le strabisme périodique divergent alterne, la règle est que l'acuité visuelle soit égale aux deux yeux, dans la presque totalité des cas. Tandis que, dans les monoculaires, il y a partage, mais avec prédominance des cas avec vision égale : 56,72 % pour ceux-ci, et 43,28 % pour ceux avec vision différente.

Relation entre l'anisométropie et l'acuité visuelle. — Les cas où sont désignés à la fois la réfraction binoculaire et l'acuité visuelle, montent à 74 :

ANISOMÉTROPIE	DIFFÉRENCE VISUELLE	TOTAL	
Nulle	Nulle	30	
»	Faible	6	
»	Moyenne	3	
»	Forte	1	
»	Très forte	1	41
De 1 D à 2 D	Nulle	15	
»	Faible	5	20
De 2 D à 4 D	Nulle	3	
»	Faible	2	
»	Moyenne	4	9
De 4 D à 8 D	Nulle	1	
»	Moyenne	3	4

De ce tableau résultent pour les quatre groupes :

41 cas sans anisométropie, 11 amblyopies...... 26,8 %
20 — avec anisom. de 1 D. à 2 D., 5 amblyopies 25 % ,
9 — — de 2 D. à 4 D., 6 amblyopies 66 % ,
4 — — de 4 D. à 8 D., 3 amblyopies 75 % ,

Le nombre de cas est exigu, d'autant plus que nous avons éliminé tous ceux qui présentaient des altérations des milieux transparents, ou des lésions ophtalmoscopiques, ne comptant que les amblyopies sans lésion d'aucune espèce. Ce n'est pas là une quantité suffisante pour établir des règles ; mais au moins, ne peut-on pas dire que les amblyopies soient plus nombreuses dans les isométropies ou dans les anisométropies faibles.

Affections oculaires diverses. — Nous avons déjà dit que les lésions oculaires interviennent dans l'étiologie en agissant directement sur la fonction visuelle, contribuant ainsi à favoriser les manifestations strabiques chez des sujets prédisposés à la divergence des lignes de regard.

Les lésions peuvent être acquises ou congénitales : nous avons rencontré les premières dix-sept fois, et les secondes sept fois.

Lésions acquises :

Dans l'œil strabique.	Taches de la cornée........	3 cas
—	Cataracte traumatique......	1 —
—	Choroïdite atrophique maculaire	1 —
—	Chorio-rétinite exsudative...	1 —
Dans les deux yeux.	Taches de la cornée........	2 —
—	Scléro-chroroïdite postérieure	8 —
—	Atrophie papillaire consécutive à la névrite.........	1 —

Lésions congénitales :

Dans l'œil strabique.	Persistance de restes de membrane pupillaire..........	1 cas
—	Pigmentation péri-maculaire	1 —
Dans les deux yeux.	Cataracte zonulaire........	1 —
—	Chorio-rétinite pigmentaire..	4 —

Les intermittences, ou les moments où se manifeste le strabisme divergent périodique, peuvent varier d'un sujet à l'autre, mais chez la plupart la déviation a lieu dans l'acte de la vision rapprochée ; chez quelques-uns, elle se produit quand ils regardent au loin. Nous avons rencontré un sujet chez qui la divergence se manifestait quand il dirigeait ses yeux vers le haut (fille de 12 ans; o.d. + 1 D. + 1 D. 90°, o.g. + 0,75 D., V = 1 dans les deux yeux).

Nous avons eu l'occasion d'examiner deux cas rares, où le strabisme divergent se produisait quand ils regardaient au loin, tandis que, lorsqu'ils regardaient de près, le strabisme était convergent. Dans l'un, il s'agissait d'une petite fille de neuf ans, avec hypermétropie de 6 dioptries et vision normale aux deux yeux. L'autre cas est celui d'une femme de 26 ans, où le strabisme divergent et convergent périodique se manifestait à l'œil droit ; la réfraction dans cet œil était astigmatique mixte (Cyl. — 1 D. 175°, Cyl. + 2 D. 55°), dans l'œil gauche astigmatique hypermétropique simple (Cyl. + 1,50 D. 105°); V : o.d. = 1/8, o.g. = 2/3. Les deux cas guérirent avec la correction optique.

Dans ces deux cas, la vision indiquée est moyennant la correction optique ; la vision sans lunettes était inférieure. On s'explique ainsi que, pendant le temps qu'ils demeurèrent sans correction du vice de réfraction, l'accommodation nécessaire pour voir de près avec netteté, ajoutât, à d'autres causes que nous étudierons plus loin, une innervation exagérée de la convergence, provoquant le strabisme convergent dans la vision proche. Quant à la divergence des lignes de regard, quand ces sujets fixaient un objet lointain, il intervenait sûrement des dispositions anatomiques dans l'état de repos des yeux, conjointement à des perturbations fonctionnelles de la vision et de l'innervation de l'accommodation et de la convergence relatives, capables de modifier et de contrarier le mécanisme ordinaire du strabisme.

Antécédents personnels. — Les renseignements correspondants aux commémoratifs personnels qui ont précédé l'apparition des premières manifestations strabiques, sont les suivantes :

Consécutifs à des convulsions	3	cas
— la coqueluche	1	—
— la rougeole	1	—
— une contusion	1	—
— une métrorragie	1	—
— une opération de la face qui provoqua une paralysie du facial	1	—
Un cas sourd-muet avec des tares de dégénération	1	—

Dans un cas seulement on rapporte des antécédents héréditaires : le père et un oncle avec strabisme divergent périodique.

Traitement. — Il y a douze cas de strabisme divergent périodique où l'on a obtenu la guérison avec la correction dioptrique en combinaison avec des prismes, ou avec la simple décentration des verres sphériques ou sphéro-cylindriques. Dans plusieurs de ces cas, la déviation disparut aussitôt que les lunettes commencèrent à être portées.

Chez un sujet emmétrope, guéri depuis longtemps moyennant l'usage permanent de simples prismes, le strabisme reparaissait dès qu'il les abandonnait.

Dans 18 cas, nous avons pratiqué les opérations suivantes :

A l'œil strabique : Ténotomie du dr. ext...	2	cas
— — du dr. ext. et raccourc. du dr. int...	10	—
Aux deux yeux : Raccourc. du dr. int.......	6	—

§ II. STRABISME DIVERGENT PERMANENT

Le nombre des cas de strabisme divergent permanent s'élève à 548 ; il est 4,6 fois plus fréquent que la variété périodique divergente. Dans la totalité générale des strabismes il figure avec 14,45 %.

Ces cas correspondent à 280 hommes et 268 femmes. C'est l'unique variété de strabisme où le nombre des hommes dépasse celui des femmes : la différence est peu importante, du reste ; les hommes y sont aux femmes comme 51 à 49. Cette proportion s'explique : la plupart des sujets viennent trouver le médecin non pas tant pour le strabisme en soi, que pour d'autres altérations ou maladies qui affectent la vision, pour des traumatismes par exemple, auxquels les hommes sont plus exposés. L'âge où ils consultent pour la première fois l'oculiste démontre, d'autre part, qu'ils ne sont guère mus par une préoccupation esthétique, puisque la moyenne en est de vingt-quatre ans et neuf mois.

L'époque où commence le strabisme, selon la moyenne de 222 cas où l'indication en a été donnée avec une précision suffisante, est d'environ dix ans.

De sorte qu'entre ces deux époques, il s'est écoulé un laps d'à peu près quinze ans ; temps plus que suffisant pour l'évolution de divers états pathologiques qui, fréquemment, ont contribué à la manifestation du strabisme divergent, et finalement ont obligé les sujets à recourir à l'oculiste.

Le strabisme divergent s'est présenté de façon permanente dans un seul œil, en 513 cas : 274 fois dans le droit, et 239 fois dans le gauche. La forme alterne en 25 cas seulement.

En 10 cas on ignore quel était l'œil dévié. Ces chiffres démontrent que pour 20,52 monoculaires il y a un alterne.

De toutes les variétés de strabismes, c'est dans le divergent permanent que l'on trouve le moins d'alternes, comparativement aux monoculaires. Encore dans le strabisme divergent périodique, la forme alterne, bien qu'inférieure en nombre, est-elle relativement deux fois plus fréquente que dans le divergent permanent. Nous en trouverons la raison, non seulement dans l'âge plus avancé chez les permanents que chez les périodiques, mais aussi dans d'autres particularités que nous détaillerons plus loin, et dont une des principales est constituée par les différences visuelles entre les deux yeux, plus prononcées dans le strabisme divergent permanent que dans les autres variétés.

Quant à la prépondérance du strabisme dans l'œil droit, il est certain qu'entre autres causes, les traumatismes, plus fréquents sur l'œil droit, y contribuent pour une bonne part : il en figure dans nos annotations 32, contre 12 pour l'œil gauche.

La moyenne générale de l'angle de déviation est de 26°5', selon les mesures effectuées dans 331 cas de strabisme divergent permanent.

Réfraction. — On a obtenu l'état de la réfraction statique en 402 cas, qui ont donné 127 cas avec réfraction exactement égale dans les deux yeux, et 275 avec réfraction de différente valeur.

Les voici, classifiées selon la nature de la réfraction :

Aux deux yeux :	Emmétropie........	31	cas
—	Hypermétropie	42	—
—	Astigm. hyperm. simple et composé....	40	—
—	Myopie	73	—
—	Astigm. myop. simple et composé....	92	—
—	Astigmatisme mixte..	10	—
Réfraction de nature différente dans les deux yeux	....	114	—

Afin de faciliter les comparaisons, comme nous l'avons fait dans les strabismes antérieurs, nous réduisons les groupes en les condensant selon la nature du défaut de réfraction :

Dans les deux yeux :	Emmétropie....	31 cas
—	Hypermétropie..	82 —
—	Myopie	165 —

Les 10 astigmatismes mixtes ne sont pas compris dans ces groupes, car ils ne se prêtent pas à la classification à cause de l'ambiguïté de leur réfraction. N'y figurent pas, non plus, les 114 cas avec défauts de nature différente aux deux yeux.

Pour mieux apprécier les proportions correspondant à chaque groupe, nous avons fait les calculs suivants :

Pour l'emmétropie	7,71 %
— l'hypermétropie	20,39 %
— la myopie	41,07 %
— l'astigmatisme mixte..........	2,48 %
— la réfraction de nature différente dans les deux yeux..........	28,35 %

L'astigmatisme mixte présente le pourcentage le plus réduit; l'emmétropie vient ensuite. Cela ne veut pas dire que la présence de l'astigmatisme mixte soit négligeable; c'est, en effet, le défaut de réfraction le moins commun. L'emmétropie, malgré ses chiffres plus élevés, ne représente pas une proportion équivalente par rapport à l'état général de la réfraction. Nous ne prétendons pourtant pas que l'astigmatisme mixte soit un défaut fréquent dans le strabisme divergent permanent; nous le considérons, de même que l'emmétropie, comme d'influence nulle dans l'étiologie du strabisme divergent.

L'état hypermétropique, bien que de proportions plus grandes, ne présente pas un pourcentage suffisant pour lui donner une place prééminente entre les causes occasionnelles capables de produire, par le simple effet de la réfraction, la divergence.

Les yeux avec réfraction de nature différente ne peuvent pas non plus, malgré leur proportion un peu plus forte que ceux du cas précédent, jouer un rôle d'importance, sans le secours d'autres causes occasionnelles que nous établirons plus loin.

Quant aux états myopiques, leur influence étiologique dans la divergence ne fait pas de doute ; leur pourcentage est assez élevé pour nous dispenser d'appréciations comparatives avec les autres groupes.

Faisons noter, dès à présent, une différence importante entre le strabisme divergent permanent et le périodique : dans le permanent, nous trouvons une quantité de myopies qui équivaut presque à la moitié de tous les cas; tandis que, dans le strabisme divergent périodique, les myopies sont représentées par un nombre plus ou moins égal à celui des autres états de réfraction, ou du moins à celui des hypermétropies. On s'explique cette particularité parce que la myopie exerce son action étiologique à la longue, par conséquent à une période plus tardive que celle où ont été considérés les cas correspondants au strabisme divergent périodique.

A l'effet de rechercher l'influence du degré de la myopie relativement au nombre des strabiques, nous établissons la classification suivante :

Myopies de	0,50 D. à 1 D.	....	3 cas
—	1 D. à 2 D.	....	13 —
—	2 D. à 3 D.	....	22 —
—	3 D. à 4 D.	....	23 —
—	4 D. à 6 D.	....	29 —
—	6 D. à 8 D.	....	28 —
—	8 D. à 10 D.	....	20 —
—	10 D. à x D.	....	27 —

On y peut observer que le nombre de strabiques croît conjointement à la valeur de la myopie jusqu'à 6 dioptries, et qu'il se maintient ensuite autour d'une proportion approximativement égale. Nous pouvons déduire de ces chiffres, qu'à mesure que le degré de la myopie augmente, plus grande est son influence étiologique dans le strabisme divergent. Le fait que le nombre des cas oscille autour du même chiffre, après 6 dioptries, vient à l'appui de notre déduction; car, étant donné qu'en général les cas de myopie, qu'ils soient ou non accompagnés de strabisme, sont d'autant plus rares qu'ils sont plus forts, on conçoit que, se trouvant représentés dans chaque groupe par des nombres à peu près égaux, nous en devions conclure à leur influence d'autant plus puissante.

Pour l'hypermétropie, il arrive tout le contraire : à mesure qu'augmente la valeur du défaut de réfraction, le nombre des cas de strabisme diminue, ce qui prouve une fois de plus l'insignifiance de l'hypermétropie dans l'étiologie du strabisme divergent.

Hypermétropies de	0,50 D. à 1 D....	13	cas
—	1 D. à 2 D....	35	—
—	2 D. à 3 D....	20	—
—	3 D. à 4 D....	5	—
—	4 D. à 6 D....	3	—
—	6 D. à 8 D....	1	—
—	8 D. à 10 D....	2	—
—	10 D. à x D....	3	—

Réfraction de nature différente aux deux yeux. — Nous avons observé 114 cas de strabisme divergent permanent, tous monoculaires, où la réfraction était de nature différente pour chaque œil, et distribués comme l'indique le tableau suivant :

	Œil fixateur	*Œil dévié*		
54 cas	Emmétropie	Hypermétropie ...	6	cas
		Myopie	18	—
		Astigm. hyperm..	15	—
		Astigm. myop.....	13	—
		Astigm. mixte....	2	—
14 cas	Hypermétropie ...	Emmétropie	1	—
		Myopie	4	—
		Astigm. myop....	8	—
		Astigm. mixte....	1	—
10 cas	Myopie	Emmétropie	1	—
		Hypermétropie ...	2	—
		Astigm. hyperm..	6	—
		Astigm. mixte....	1	—

	Œil fixateur	Œil dévié	
18 cas	Astigm. hyperm..	Myopie	3 cas
		Astigm. myop....	15 —
8 cas	Astigm. myop....	Hypermétropie ...	3 —
		Astigm. hyperm..	2 —
		Astigm. mixte....	3 —
10 cas	Astigm. mixte....	Myopie	3 —
		Astigm. hyperm..	3 —
		Astigm. myop....	4 —

D'où il résulte que l'œil fixateur, sans tenir compte des combinaisons de réfraction de l'autre œil, se distribue selon la catégorie dioptrique, en :

Emmétropie	54 fois
Hypermétropie	32 —
Myopie	18 —
Astigm. mixte......................	10 —

Quant à l'œil dévié, le type de la réfraction se présente comme suit :

Emmétropie	2 fois
Hypermétropie	37 —
Myopie	68 —
Astigm. mixte.....................	7 —

A l'exception de l'astigmatisme mixte, que nous avons dû signaler en un groupe à part, pour des raisons déjà connues, on observe un phénomène curieux dans la comparaison de l'œil fixateur avec l'œil dévié : l'inversion complète des chiffres dans la proportion des défauts ou états de la réfraction, avec cette particularité, que, pour l'œil fixateur, la décroissance peut être considérée en progression arithmétique, au lieu que, pour l'œil dévié, l'augmentation s'effectue par sauts brusques, simulant une progression géométrique. Cela devait être ainsi : personne, en effet, ne s'étonnera que l'œil fixateur soit toujours l'emmétrope, ou celui dont la réfraction est la plus adaptable à la meilleure utilisation de la vision. C'est ce qui explique le grand nombre d'emmétropies et le petit nombre de myopies dans l'œil fixateur, et, au contraire, le manque quasi-complet d'emmétropies et l'excès de myopies dans l'œil dévié.

De l'examen de ces faits, découle que la nature de la réfraction de l'œil fixateur, n'offre pas de bases générales suffisantes pour établir une influence étiologique, sur la déviation divergente de l'autre œil. On ne peut, non plus, invoquer la réfraction de l'œil dévié pour fonder une théorie : jamais l'état dioptrique de l'œil dévié n'agit activement sur la direction ; l'œil dévié obéit consensuellement aux innervations requises par l'œil en fonction ; il gardera passivement la place de repos la plus commode selon l'innervation qu'il recevra, selon les formes du globe et de ses connexions musculo-aponévrotiques, ainsi que des dispositions anatomiques du squelette orbitaire, etc.

D'autres facteurs doivent donc intervenir. Certes, nous sommes très loin de nier l'influence que les différences de réfraction ont sur l'origine du strabisme, — en règle générale, et sauf de rares exceptions, l'œil le plus amétropique est le dévié ; seulement, la raison essentielle n'en est pas dans l'amétropie en soi, comme défaut de réfraction, mais dans l'image plus diffuse, moins perceptible. En un mot, c'est dans l'acuité visuelle que l'on doit chercher le principal facteur du strabisme en ces cas. Sur les 114 observations, 93 donnent la mesure de l'acuité visuelle. Eh bien, en 2 cas seulement, l'acuité visuelle était égale aux deux yeux ; dans tous les autres, la vision de l'œil dévié était inférieure, la moyenne générale ressortant, pour l'œil fixateur V = 0,93, pour l'œil dévié V = 0,13.

Direction du méridien le plus réfringent. — La direction du méridien le plus réfringent se décompose ainsi :

Méridien vertical	184 cas	74,2 %
— horizontal	44 —	17,7 %
— oblique	20 —	8 %

Ces proportions sont plus ou moins égales à celles qu'on trouve ordinairement dans les astigmatismes en général.

Amétropie plus grande dans l'œil fixateur. — En revisant la réfraction des 548 cas, nous en trouvons 21 où l'amétropie de l'œil fixateur était plus forte que celle de l'œil strabique. Le terme moyen de la différence anisométropique était de 2,71 dioptries. La nature de la réfraction des deux yeux présentait différentes combinaisons, dont le détail n'a pas d'importance. Dans trois cas seulement, l'acuité visuelle était égale aux deux yeux ; dans les autres, l'œil strabique présentait une acuité inférieure. Les moyennes générales ont été :

Pour l'œil fixateur	V = 0,8
— dévié	V = 0,1

Par conséquent, entre autres causes que nous étudierons plus loin pour compléter l'étiologie et expliquer la raison du sens de la déviation, l'acuité visuelle moindre accompagnant l'œil dévié est un élément occasionnel pour que le strabisme se manifeste dans l'œil le mieux doué quant à la réfraction.

La réfraction dans les strabismes monoculaires et alternes. — Il convient de faire connaître les particularités dioptriques des 402 cas, dont nous connaissons la réfraction générale, en les classifiant selon la forme monoculaire ou alterne du strabisme, à l'effet de rechercher s'il existe quelques modalités spéciales à ces formes.

Le tableau suivant établit les quantités de strabiques monoculaires et alternes par rapport à la réfraction égale ou différente aux deux yeux.

STRABISME	RÉFRACTION DES DEUX YEUX			TOTAL
	Egale	Différente	Inconnue	
Monoculaire	104	273	136	513
Alterne	23	2	—	25
Inconnu	—	—	10	10
TOTAUX . . .	127	275	146	548

On observe des proportions très différentes quant à la réfraction égale ou différente aux deux yeux, par rapport à la forme monoculaire et alterne.

Dans la forme monoculaire, la réfraction exactement égale aux deux yeux donne un pourcentage de 27,58, contre 72,41, pour la réfraction différente. Dans ces proportions nous n'incluons que les 377 cas avec réfraction connue.

Dans la forme alterne, ces pourcentages sont, respectivement, de 92 et de 8.

De sorte que, dans la forme monoculaire, la réfraction différente aux deux yeux est de 2,62 fois plus fréquente que la réfraction égale. Au lieu que c'est le contraire dans la forme alterne, la réfraction égale aux deux yeux y étant 11,5 fois supérieure à la réfraction anisométropique.

Acuité visuelle. — Sur le total de 548 cas avec strabisme divergent permanent, nous possédons dans 370 le renseignement de l'acuité visuelle.

La vision était égale aux deux yeux dans 79 cas, et différente dans 291. Par conséquent, dans le strabisme divergent permanent, l'acuité visuelle différente aux deux yeux est 3,7 fois plus fréquente que la vision égale.

Le degré de l'acuité visuelle, dans les cas de vision égale aux deux yeux, se répartit comme suit :

V = 1	dans ...	29 cas		V = 0,4	dans ...	7 cas
V = 0,9	— ...	12 —		V = 0,3	— ...	5 —
V = 0,8	— ...	4 —		V = 0,2	— ...	2 —
V = 0,6	— ...	2 —		V = 0,1	— ...	4 —
V = 0,5	— ...	11 —		V = 0,05	— ...	3 —

L'acuité visuelle, selon la moyenne correspondant à 291

cas avec vision inégale aux deux yeux, résulte pour l'œil fixateur V = 0,84, et pour l'œil dévié V = 0,12.

La vision, selon la forme monoculaire et alterne, est établie dans le tableau suivant :

STRABISME	ACUITÉ VISUELLE AUX DEUX YEUX			TOTAL
	Egale	Différente	Inconnue	
Monoculaire	62	290	162	514
Alterne	17	1	7	25
Inconnu	—	—	9	9
TOTAUX . . .	79	291	178	548

Le pourcentage correspondant dans le strabisme monoculaire, à la vision égale aux deux yeux, est de 17,61, et celui correspondant à la vision différente, de 82,38. Par contre, dans la forme alterne, la vision égale présente un pourcentage de 94,44, tandis que la vision différente ne se rencontre que dans 5,55 %.

Le strabisme divergent permanent monoculaire se caractérise donc, relativement à la vision, en ce que l'acuité différente aux deux yeux est près de cinq fois plus fréquente que la vision égale. C'est le contraire dans la forme alterne, où la vision égale est dix-sept fois plus fréquente que la vision différente.

Dans les formes monoculaire et alterne du strabisme

divergent permanent, revêt une capitale importance le fait que les proportions indiquées pour la vision coïncident de très près avec les proportions respectives que nous avons signalées pour la réfraction :

Forme monoculaire

Réfraction égale	27,58 %
Vision égale	17,61 %
Réfraction différente	72,41 %
Vision différente	82,38 %

Forme alterne

Réfraction égale	92 %
Vision égale	94,44 %
Réfraction différente	8 %
Vision différente	5,55 %

Relation entre l'anisométropie et l'acuité visuelle. — Des 370 cas où l'on indique l'acuité visuelle, 261 seulement présentent en même temps l'état de la réfraction binoculaire.

Nous devons indiquer que, dans ce tableau, comme dans ceux correspondants des autres strabismes étudiés, tous les cas présentant des lésions anatomiques capables d'influer sur l'acuité visuelle, ont été éliminés. Nous avons considéré les amblyopies au seul objet de constater leur influence dans l'étiologie du strabisme. Ainsi, nous n'avons pas classifié comme amblyopies quelques rares cas où l'acuité visuelle se trouvait diminuée aux deux yeux, mais en se conservant exactement égale. C'est donc sur la différence de l'acuité visuelle que nous fondons ces tableaux.

ANISOMÉTROPIE	DIFFÉRENCE VISUELLE	TOTAL	
Nulle	Nulle	33	
»	Faible	8	
»	Moyenne	3	
»	Forte	10	
»	Très forte	17	71
De 1 D à 2 D	Nulle	18	
»	Faible	18	
»	Moyenne	6	
»	Forte	6	
»	Très forte	7	55
De 2 D à 4 D	Nulle	9	
»	Faible	16	
»	Moyenne	8	
»	Forte	6	
»	Très forte	12	51
De 4 D à 8 D	Nulle	2	
»	Faible	13	
»	Moyenne	8	
»	Forte	9	
»	Très forte	11	43
De 8 D à x D	Nulle	2	
»	Faible	12	
»	Moyenne	5	
»	Forte	10	
»	Très forte	12	41

En calculant toutes les différences de l'acuité visuelle depuis 0,5 entre les deux yeux, nous avons les proportions suivantes relatives à chaque groupe anisométropique :

Anisométropie nulle	....	53 %
—	de 1 D. à 2 D..........	67 %
—	de 2 D. à 4 D..........	82 %
—	de 4 D. à 8 D..........	95 %
—	de 8 D. à x D..........	95 %

Si, pour ce calcul, nous avions choisi seulement les amblyopies fortes et très fortes, correspondant aux anisométropies depuis 1 D. à 2 D. jusqu'aux plus fortes, nous eussions obtenu des chiffres de proportion moins élevés, mais qui démontreraient qu'à mesure que les anisométropies sont plus grandes, les amblyopies croissent en chiffres plus accentués dans la relation successive : 23 %, 35 %, 46 %, 78 %. Dans l'isométropie, nous trouvons une proportion de 38 % de ces amblyopies, plus ou moins égale à celle que donne le groupe des anisométropies moyennes. Cette proportion, un peu plus grande que celle des anisométropies faibles, manque d'importance quant à la marche générale que signalent les groupes successifs, à tel point que, dans le dernier groupe des anisométropies supérieures à 8 dioptries, nous trouvons que le pourcentage des amblyopies est plus du double de celui correspondant au groupe isométropique.

Nous n'avons fait noter ces dernières proportions que dans l'unique but de démontrer que les fortes amblyopies ne sont pas plus fréquentes dans les degrés anisométropiques faibles. Plus tard, nous aurons l'occasion de nous occuper de ces faits, quand nous traiterons de l'origine des amblyopies chez les sujets strabiques ; nous avons préféré entrer ici dans des détails minutieux, pour ne pas avoir à insister de nouveau sur ce point.

En somme, le nombre relatif des amblyopies augmente progressivement, en relation avec le degré plus fort des anisométropies.

Affections oculaires diverses. — Les commémoratifs oculaires correspondent à 59 cas avec lésions congénitales, et à 238 avec lésions acquises ; soit un total de 297, distribué comme suit :

Lésions congénitales :

Cataracte capsulaire polaire antérieure......	4	cas
— — — postérieure.....	3	—
— lenticulaire zonulaire.............	4	—
— — totale................	1	—
Ectopie du cristallin (dans le vitré).......	3	—
Persistance de restes de membrane pupillaire	1	—
Fibres à myéline.........................	3	—
Colobome maculaire......................	2	—
Rétinite pigmentaire.....................	8	—
Pigmentation maculaire..................	3	—
Dépigmentation rétinienne................	19	—
Nystagmus...............................	8	—

Lésions acquises :

Taches de la cornée	69 cas
Pannus granuleux	1 —
Staphilome partiel opaque	1 —
Kératocône	1 —
Cataractes traumatiques	22 —
Cataractes diverses	20 —
Sub-luxation du cristallin	1 —
Luxation totale du cristallin dans le vitré	1 —
Aphakie post-traumatique	3 —
— — extraction	8 —
Irido-choroïdite chronique	2 —
Choroïdite atrophique circonscr. postérieure.	21 —
— — disséminée équatoriale.	3 —
Croissants papillaires (scléro-choroïdite post.)	54 —
Rupture choroïdée centrale	2 —
Tumeur choroïdienne	2 —
Atrophie papillaire (traumatiques et consécutives la plupart à une névrite optique, presque toutes monoculaires)	11 —
Névro-rétinite syphilitique	1 —
Rétinite proliférante centrale	4 —
Décollement partiel de la rétine	9 —
Contusion du globe	2 —

Dans 219 cas les lésions étaient monoculaires; dans 78, elles étaient binoculaires. Parmi ces dernières, les lésions en 49 cas se trouvaient plus ou moins en conditions égales.

L'influence étiologique de ces altérations est uniquement dans les perturbations visuelles, comme nous avons déjà eu antérieurement l'occasion de l'indiquer.

Ce facteur, coadjuvant, se rencontre dans le strabisme divergent permanent en une plus grande proportion que dans les autres strabismes. Le pourcentage correspondant monte à 54 (10,7 % pour les congénitaux, et 43,4 % pour les acquis).

Les lésions les plus nombreuses sont les taches de la cornée, dont beaucoup proviennent de complications de la conjonctivite neonatorum, de phlyctènes, d'ulcères, et quelques-unes sont consécutives à des kératites interstitielles.

Les traumatismes oculaires figurent dans 41 cas, la plupart avec cataractes.

Commémoratifs personnels. — Les antécédents étrangers aux altérations oculaires des sujets atteints de strabisme divergent permanent, ont été les suivants :

Consécutifs à la rougeole	3 cas
— scarlatine	4 —
— variole	7 —
— coqueluche	3 —
— aux convulsions	2 —
— à une chute de cheval	1 —
Epilepsie	1 —
Hydrocéphalie	1 —
Asymétrie faciale	2 —
Albinisme généralisé	1 —

Antécédents héréditaires. — Dans les rares cas suivants, nous avons pu obtenir des renseignements sur les antécédents de la famille :

Un aïeul	1	cas
Un frère	1	—
Un frère et trois oncles	1	—
Une sœur et un fils	1	—
Trois frères	1	—
Six frères strabiques de naissance	1	—

Sept frères avec strabisme divergent congénital, c'est un nombre suffisant pour convaincre de l'origine héréditaire du strabisme dans cette famille. Dans les autres cas, le strabisme a été acquis, et ce qu'on y pourrait seulement admettre, c'est une prédisposition au strabisme par héritage de certaines conditions anatomiques. Le petit nombre de cas ne nous autorise, d'ailleurs, à aucune conclusion. Le strabisme peut accompagner de bonne heure diverses altérations congénitales, comme conséquence quelquefois, ou comme simple coïncidence, sans avoir le caractère héréditaire essentiel. Nous en donnerons pour preuve trois cas de strabisme divergent, correspondant à trois frères, deux filles et un garçon, la déviation chez les trois affectant l'œil droit. L'hérédité, chez ces enfants, consistait en une luxation complète du cristallin dans le vitré des deux yeux. Leur strabisme a donc été une conséquence de la luxation, et la divergence sûrement a obéi à la position de repos statique des globes oculaires dans les orbites. Le garçon présentait, en outre, la coexistence d'une autre anomalie congénitale héritée : les deux pieds bots. La mère de ces trois enfants avait aux deux yeux le même défaut : les cristallins transparents totalement luxés dans le vitré, et, comme son fils, les pieds bots. Un frère de cette femme avait aussi la même anomalie dans les yeux, et un oncle avait les pieds bots.

Traitement. — Nous avons obtenu (proportion très inférieure à celle des strabismes convergents) la disparition de la déviation divergente dans 23 cas, avec la seule correction dioptrique du vice de réfraction. Dans 3 cas, le strabisme disparut immédiatement. Chez plusieurs sujets guéris, même après avoir longtemps porté des lunettes, quand ils les quittaient, le strabisme reparaissait.

Quelquefois, mais bien plus rarement, on peut observer le fait que l'abandon des lunettes serve à faire disparaître une déviation divergente. Nous en connaissons un cas, avec strabisme divergent de 15° dans l'œil gauche : homme âgé de 32 ans, avec hypermétropie de 4 dioptries aux deux yeux ; V : o. d. = 1, o. g. = 0,02 (amblyopie congénitale). Le strabisme divergent disparaissait quand il quittait les lunettes. Ce phénomène s'explique parce que, sans l'aide des lunettes, il était obligé à un grand effort d'accommodation, et par la synergie physiologique qui unit cette fonction à la convergence, l'œil dévié se dirigeait de sa position strabique au parallélisme.

Un autre cas pareil correspond à un sujet de vingt-six ans, avec strabisme divergent permanent de l'œil droit. Réfraction : œil droit + 3,50 D., œil gauche — 1,50 D.; V : o. d. = 0,5, o. g. = 1. Quand il quittait les lunettes, pour regarder à distance, il employait l'œil hypermétropique, et le strabisme disparaissait complètement.

L'explication est la même que pour le cas antérieur.

Très exceptionnellement, les instillations d'atropine peuvent modifier les déviations divergentes. Nous avons eu l'occasion d'observer en un cas l'inversion du strabisme. Un enfant contracta, à l'âge de deux ans, une déviation convergente de 20° à l'œil gauche, après une kératite interstitielle. Deux ans plus tard, le strabisme changea de direction au même œil, il se fit divergent de 30°. Nous instillâmes de l'atropine ; le second jour le strabisme se transforma en convergent de 20°, et se maintint dans cette direction tant que dura l'action du midriatique. Quand l'enfant eut atteint six ans, la déviation divergente mesurait 40° ; la réfraction était anisométropique : œil droit, Cyl. — 1,50 D. 25° Cyl. + 2,50 D. 115° ; œil gauche, Sphér. — 5,50 D. La vision de l'œil droit = 0,6 ; dans l'œil gauche il y avait une forte diminution de la vision. Nous instillâmes de nouveau l'atropine, et nous observâmes la répétition du curieux phénomène : le strabisme disparaissait, et par moments, se faisait convergent. Il se peut que, l'unique œil en activité visuelle présentant un astigmatisme mixte, le sujet effectuât des efforts pour voir avec la netteté relative à laquelle il était habitué, et l'innervation exagérée à l'accommodation influait consensuellement sur la convergence.

Pour terminer la description des cas exceptionnels, voici celui d'un homme de 54 ans. Il présentait, depuis l'âge de dix ans, un strabisme divergent de 30° à l'œil gauche. La réfraction se corrigeait à l'œil droit avec un cylindre positif de 0,50 dioptries en 15°, V = 1 ; à l'œil gauche avec sphérique — 18 D., V = 0,05. A l'examen ophtalmoscopique, on notait dans ce dernier œil un staphylome annulaire et une dépigmentation rétinienne, correspondant à la forte myopie. Chez ce sujet, le strabisme disparaissait complètement chaque fois qu'il fixait un objet placé à un mètre environ de distance; quand il regardait en deçà ou au delà, le strabisme divergent se produisait.

Dans le strabisme divergent permanent, jamais l'on n'observe la guérison spontanée, que nous avons au contraire indiquée dans le strabisme convergent.

Voici les opérations pratiquées par nous pour corriger les divergences permanentes, en 149 cas :

Dans l'œil dévié.	Ténotomie du droit externe..	36	cas
—	— du dr. ext. et avanc. caps. int........	5	—
—	— du dr. ext. et avanc. du dr. int......	6	—
—	— du dr. ext. et raccourc. du dr. int.	64	—
—	Raccourc. du dr. int..........	9	—
—	Avanc. du dr. int............	4	—
Dans les deux yeux.	Ténotomie du droit externe..	2	—
—	Avancement du dr. int.....	8	—
—	Raccourcissement du dr. int.	12	—
—	Raccourc. du dr. int. dans les deux yeux, et ténot. du dr. ext. dans un œil.........	2	—
—	Ténot. du dr. ext. dans les deux yeux, et raccourc. du dr. int. dans un œil......	1	—

CHAPITRE V

Strabisme inverse.

Nous avons déjà mentionné que quelquefois le strabisme convergent disparaît spontanément, et aussi, quoique dans des cas beaucoup plus rares, qu'il se transforme en divergent. Mais ce n'est pas de cela que nous allons parler. Nous voulons faire connaître ici le nombre de cas recueillis par nous de strabismes convergents opérés, qui, au bout d'un temps plus ou moins long, se sont changés en divergents. Nous en analyserons sommairement les caractères, par rapport aux interventions chirurgicales auxquelles ils ont été soumis, afin de signaler les causes de l'inversion.

Leur nombre total est de 33, correspondant à 21 femmes et 12 hommes. Agés entre huit ans et trente-trois ans, mais la majeure partie dans les environs de vingt ans.

A l'exception d'un seul alterne, le strabisme dans tous les autres était permanent et monoculaire. La déviation s'est présenté plus fréquemment dans l'œil gauche :

22 cas, contre 10 seulement dans l'œil droit. Moyenne de déviation 25°.

Réfraction égale aux deux yeux dans 8 cas (1 emmétrope et le reste hypermétropes simples ou avec astigmatisme). Dans 18 cas, réfraction différente, dans toutes ses combinaisons (la myopie dans l'un des yeux figure dans 3 cas). La moyenne de la différence a été de 3 dioptries de moindre réfringence pour l'œil dévié. Les différences du degré de réfraction entre les deux yeux, se répartissant comme suit :

De 1 D. à 2 D.	9 cas
De 2 D. à 4 D.	5 —
De 4 D. à 6 D.	2 —
De 6 D. à 9 D.	2 —

L'acuité visuelle, sauf en deux cas où elle était diminuée à 0,5, était normale dans l'œil fixateur. Dans l'œil strabique, normale en 6 cas, réduite à distinguer le mouvement de la main en 4 cas, le reste toujours inférieur à 0,5. La moyenne générale de l'acuité visuelle pour l'œil dévié était égale à 0,3.

Les opérations pratiquées pour corriger le strabisme convergent, consistèrent en :

Ténotomie	du dr. int.	dans l'œil strabique....	22 cas
—	—	dans les deux yeux.....	10 —
—	—	et avanc. de l'externe dans l'œil strabique...	1 —

Les ténotomies dans un seul œil, afin de corriger le strabisme primitif convergent, ont été pratiquées aux âges de deux, trois et quatre ans, jusqu'à seize ans ; la moyenne générale en étant de six ans et demi. Les ténotomies dans les deux yeux, de quatre à seize ans, avec une moyenne de dix ans.

Nous ne saurions indiquer avec précision l'époque d'apparition du strabisme inverse, à cause du vague des renseignements fournis par les malades. Dans quelques cas, la divergence a été presque immédiate ; dans d'autres, elle ne s'est manifestée que plusieurs années après. En tenant compte de l'époque de la première consultation et de l'intervention, ainsi que de quelques renseignements certains sur l'époque de l'apparition, on peut calculer approximativement que le strabisme divergent s'est produit dans les dix premières années après l'opération.

Il est indubitable que le principal motif du strabisme inverse a été, dans beaucoup de cas, l'âge tendre où l'on y était intervenu. Dans d'autres, l'inversion a eu une cause différente : peut-être une technique opératoire défectueuse, par exemple, car nous avons rencontré un nombre élevé de cas provenant d'un même opérateur : 9 pour l'un, 8 pour l'autre, 5 pour un troisième ; alors que les 11 restants correspondaient à divers chirurgiens.

Nous aurions besoin, pour expliquer le strabisme inverse dans la majorité des cas, de les étudier en détail : nous citerons à l'appui les cas suivants :

Un sujet, dont l'œil fixateur présentait une myopie de 5,5 dioptries, et l'œil strabique emmétropie avec forte amblyopie congénitale. Au bout de quelque temps, l'œil emmétrope où avait été ténotomisé le droit interne, dévia du côté contraire. Dans ce cas, on s'explique que l'œil fixateur, étant myope, le strabisme convergent puisse avoir disparu spontanément ; car l'œil fixateur n'ayant pas besoin d'accommodation, la convergence ne serait pas sollicitée et, par conséquent, cette influence dynamique n'existerait pas.

Dans 2 autres cas, l'œil fixateur était emmétrope avec une acuité visuelle normale, et l'œil dévié était myope de 7 dioptries dans l'un, et de 9 dans l'autre, avec vision de 0,2 et de 0,1 respectivement. Dans ces 2 cas, il est supposable que l'accommodation n'ait pas non plus influé sur l'innervation de la convergence. La forme et les dimensions de l'œil dévié sont sûrement des motifs pour que la ténotomie interne produise une action plus intense.

Il est encore possible que, dans les cas cités, le spasme, par une accommodation insuffisante, soit intervenu dans la pathogénie du strabisme convergent : ce qui faciliterait l'explication de la divergence postérieure. Nous ne nous mettrons pas à discuter l'origine de la convergence primitive dans les exemples ci-dessus, mais leur connaissance suffirait certainement à démontrer que, dans des cas semblables, surtout dans ceux correspondant au premier, on doit être très prudent en matière de traitement chirurgical, et particulièrement chez les enfants en bas âge.

Donnons un dernier exemple. Il s'agissait d'une jeune fille avec strabisme convergent de l'œil droit; réfraction hypermétropique de 2 dioptries aux deux yeux; V : o. d. = 0,5, o. g. = 1. Le strabisme se corrigeait au moyen des lunettes correspondant à l'hypermétropie. La ténotomie des deux droits internes lui fut pratiquée à l'âge de quatorze ans. Pendant quelques mois, elle réussit à maintenir les yeux dans une bonne position sans se servir de lunettes, ce qui était le désir de sa famille, mais cette correction dura peu : un strabisme divergent ne tarda pas à se manifester.

Il est certain que cette conséquence désagréable peut survenir à l'opérateur le mieux prévenu et le plus habile, et il n'y en a pas un qui, dirigeant une clinique un peu fréquentée, n'ait eu l'occasion d'en observer quelque cas dans sa pratique. De toutes manières, il convient de faire connaître ces insuccès, ne fût-ce que pour exiger un examen posé et bien minutieux dans chaque cas, afin de prévenir autant que possible la répétition de pareils faits.

Dans 15 de ces cas cités, nous sommes intervenus pour corriger le strabisme inverse. Dans neuf cas, où avait été effectuée la ténotomie du droit interne dans un seul œil, nous avons pratiqué les opérations suivantes sur le même œil :

Avancement du droit interne..............	4 cas
Raccourcissement du droit interne..........	2 —
Avancem. du dr. int. et ténot. du dr. ext....	2 —
Raccourciss. du dr. int. et ténot. du dr. ext..	1 —

L'avancement ou le raccourcissement, nous les avons employés dans des divergences de 15° à 20° ; la combinaison d'une de ces opérations avec la ténotomie du droit externe, dans des strabismes de 30° à 60°.

Dans 5 cas, où l'on avait ténotomisé le droit interne dans les deux yeux, nous avons pratiqué :

Raccourcissement du droit interne aux deux yeux .... 1 cas
Avancem. du dr. int. aux deux yeux et ténotomie de l'ext. dans un seul œil............. 1 —
Raccourciss. du dr. int. dans un seul œil.... 2 —
Avancem. du dr. int. dans un seul œil...... 1 —

En un cas où l'on avait pratiqué à l'œil strabique la ténotomie du droit interne et l'avancement du droit externe, nous l'avons corrigé avec l'avancement du droit interne de l'œil strabique.

CHAPITRE VI

Strabisme vertical congénital.

La variété de déviation de l'œil en sens vertical, que quelques-uns désignent du nom de strabisme horrible, est assez difficile à rencontrer pure; il n'en est pas de même quand elle accompagne le strabisme convergent et, parfois, le divergent. Bien entendu que nous n'incluons pas dans cette variété de strabisme ceux causés par des paralysies; nous ne nous occupons que des strabismes d'origine congénitale et sans symptômes ophtalmoplégiques, attribuables par conséquent à une anomalie anatomique de l'appareil musculaire : altération dans leur insertion, défaut de développement de certains muscles, présence d'adhérences inusitées ou de ligaments anormaux, etc.

Les cas de strabisme vertical que nous avons observés, se divisent en 12 sursumvergents, et 5 déorsumvergents. Nous avons exclu tous ceux où il y avait en même temps convergence ou divergence, car ils obéissent principalement à des anomalies ou à des perturbations musculaires des droits internes ou externes, et la meilleure preuve en est que la déviation verticale y est ordinairement corrigée, conjointement à l'horizontale, moyennant des interventions sur les droits internes ou externes seulement.

Il est possible que quelqu'un de nos 17 cas ait une origine paralytique congénitale; mais nous avons la certitude qu'au moment de leur examen tous ont présenté les caractères typiques correspondant aux déviations concomitantes. Peut-être leur quantité paraîtra-t-elle surprenante, car ces cas sont très rares dans la bibliographie ; à peine s'ils arrivent à une douzaine. Cela peut provenir de ce que l'attention n'était pas appelée sur ce genre de strabisme, ou que les cas qui s'en présentaient n'étaient pas jugés dignes d'être publiés.

Nous avons éliminé tous les cas où l'on pouvait soupçonner une influence nerveuse, telle que la contracture ou la paralysie, dont la symptomatologie, d'ailleurs, est assez significative.

En raison de leur petit nombre et de l'intérêt qu'ils présentent, nous avons jugé convenable de publier ces 17 cas, avec tous les détails consignés dans nos notes.

I. — Petite fille de huit ans. Normalement constituée et sans aucune maladie antérieure.

La mère, depuis la première enfance jusqu'à l'âge de douze ans, souffrit d'un strabisme convergent permanent alterne, étant emmétrope et avec vision normale aux deux yeux. Actuellement elle est ésophorique, et si on lui couvre un œil, n'importe lequel, en la faisant regarder devant elle avec l'œil libre, l'œil couvert converge aux alentours de 20°. Elle présente en outre cette curieuse particularité que, durant la menstruation et quelques jours encore après, elle accuse un strabisme convergent, qui disparaît ensuite spontanément, pour reparaître à la menstruation prochaine. Un second antécédent familial est que des quatre enfants qu'elle a eus, deux garçons et deux filles, celles-ci présentent toutes deux des anomalies dans l'appareil moteur oculaire.

Le père et la mère ne sont pas consanguins.

L'enfant, objet de cette observation, a toujours porté la tête constamment inclinée sur l'épaule droite, seule façon pour elle de ne pas avoir de strabisme et de se délivrer de la diplopie. Si on l'oblige à placer sa tête droite, il se produit immédiatement une déviation verticale dans l'œil gauche directement vers le haut, de 15°. Si, maintenant cette position de la tête, on couvre l'œil droit, le gauche alors fixe l'objet et l'œil couvert exécute une excursion de 15° vers le bas. De telle sorte qu'il y a concomitance exacte entre les deux yeux : la déviation secondaire est exactement égale à la déviation primitive. Un autre fait qui démontre bien qu'on ne peut, dans ce cas, soupçonner une origine paralytique, c'est qu'isolément, avec l'un ou l'autre œil, la malade ne commettait pas d'erreurs d'orientation dans les diverses expériences.

A l'examen skiascopique, après atropinisation, nous trouvâmes une hypermétropie de 1,75 dioptries à chaque œil. Acuité visuelle normale.

Nous prescrivîmes la correction optique, en combinant

les verres sphériques avec des prismes à bases opposées :

o. d. Sphérique + 1,75 D. Prisme 2°. base supérieure
o. g. Sphérique + 1,75 D. Prisme 2° base inférieure

Avec ces verres, le torticolis est un peu moindre.

II. — Homme de trente-deux ans. Œil gauche avec strabisme vertical supérieur. En regardant en haut, l'œil gauche se place plus haut, et en regardant à l'extrême droite, l'œil gauche se dirige légèrement en dedans et franchement en haut, si la tête est tenue droite. Dans ces positions, il se manifeste de la diplopie. En regardant vers le bas, l'œil droit a une excursion plus grande que le gauche. Ce sujet présente un torticolis droit. L'insuffisance des mouvements d'élévation de l'œil droit et d'abaissement de l'œil gauche est congénitale.

Avec la tête droite, il n'y a pas de diplopie si l'on met à l'œil droit un prisme de 10° avec base supérieure, ou à l'œil gauche le même prisme inverti.

Skiascopie : aux deux yeux. Sph. + 1 D.; V = 1 aux deux yeux.

Prescription :

o. d. Sphér. + 1 D. Pr. 3° base supérieure
o. g. Sphér. + 1 D. Pr. 3° base inférieure.

III. — Femme de vingt-cinq ans. Œil gauche avec strabisme vertical supérieur, tête légèrement inclinée à droite. Quand elle redresse la tête, il se produit de la diplopie, et l'œil gauche dévie vers le haut et un peu en dehors. Skiascopie : œil droit, Cylindre + 0,75 D. 100° ;

œil gauche, Cylindre + 0,75 D. 80°. Acuité visuelle normale aux deux yeux.

Prescription :

o. d. Cyl. + 0,50 D. 100°. P. 3° base supérieure;
o. g. Cyl. + 0,50 D. 80° . Pr. 3° base inférieure.

Avec ces lunettes, la malade n'accuse pas de diplopie, quand elle regarde, la tête droite, dans une amplitude vertical depuis 20° en haut jusqu'à presque la limite inférieure ordinaire.

IV. — Garçon de treize ans. Œil gauche avec strabisme vertical supérieur. Tête inclinée sur l'épaule droite ; torticolis congénital d'origine oculaire. Quand on exclut l'œil droit de la vision, en obligeant le sujet à fixer avec l'œil gauche, en maintenant la tête verticale, l'œil droit se dirige en bas dans une proportion égale à celle de l'ascension de l'œil gauche, en parfaite concomitance.

Pour la lecture, il éprouve d'ordinaire de la difficulté ; il a la sensation que les caractères remuent.

Dans l'expérience de Maddox, la diplopie ne se produit pas dans le sens horizontal, mais elle se produit verticalement ; on la neutralise avec un prisme de 8° base inférieure à l'œil gauche, ou avec le même prisme base supérieure à l'œil droit.

Skiascopie : les deux yeux emmétropes. V : aux deux yeux = 1.

Prescription :

o.d. Prisme 2° base supér., o. g. Prisme 2° base inf.

V. — Petite fille de quatre ans, sœur de celle de l'observation I. En direction contraire de sa sœur, elle porte la tête sur l'épaule gauche avec une inclinaison plus exagérée, formant avec l'axe du tronc un angle d'environ 30°. Quand on lui fait mettre la tête droite, elle regarde avec l'œil gauche, en déviant l'œil droit vers le haut d'environ 20° sans aucune déviation latérale. Si l'on couvre l'œil gauche, en l'obligeant à fixer avec le droit directement devant elle, l'œil gauche se dirige vers le bas dans une excursion concomitante égale. Quand on la fait regarder exagérément en haut, l'œil gauche reste de 20° environ plus bas que l'autre, et quand on la fait regarder en bas, l'œil droit reste plus haut dans une égale proportion.

La skiascopie, avec atropine, révèle l'emmétropie dans les deux yeux. Nous prescrivons : o. d. Prisme 3° base inférieure, o. g. Prisme 3° base supérieure.

Les deux sœurs ont présenté le torticolis dès les premiers mois de leur naissance.

VI. — Femme de dix-huit ans, modiste, bien conformée, sans aucun précédent pathologique, il n'y a chez elle ni consanguinéité ni antécédents héréditaires.

La mère dit que, malgré de nombreuses corrections dans la première enfance, et des conseils plus tard, elle n'a jamais obtenu que sa fille tînt la tête droite. Elle l'a toujours portée inclinée sur l'épaule gauche, avec une légère rotation à droite. Quand elle met sa tête droite, elle est gênée par une vision double, et il se manifeste un strabisme vertical supérieur de 20° à l'œil droit. Si on lui fait fixer l'œil droit, en couvrant le gauche, pour vérifier la déviation secondaire, on observe un abaissement de l'œil gauche, complètement égal à la déviation primitive.

L'excursion temporale et nasale va jusqu'à 50° dans les deux yeux. L'excursion vers le haut est de 45° pour l'œil droit et de 30° pour l'œil gauche ; tandis que vers le bas elle est de 20° pour le droit et de 50° pour le gauche.

La réfraction mesurée avec la skiascopie, après instillation d'atropine, est :

o. d. Sphér. + 2,50 D. Cyl. + 0,50 D. 90°
o. g. Sphér. + 1,50 D. Cyl. + 0,50 D. 90°

L'acuité visuelle est normale aux deux yeux, et la vision binoculaire parfaite (sans correction, l'acuité visuelle est : o. d. = 0,4, o. g. = 0,8).

Nous pratiquâmes à l'œil droit la ténotomie du droit supérieur. Un mois après, la mesure de l'excursion de l'œil opéré manifestait une modification dans le champ vertical, consistant en un déplacement de 10° vers le bas ; soit une excursion supérieure de 35°, et une excursion inférieure de 30°.

Cette intervention fit disparaître complètement le torticolis, et la malade regardait directement en avant, avec la tête droite, sans diplopie.

VII. — Garçon de onze ans. Strabisme vertical supérieur de l'œil gauche. La déviation se fait surtout notable quand le sujet regarde horizontalement vers la gauche, et quand il regarde obliquement en haut et à gauche.

Tête inclinée sur l'épaule gauche, pour jouir de la vision binoculaire :

Réfraction emmétropique. Vision normale aux deux yeux.

L'excursion de l'œil gauche limitée vers le bas, et celle de l'œil droit diminuée en haut.

De cinq frères qu'ils sont, il est le seul ayant ce défaut. Il n'est pas fils de consanguins et n'a pas d'antécédents de strabisme.

VIII. — Homme de trente-sept ans. Strabisme vertical supérieur de l'œil gauche. Tête inclinée sur l'épaule gauche. L'excursion de l'œil gauche est limitée vers le bas et en dehors, et celle de l'œil droit pour les mouvements d'élévation.

Myopie de 1,50 dioptries, et vision normale aux deux yeux.

Nous pratiquâmes la ténotomie du droit supérieur, combinée avec l'avancement du droit inférieur, dans l'œil gauche. Nous constatâmes, en pratiquant la ténotomie du droit supérieur, l'existence de larges adhérences fibreuses sur la sclérotique, émanées de l'extrémité antérieure du muscle.

IX. — Homme de soixante-sept ans. Il porte la tête toujours inclinée sur l'épaule gauche depuis sa première enfance. Quand il met sa tête droite, un strabisme vertical inférieur de l'œil gauche se manifeste. Si on l'oblige à regarder avec l'œil gauche, alors le droit dévie vers le haut dans une proportion concomitante exactement égale.

Dans ce cas, le strabisme vertical est inférieur, mais il

appartient à la même variété que les précédents. La cause du sens différent de la déviation, est que le sujet se sert de l'œil droit de préférence quand il met la tête droite ; s'il employait l'œil gauche, le strabisme serait vertical supérieur, comme dans les cas précédents. Le sujet a une acuité visuelle plus grande dans l'œil droit (o. d. : V = 0,5 ; o. g. : V = 0,3) ; ainsi s'explique qu'il se serve de cet œil, malgré l'insuffisance de l'élévation de l'œil gauche, et l'abaissement de l'œil droit.

La réfraction est emmétropique aux deux yeux.

X. — Garçon de huit ans. Œil gauche : strabisme vertical inférieur, quand il regarde avec la tête droite. Inclinaison congénitale de la tête sur l'épaule gauche. Les mouvements d'excursion de l'œil gauche vers le haut sont très limités.

Aucune maladie ; il n'y a pas d'antécédents héréditaires ; mise au monde normale.

Ce cas est semblable au précédent.

XI. — Garçon de dix ans. Œil gauche : strabisme vertical inférieur. Insuffisance d'élévation de l'œil gauche et de l'abaissement de l'œil droit. Tête inclinée légèrement sur l'épaule gauche.

Il n'existait pas de caractères ophtalmoplégiques ; les mouvements des yeux étaient concomitants.

Skiascopie o. d. Sphér. — 1,25 D. Cyl. — 0,50 D. 90°, o. g. Sphér. — 3 D.

La vision, avec correction optique, normale aux deux yeux ; sans correction : o. d. = 0,9 ; o. g. = 0,6.

Nous pratiquâmes la ténotomie du muscle droit inférieur de l'œil gauche, obtenant ainsi la correction totale du défaut.

Nous ajoutons aux précédentes, les six histoires suivantes, bien que les observations n'en soient pas complètes.

XII. — Femme de dix-neuf ans. Œil gauche : strabisme vertical supérieur. Elle a la vision binoculaire. Skiascopie : o. d. Sphér. + 0,50 D., o. g. Sphér. + 4 D. ; Vision : o. d. = 1 ; o. g. = 0,9.

XIII. — Petite fille de sept ans. Œil gauche : strabisme vertical supérieur permanent de 10°. Skiascopie : aux deux yeux, Cyl. + 1 D. 90°. Vision aux deux yeux = 1.

Quand cette fille avait trois ans, le médecin de la famille fit noter à la mère l'existence du strabisme vertical, dont elle ne s'était jamais aperçue, et dont elle ignorait par conséquent la date de début.

XIV. — Homme de vingt-cinq ans. Œil gauche : strabisme vertical supérieur congénital. Avancement du muscle droit inférieur de l'œil gauche. Résultat complet.

XV. — Homme de vingt-huit ans. Œil gauche : strabisme vertical supérieur de 15°. Jusqu'à l'âge de douze ans, il ne présentait pas de strabisme manifeste ; un traumatisme provoqua une cataracte à l'œil gauche, consécutivement à quoi l'œil se plaça dans la direction qu'il présente actuellement, probablement dans la position anatomique de repos. La vision de l'œil droit, une hypermétropie de 1,25 D. une fois corrigée, est égale à l'unité physiologique. Avec l'œil gauche il voit la lumière dans toutes les directions.

XVI. — Femme de cinquante-sept ans. Nous vîmes cette femme à l'occasion d'une hémorragie maculaire à l'œil droit; elle présentait en outre au même œil un strabisme vertical inférieur. Elle nous dit qu'elle se servait uniquement de cet œil, car le gauche avait une vision très faible et était strabique vers le haut de naissance.

Il s'agissait, par conséquent, d'un strabisme vertical supérieur de l'œil gauche, qui avait remplacé les fonctions de l'œil droit actuellement abolies ; le strabisme de l'œil droit était donc secondaire, et datait du moment où s'était produite l'hémorragie, peu de jours avant.

Réfraction des deux yeux myopique de 5 dioptries. La vision de l'œil gauche réduite à un vingtième (amblyopie congénitale) ; à l'œil droit scotome central.

XVII. — Homme de vingt-trois ans. Œil gauche : strabisme vertical inférieur congénital. Nous vîmes ce malade pour une ulcération superficielle de la cornée droite, consécutive à un corps étranger. Nous constatâmes un strabisme vertical concomitant, et nous en laissâmes les annotations pour plus tard, mais le malade ne revint plus.

Considérations étiologiques et pathogéniques. — En définitive, ce sont là 17 cas de strabisme vertical, qui, à l'exception de l'observation XV, présentaient cette altération depuis la naissance. Ils correspondent à 10 hommes et à 7 femmes.

Le strabisme vertical s'est manifesté quatorze fois dans l'œil gauche, et seulement trois fois dans le droit.

Quant à la direction, douze étaient supérieurs et cinq inférieurs. Nous devons ici prévenir que 3 cas de strabisme (obs. IX, X et XVI) s'étaient manifestés en leur déviation secondaire verticale inférieure, dérivés de la meilleure acuïté visuelle dans l'œil dont l'appareil musculaire présentait des insuffisances dans le champ excursif inférieur. Les trois se présentaient avec strabisme vertical inférieur; le nombre réel des strabismes verticaux supérieurs, en y comprenant ces cas, serait par conséquent de 15, les cas verticaux inférieurs n'étant plus que 2 en réalité.

La prédominance exagérée du strabisme vertical à l'œil gauche est chose curieuse, ainsi que la direction vers le haut de la déviation directement verticale.

Les raisons de réfraction n'influent absolument pas sur cette classe de strabisme. Dans 14 cas, où l'état de la réfraction est indiquée, nous observons la présence de 4 emmétropes, 5 hypermétropes, 3 astigmatiques hypermétropiques et 2 myopes. On voit, par cette variété, que l'état de la réfraction ne peut avoir aucune action; elle ne présentait d'ailleurs de défauts prononcés dans aucun cas. Il n'y avait pas non plus d'altérations des milieux transparents, sauf la cataracte de l'observation XV.

L'acuité visuelle ne joue pas non plus, dans cette classe de strabisme, le rôle qu'elle joue dans les strabismes horizontaux. En effet, dans 11 cas l'acuité visuelle était normale aux deux yeux; elle n'était différente que dans 3 cas.

L'hérédité a sûrement quelque influence. Les observations I et V appartiennent à deux sœurs dont la mère eut, durant son enfance, un strabisme convergent fonctionnel ordinaire. Bien que, dans cet exemple, le strabisme de la mère n'appartienne pas à la catégorie de celui que présentaient les enfants, le fait que, dans les enfants, la déviation fût égale, dénote qu'une cause identique agissait chez tous deux, et il n'y a pas à la chercher ailleurs que dans les dispositions héréditaires.

Nous n'avons pas trouvé d'autres commémoratifs généraux; les antécédents recueillis n'accusent aucune maladie infectieuse; nous n'avons pas trouvé non plus d'antécédents névropatiques.

Malheureusement, nos observations ne fournissent que peu de renseignements sur les limites du champ d'excursion des yeux. Cependant, nous avons quelques mesures, surtout de l'excursion supérieure et inférieure, qui, si elles n'indiquent pas avec précision les chiffres en degrés, signalent au moins comparativement entre les deux yeux les différences excursives.

Les onze premières observations contiennent quelques renseignements sur les limites principales de l'excursion verticale dans les deux yeux. Huit cas (obs. I, II, III, IV, V, VI, VII et VIII) de strabisme supérieur, présentant à l'œil strabique une insuffisance dans la limite de l'excursion inférieure, par rapport à celle de l'œil fixateur. Trois cas de strabisme inférieur (obs. IX, X et XI) manifestaient cette insuffisance dans l'œil fixateur, l'œil strabique y présentant une moindre excursion vers le haut, contrairement aux cas de strabisme supérieur.

Aucune exception n'ayant été rencontrée dans les cas mesurés, on pourrait considérer que dans le total des 17 cas observés par nous, 12 supérieurs et 5 inférieurs, les premiers correspondraient à une diminution du champ excursif inférieur de l'œil strabique, concomitant avec une diminution du champ supérieur dans l'œil fixateur; les secondes, au contraire, à une excursion plus grande vers le bas dans l'œil strabique, et plus grande vers le haut dans l'œil fixateur.

En nous fondant uniquement sur les onze premières observations, où a été bien constatée une insuffisance inverse concomitante, avec une amplitude excursive approximativement égale dans le sens vertical aux deux yeux, nous pouvons déduire que la prédominance du strabisme vertical supérieur obéit à la plus grande satisfaction d'une nécessité physiologique, c'est-à-dire au choix de l'œil qui cause le moins de gêne dans l'accomplissement de la vision binoculaire dans le champ inférieur, infiniment plus utile que le supérieur, puisque, comme nous l'avons dit, dans le strabisme supérieur l'œil fixateur jouit d'un plus grand mouvement vers le bas.

Nous ne devons pas oublier que la manifestation du strabisme vertical a lieu quand la tête du sujet se trouve droite, et que, par conséquent, si nous mentionnons la vision binoculaire, c'est en tenant compte de ce que, chez ces sujets, les anomalies de l'appareil moteur sont compensées par une inclinaison de la tête, qui permet l'exercice de cette fonction, comme nous l'expliquerons plus loin.

La raison de la déviation inférieure, dans le strabisme vertical, se trouve dans l'acuité visuelle. Quand celle-ci est égale aux deux yeux, le strabisme est supérieur dans tous les cas; mais si l'acuité visuelle est différente, et que l'œil où elle est le plus faible soit celui dont la mobilité vers le bas est normale, le strabisme s'y produit, se déviant vers le bas, l'autre œil de moindre excursion inférieure l'entraînant par concomitance (obs. IX, X, XI, XVI et XVII).

Il nous reste à étudier les inclinaisons compensatrices de la tête, pour définir avec la plus grande clarté l'interprétation pathogénique du curieux tableau symptomatologique du strabisme vertical.

Le sens de l'inclinaison de la tête est spécifié dans les onze premières observations :

	Strab. supérieur	*Tête inclinée*	*Insuff. d'abaissement*	*Insuff. d'élévation*
I	Œil gauche	Epaule droite	Œil gauche	Œil droit
II	»	»	»	»
III	»	»	»	»
IV	»	»	»	»
V	Œil droit	Epaule gauche	Œil droit	Œil gauche
VI	»	»	»	»
VII	Œil gauche	»	Œil gauche	Œil droit
VIII	»	»	»	»
	Strab. inférieur			
IX	Œil gauche	Epaule gauche	Œil droit	Œil gauche
X	»	»	»	»
XI	»	»	»	»

Ce tableau indique 4 cas de strabisme vertical supérieur

de l'œil gauche avec inclinaison de la tête sur l'épaule droite, et 2 cas de même strabisme dans l'œil droit avec inclinaison de la tête sur la gauche. Soit 6 cas de strabisme vertical supérieur, où la tête est inclinée sur le côté opposé.

Deux cas de strabisme supérieur de l'œil gauche, ont présenté la tête inclinée sur l'épaule gauche.

Dans 3 cas de strabisme vertical inférieur de l'œil gauche, la tête était inclinée du même côté que l'œil strabique.

La règle générale est donc que, dans le strabisme vertical supérieur, la tête s'incline vers le côté opposé de celui de l'œil dévié ; dans le strabisme inférieur, l'inclinaison se manifeste du même côté que l'œil dévié.

Cette inclinaison de la tête est un symptôme qui accompagne toujours les strabismes verticaux, quand la vision est binoculaire. C'est précisément pour empêcher la diplopie que la tête s'incline, à l'effet de mettre les lignes de regard en parallélisme fonctionnel, ce qui neutralise les défauts de direction de ces lignes.

L'amplitude de la convergence et de la divergence a donné lieu à diverses études, tant d'une manière absolue que dans ses relations avec l'accommodation; mais, jusqu'à présent, on n'en a fait aucune sur l'amplitude verticale relative d'un œil avec l'autre. C'est à peine si quelques auteurs, tels que Graefe, Donders et Helmotz, indiquent que l'appareil musculaire des yeux peut neutraliser l'effet de prismes de certains degrés, mis la base en haut ou en bas. Il est indubitable qu'en beaucoup de cas, il n'existe pas un parfait accord anatomique dans la hauteur des axes oculaires : tout le monde connaît ce que nous appelons hyperphorie. Mais l'équilibre physiologique corrige de telle sorte les tendances des lignes de regard à se séparer dans le sens vertical, que nous ne pouvons les découvrir que par des moyens artificiels, par le cylindre de Maddox, entre autres, placé verticalement devant un œil, qui est le plus simple pour rendre manifestes ces altérations.

Tant que l'amplitude verticale relative sera suffisante, le strabisme vertical ne pourra avoir lieu ; mais si cette amplitude est insuffisante, le strabisme se manifestera, à moins que le sujet, pour se débarrasser de la diplopie, ne compense cette insuffisance par un mouvement de la tête qui place les axes en situation d'exercer la vision binoculaire.

Si nous mettons des prismes, avec la base inférieure, sur l'œil gauche, chez un sujet normal, il faudra, pour que la vision binoculaire ait lieu, que, l'œil droit fixant un point à l'horizon tout droit devant, l'œil gauche dirige son regard en haut, de manière à neutraliser l'action du prisme. Nous aurons alors une déviation verticale supérieure de l'œil gauche. Si la base du prisme était en haut, et qu'il fût mis devant l'œil droit, l'œil gauche se dirigeant librement sur le point de mire, le droit dévierait vers le bas, constituant une déviation verticale inférieure de l'œil droit.

Supposons que, dans ces expériences, la diplopie ne se produise pas, l'action des prismes pouvant être neutralisée par ce que nous appelons l'*amplitude verticale relative*. Si nous augmentons progressivement la valeur du prisme, nous arriverons forcément à un degré déterminé, qui marquera la limite de cette amplitude relative, et la diplopie se manifestera. Inutile de dire que, dans ces expériences, la tête devra être maintenue bien perpendiculaire au tronc.

Nous avons expérimenté sur 21 sujets, médecins et internes, qui s'y sont prêtés gracieusement. Les résultats obtenus ont été les suivants : chez 13 sujets, la limite maximum du degré prismatique supporté aux deux yeux, la tête maintenue verticale, a été de 4°, tant avec la base en haut qu'avec la base en bas. Deux sujets ne toléraient que 3° aux deux yeux, dans les directions prismatiques indiquées, et un seul neutralisait des prisme de 5°. Dans les 5 autres cas, le degré du prisme variait ainsi, pour certaines directions :

Chez trois sujets :

Œil droit		*Œil gauche*	
Base inférieure.......	5°	Base inférieure.......	4°
— supérieure	4°	— supérieure	5°

Chez un sujet :

Œil droit		*Œil gauche*	
Base inférieure.......	3°	Base inférieure.......	4°
— supérieure	4°	— supérieure	3°

Chez un autre sujet :

Œil droit		*Œil gauche*	
Base inférieure.......	2°	Base inférieure.......	3°
— supérieure	3°	— supérieure	2°

Il résulte de ces expériences :

1° Que la valeur prismatique angulaire de l'amplitude relative limite, oscille autour de 4 degrés;

2° Que, dans la plupart des cas, les limites de l'amplitude relative verticale supérieure et inférieure, ont la même valeur et sont égales aux deux yeux;

3° Qu'il existe une concomitance parfaite des limites entre l'excursion supérieure d'un œil et l'excursion inférieure de l'autre;

4° Que les limites d'élévation et d'abaissement d'un œil peuvent ne pas coïncider avec celles de l'autre œil, mais que l'amplitude excursive a toujours des dimensions égales aux deux yeux;

5° Qu'il n'existe pas de prédominance en faveur de l'œil droit ou du gauche, aucun d'eux ne s'élevant plus fréquemment que l'autre, dans la généralité des cas;

6° Que, dans les expériences exécutées, l'on a constaté que l'état de la réfraction n'a pas d'influence sur la plus ou moins grande amplitude verticale relative.

Quand on a atteint la limite maximum de maintien de la vision binoculaire, en tenant devant l'œil un prisme agissant verticalement, la plus petite augmentation de la valeur du prisme provoquera la diplopie chez le sujet placé dans les conditions de l'expérience. Mais s'il incline la tête, il pourra contrarier encore l'action de plusieurs degrés de plus, sans que la diplopie se produise.

Supposons un prisme à base supérieure devant l'œil gauche; les rayons lumineux réfractés par le prisme dévieront vers la base, de sorte que l'image rétinienne s'effectuera par-dessus la macula, et la sensation s'extériorisera vers le bas, comme il arrive dans les strabismes verticaux supérieurs. L'œil aurait sa ligne de regard trop haute par rapport à la direction des rayons, et serait obligé, par conséquent, de descendre, pour que l'image se dessinât sur la macula. Tant que la diplopie pourra être neutralisée par le changement de direction de l'œil, nous serons dans le champ de l'amplitude relative verticale, mais si nous augmentons le degré du prisme après être arrivé à la limite de l'amplitude, la diplopie ne pourra être neutralisée. Le sujet invité à mouvoir la tête, en l'inclinant sur l'une ou l'autre épaule, trouvera une position où il lui sera encore permis de voir simple l'objet fixé. Or, l'inclinaison qu'il choisira, dans l'exemple que nous étudions, sera sur l'épaule droite; comme cela se produirait s'il s'agissait d'une paralysie ou d'une insuffisance du muscle grand oblique de l'œil gauche, ou d'une augmentation de l'action du petit oblique du même œil.

L'inclinaison de la tête, dans la plupart de nos observations, a lieu vers le côté opposé à l'œil strabique supérieur, comme dans l'expérience indiquée. Quatre cas avec strabisme supérieur de l'œil gauche et tête inclinée sur l'épaule droite, et deux cas de même strabisme à l'œil droit avec inclinaison inverse correspondante de la tête. Nous devons donc considérer ces cas, ou comme insuffisance du muscle grand oblique correspondant à l'œil strabique, ou comme une exagération, pour des raisons anatomiques d'insertion anomale, pour développement plus grand, etc., du petit oblique correspondant à l'œil strabique.

Si le strabisme que manifeste un sujet, obéissait au besoin de regarder avec l'œil infirme, comme dans les cas des observations IX et X, l'inclinaison de la tête serait la même que si, chez ce sujet, régissait pour la meilleure fonction visuelle l'œil qui présente le strabisme primitif quand il tient sa tête droite. Dans ces deux observations, le strabisme était inférieur à l'œil gauche, et la tête inclinée sur l'épaule gauche ; elles appartiennent à des altérations des muscles obliques de l'œil droit. Nous pouvons donc considérer que la tête reste toujours inclinée dans le même sens, dans chaque cas, qu'il s'agisse d'un strabisme primitif à un œil, ou transporté en strabisme secondaire sur l'autre œil.

Ce qui arrive pour les strabismes supérieurs, où la tête peut être inclinée soit d'un côté soit de l'autre, arrive également pour les strabismes inférieurs. Mais dans tous les cas, nous le répétons, quelle que soit l'inclinaison de la tête, elle se maintient dans le même sens dans chaque cas, aussi bien dans le strabisme primitif que dans le secondaire.

En résumé, le strabisme vertical de l'œil gauche, avec la tête inclinée sur l'épaule droite, a lieu par une diminution de l'action du grand oblique ou une augmentation du petit oblique de l'œil gauche, ou vice-versa, et secondairement, par une augmentation dans l'action du grand oblique ou une diminution du petit oblique droit. Ces actions peuvent se combiner entre elles.

Le strabisme supérieur de l'œil gauche, avec inclinaison de la tête sur l'épaule gauche, comme dans les observations VII et VIII, peut se produire, soit par une diminution du droit inférieur ou par une augmentation du droit supérieur de l'œil gauche, ou secondairement par une action inverse des mêmes muscles de l'œil droit.

Quant au strabisme inférieur de l'œil gauche, avec la tête inclinée à gauche, il est causé par une diminution du petit oblique ou une augmentation du grand oblique gauche, ou secondairement, par une action inverse des mêmes muscles de l'œil droit.

Dans le strabisme inférieur de l'œil gauche, la tête inclinée sur l'épaule droite obéit à une diminution du droit supérieur ou à une augmentation du droit inférieur gauche, ou secondairement, à une action inverse des mêmes muscles de l'autre œil.

Le tableau schématique suivant indique pour le strabisme primitif et pour le secondaire de l'œil gauche, l'inclinaison de la tête, en même temps que les altérations fonctionnelles des muscles.

STRABISME VERTICAL SUPÉRIEUR DE L'ŒIL GAUCHE				
INCLINAISON DE LA TÊTE	ALTÉRATIONS MUSCULAIRES			
	ŒIL GAUCHE caus. d. strab. gauch. prim.		ŒIL DROIT cause du strab. gauch. sec.	
	Action diminuée	Action augmentée	Action diminuée	Action augmentée
Epaule droite . . . » gauche . .	Gd oblique Droit inf.	Petit oblique Droit sup.	Petit oblique Droit sup.	Gd oblique Droit inf.
STRABISME VERTICAL INFÉRIEUR DE L'ŒIL GAUCHE				
Epaule droite. . . » gauche . .	Droit sup. Petit oblique	Droit inf. Gd oblique	Droit. inf. Gd oblique	Droit sup. Petit oblique

L'inclinaison de la tête a pour objet de compenser une

insuffisance des muscles moteurs du globe oculaire, afin de conserver la vision binoculaire. L'action des muscles élévateurs, comme celle des abaisseurs, ont en outre une action latérale et une action rotatoire sur le méridien vertical, qui s'opposent et se neutralisent mutuellement. Mais, au cas où l'un d'eux se troublerait dans ses fonctions, ce sont surtout, les actions accessoires à la verticale qui régiraient l'inclinaison de la tête. Ainsi s'explique, par exemple, que le droit inférieur et le grand oblique, tous deux abaisseurs, et dont l'impuissance oblige à baisser la tête, provoquent une inclinaison différente de la tête : sur l'épaule contraire à l'œil strabique les insuffisances du grand oblique, et sur le côté de l'œil estrabique les insuffisances du droit inférieur. Si la tête tournait du côté de l'impuissance latérale, afin de suppléer la légère insuffisance d'abduction des obliques, ou d'adduction des droits verticaux, la diplopie verticale augmenterait, parce que l'œil viendrait se placer justement dans la position où ces muscles agissent principalement dans le sens vertical, amplifiant ainsi l'insuffisance, et précisément dans le champ vertical, beaucoup plus incommode que dans l'horizontal. Cette inclinaison de la tête compense, en même temps, la direction du méridien vertical déséquilibré : ainsi, l'insuffisance du grand oblique, rotateur du méridien vertical en dedans, laissera au droit inférieur son action totale rotatoire en dehors du méridien vertical; il faudra donc, pour corriger l'obliquité résultante, incliner la tête en sens contraire, c'est-à-dire sur l'épaule opposée.

En résumé, de la plupart des cas publiés, et de la

quasi-totalité de ceux que nous avons observés, l'inclinaison de la tête dans les strabismes supérieurs a lieu du côté contraire à l'œil strabique, et dans les strabismes inférieurs, elle a lieu du même côté ; ainsi que cela se produit cliniquement dans les paralysies du grand oblique et du petit oblique, respectivement. Nous rappellerons ici ce que nous avons déjà dit plus haut, que trois cas, au moins, des cinq avec strabisme inférieur, correspondent à la déviation secondaire, et par conséquent au grand groupe de ceux causés par altération du muscle grand oblique. De sorte que la presque totalité des cas obéit à une perturbation de la fonction du *grand oblique*, et, en leur grande majorité, du *côté gauche*.

Quelle est la nature de l'altération de ce muscle, le plus compliqué anatomiquement des moteurs de l'œil, il n'est pas possible de la discuter *a priori ;* une série d'autopsies serait nécessaire pour connaître l'essence de telles anomalies congénitales.

En appliquant, par analogie, les idées de Parinaud sur les centres cérébraux de convergence, le professeur Lapersonne (1) juge que, l'origine de ces incoordinations congénitales dans les mouvements verticaux devra être cherchée dans une perturbation du développement des centres et des voies d'associations des mouvements des yeux.

Quelques auteurs, entre autres Fuchs, Landolt, Panas, soupçonnent que les strabismes verticaux sont consécutifs à d'anciennes paralysies guéries des muscles éléva-

(1) Lapersonne. — Torticolis oculaire et strabisme sursumvergent. — Arch. d'Ophtalm. 1905, p. 590.

teurs ou abaisseurs, avec contracture des antagonistes.

Il nous semble, jusqu'à un certain point, que c'est là s'aventurer à une étiologie problématique ; nous ne nions cependant pas la possibilité du fait dans certains cas. De toutes manières, cela n'expliquerait pas pourquoi le muscle affecté est presque constamment, comme nous l'avons démontré, le muscle grand oblique gauche. Nous ne voyons donc aucune raison pour admettre, au moins dans la plupart des cas, une perturbation limitée à un seul muscle, soit que nous adhérions aux théories de centres hypothétiques, ou à l'existence antérieure d'une paralysie.

Nous pensons que l'origine des strabismes verticaux dérive d'une anomalie congénitale anatomique, qui a lieu très fréquemment sur le même muscle, le grand oblique gauche, et exceptionnellement sur d'autres muscles. Nous ne trouvons pas d'explication à ce fait, et nous n'essaierons pas d'en inventer ; — il y a tant d'autres anomalies qui se répètent toujours égales, et qui n'ont pas d'explication suffisante.

Formes atypiques du strabisme vertical. — Outre le strabisme vertical pur, dont nous venons de nous occuper, où la déviation persiste égale dans toutes les directions du regard, tant que le patient garde la tête droite, nous avons rencontré d'autres cas où les déviations en hauteur se manifestaient dans certaines positions du regard, et le degré de la déviation ne se maintenait pas constant comme dans les cas précédents.

Il va de soi que nous n'incluons pas dans le groupe

des verticaux les strabismes convergents ou divergents qui, de temps à autre, s'accompagnent de déviation en hauteur. Les manifestations strabiques verticales dont nous parlons, se produisent quand le regard est dirigé dans une direction déterminée et constante.

Voici trois exemples de cette curieuse variété :

I. — Petite fille de cinq ans. Quand elle regarde directement devant elle, les lignes de regard sont en parallélisme, et la convergence sur la ligne médiane s'exécute normalement. Il ne se produit pas de déviation quand elle regarde directement en haut ou en bas, non plus que dans toute l'extension du champ gauche. C'est seulement quand elle regarde à droite, que l'œil gauche dévie du point de fixation vers le haut et très légèrement en dedans, la cornée arrivant à disparaître presque totalement sous la paupière supérieure.

Réfraction emmétropique, avec une bonne acuité visuelle ; nul antécédent pathologique ni héréditaire. Les parents ont noté le strabisme peu de temps après la naissance.

II. — Femme de vingt-trois ans. Chaque fois qu'elle dirige son regard en haut et à droite, l'œil gauche souffre une déviation supérieure et interne, s'accompagnant de diplopie. Sauf dans cette direction, elle peut regarder dans toutes les autres, sans que se manifeste de strabisme ni, par conséquent, de diplopie.

Réfraction emmétropique et acuité visuelle normale aux deux yeux.

L'excursion des yeux, mesurée au périmètre, ne présente rien qui soit digne de mention ; elle va jusqu'aux limites ordinaires.

Cette femme ignore si son défaut est congénital ; mais, elle dit qu'elle n'a pas souvenir d'avoir jamais joui d'une vision sans diplopie, dans le sens indiqué.

Aucun antécédent pathologique ni héréditaire.

III. — Petite fille de sept ans. Dans la position primaire, elle ne présente pas de strabisme, non plus que lorsqu'elle regarde directement en haut. Mais, quand elle regarde directement en bas, un des deux yeux (alterne) converge sans déviation en hauteur.

Quand, partant de la position primaire, on lui fait regarder un objet placé à droite ou à gauche, soit sur l'horizon, soit obliquement en bas ou en haut, elle fixe seulement avec l'œil correspondant le côté où est placé l'objet, tandis que l'autre œil se dirige en haut et en dedans. Toujours l'œil en adduction reste plus haut que celui en abduction, tant dans les mouvements horizontaux, que dans les obliques supérieurs et inférieurs, à droite et à gauche.

La mère a noté ce défaut de très bonne heure, elle dit qu'il est de naissance. Il n'y a aucun antécédent pathologique ni héréditaire.

La réfraction, mesurée par la skiascopie, est : o. d. Sphér. + 2 D. Cyl. + 1 D. 90° ; o. g. Sphér. + 3 D.

Acuité visuelle normale aux deux yeux.

Ces trois cas, bien que non accompagnés d'une inclinaison compensatrice de la tête, qui ne leur est pas nécessaire dans la position primaire, nous n'en jugeons pas les caractères assez marqués pour en faire une catégorie à part. Il est vrai, cependant, qu'ils n'encadrent pas leur symptomatologie plus variable avec la quasi-constante des strabismes verticaux, et qu'ils s'adapteraient peut-être plus facilement à l'étiologie, préférée par quelques auteurs, d'une origine paralytique. Dans ces 3 cas, l'excursion de chaque œil arrivait à ses limites normales, du moins dans l'observation II; pour les deux autres, nous l'avons calculée en observant que les yeux arrivaient approximativement à ces limites, l'âge de ces petites malades ne se prêtant pas à une mesure périmétrique. En outre, dans aucun de ces cas, l'œil qui accusait la déviation ne restait en arrière dans les mouvements excursifs, comme cela a lieu dans les strabismes paralytiques ; bien au contraire, il manifestait un excès d'excursion quand il se dirigeait dans le sens du strabisme. Cette particularité nous fait soupçonner une altération purement musculaire, non dans l'œil qui dévie, mais dans l'œil fixateur. Le strabisme serait donc secondaire, et obéirait à une influence nerveuse qui, dans le muscle altéré, s'épuiserait par impuissance provoquée pour de mauvaises conformations anatomiques, dont nous n'entreprendrons pas la discussion, et que seule une étude spéciale de chaque cas particulier, avec l'autopsie correspondante, permettrait d'élucider.

Traitement. — En 1855, Graefe signala que le strabisme vertical s'accompagnait d'inclination de la tête. Malgré cela, on a bien souvent méconnu l'origine oculaire de torticolis, qu'on a traités en conséquence par des appareils et des ténotomies de l'externe cléïdo-mastoïdien.

Aux malades qui n'admettent pas le traitement chirurgical, nous conseillons l'usage permanent de prismes simples ou combinés avec des verres correcteurs des défauts de réfraction, s'il en existe.

Nous sommes intervenus chirurgicalement chez quatre sujets, avec un résultat excellent. En voici le détail et les explications :

(Obs. VII). Ténotomie du muscle droit supérieur de l'œil droit. Le strabisme était supérieur dans cet œil. Il y avait insuffisance d'élévation de l'œil gauche, en même temps que l'œil droit avait une insuffisance pour se diriger en bas. L'œil droit se trouvait, par conséquent, dans de pires conditions musculaires que l'œil gauche pour les principaux besoins, c'est-à-dire pour la vision du champ inférieur. A l'effet de diminuer la limite supérieure de l'excursion de l'œil droit, et d'augmenter la limite inférieure, nous pratiquâmes la ténotomie du muscle droit supérieur de l'œil droit; cet œil déplaça son excursion vers le bas, et le torticolis disparut en même temps.

(Obs. XI). Ténotomie du muscle droit inférieur de l'œil gauche. Ce cas présentait un strabisme vertical inférieur de l'œil gauche. Avec les lunettes il avait une vision normale aux deux yeux ; mais avant qu'il ne les portât, l'œil qui présentait les meilleures conditions optiques était l'œil droit, qui, pour cette raison, était l'œil fixateur, contrairement à la règle générale de fixer avec l'œil qui jouit de la plus grande mobilité dans le champ inférieur. L'œil gauche présentait par conséquent un strabisme inférieur, analogue à ce que nous considérons comme une déviation secondaire.

Nous pratiquâmes, dans ce cas, l'opération en intervenant sur le droit inférieur gauche; nous augmentâmes ainsi l'excursion vers le ciel sans porter aucun préjudice aux mouvements inférieurs régis par l'œil droit, déjà adapté à la vie ordinaire du sujet.

(Obs. VIII). Ténotomie du droit supérieur et avancement du droit inférieur sur l'œil gauche avec strabisme vertical supérieur.

Dans ce cas, l'œil droit jouissait d'une parfaite mobilité vers le bas, mais non le gauche, dont l'excursion inférieure se trouvait aussi diminuée dans cette direction, qu'exagérée inutilement vers le haut. On conçoit, sans plus d'explications, que l'intervention ait donné les plus heureux résultats, et fait disparaître complètement le torticolis.

(Obs. XIV). Avancement du droit inférieur dans l'œil gauche affecté de strabisme vertical supérieur.

Dans ce cas, il existait une insuffisance dans les mouvements d'élévation de l'œil fixateur, et une bonne excursion vers le bas, tandis que l'œil strabique présentait, comme dans le cas précédent, son excursion inférieure diminuée. On s'explique donc facilement que l'avancement du droit inférieur sur l'œil strabique, lui faisant augmenter la limite de son excursion vers le bas, réussit à harmoniser le jeu musculaire des yeux, en les équilibrant plus physiologiquement avec la position normale de la tête.

Ces quatre cas, où l'intervention a eu lieu dans l'œil le plus haut ou dans le plus bas, avec des procédés opératoires différents, sont d'un grand enseignement ; ils démontrent, en effet, qu'à condition de ne pas porter préjudice aux mouvements d'abaissement de l'œil fixateur, on peut choisir, pour la manière d'intervenir, l'un quelconque des procédés couramment employés.

CHAPITRE VII

Strabisme anomal musculaire congénital.

Il existe une variété curieuse de strabisme, qui ne présente pas les caractères de concomitance, et qui se caractérise par un manque ou une limitation exagérée des mouvements d'abduction, et très souvent des mouvements d'adduction en même temps. On peut, en outre, observer dans ces cas, un mouvement de recul du globe, accompagné d'une diminution de la fente palpébrale, proportionnée à l'enfoncement du bulbe, pendant les efforts d'adduction dans la généralité des cas, et rarement dans l'abduction.

Cette variété de strabisme est toujours congénitale, et en général monoculaire, avec plus de fréquence dans l'œil gauche selon Bietti (1), qui, dans une étude à ce sujet, en a recueilli 31 cas dans la littérature ophtalmologique :

(1) A. Bietti. — Sui movimenti di retrazione dell'occhio. Annali di Ottalmologia, XXXII, p. 264.

23 de l'œil gauche, 5 du droit, et seulement 3 des deux yeux, en incluant dans ces derniers un cas observé par lui.

Ces anomalies existent quelquefois sans que rigoureusement les accompagne une déviation permanente. Dans les cas observés, presque tous avaient les yeux dans leur première position ; dans quelques-uns il y avait une légère divergence, et plus rarement encore un strabisme convergent.

Nous avons eu l'occasion d'en observer 5 cas : 2 monoculaires, l'un et l'autre de l'œil gauche, et 3 binoculaires.

I. — Le premier cas correspond à un enfant de trois ans, que nous avons examiné en 1890. Il présentait à l'œil droit un strabisme convergent 20°, congénital. Réfraction aux deux yeux : astigmatisme hypermétropique composé (o. d. : Sphér. + 1.50 D. Cyl. + 2 D. 90° ; o. g. Sphér. + 2 D. Cyl. + 1,50 D. 90°). Acuité visuelle : o. d. = 1 ; o. g. = deux tiers. L'œil gauche présentait une énophtalmie permanente, et la fente palpébrale était diminuée dans son diamètre vertical.

En faisant regarder au sujet vers la droite, de manière à provoquer la plus forte adduction dans l'œil gauche, l'énophtalmie augmentait au fur et à mesure que le sujet regardait à son extrême droite. En même temps, l'ouverture palpébrale diminuait. L'excursion externe de cet œil allait seulement jusqu'au centre de l'ouverture palpébrale, correspondant au zéro périmétrique.

Vingt ans après, nous avons examiné de nouveau ce sujet. Le strabisme avait disparu. La position des yeux, quand il regardait droit devant lui, manifestait les lignes de regard en parallélisme. S'il dirigeait le regard à droite ou à gauche, il se produisait de la diplopie : croisée dans le premier cas, et homonyme dans le second.

L'œil gauche, en première position, présentait de

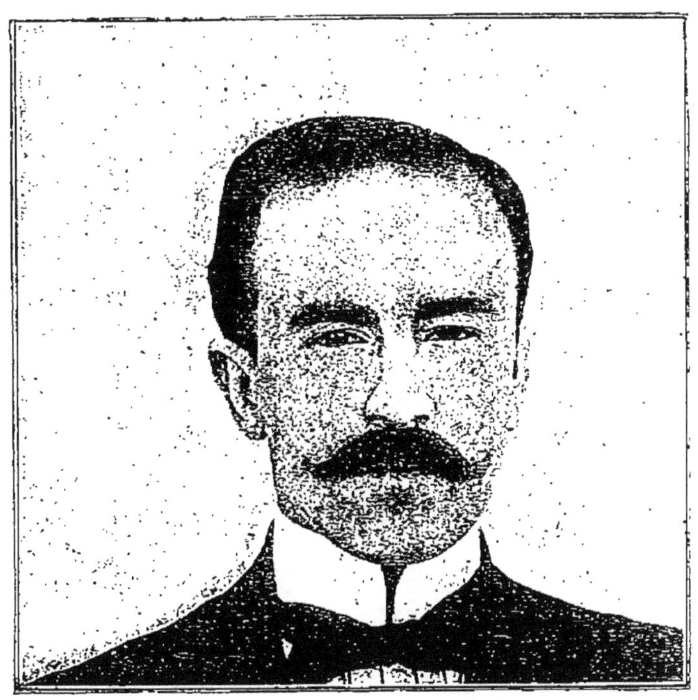

Fig. 1.

l'énophtalmie ; la fente palpébrale dans son diamètre vertical mesurait 7 millimètres, tandis que celle de l'œil droit était de 9 millimètres (Fig. 1). L'ouverture palpébrale de l'œil gauche diminuait jusqu'à 3 millimètres, quand l'œil se dirigeait en adduction forcée (fig. 2). Dans l'abduction, c'est-à-dire quand l'œil droit fixait exagérément à gauche, la fente palpébrale augmentait au point d'égaler les 9 milimètres de l'œil normal (Fig. 3).

L'on observait, en même temps, que les mouvements d'adduction et d'abduction s'accompagnaient d'une translation du globe oculaire : dans l'adduction le globe s'enfonçait de 5 millimètres dans l'orbite ; et dans l'abduction il avançait d'un millimètre.

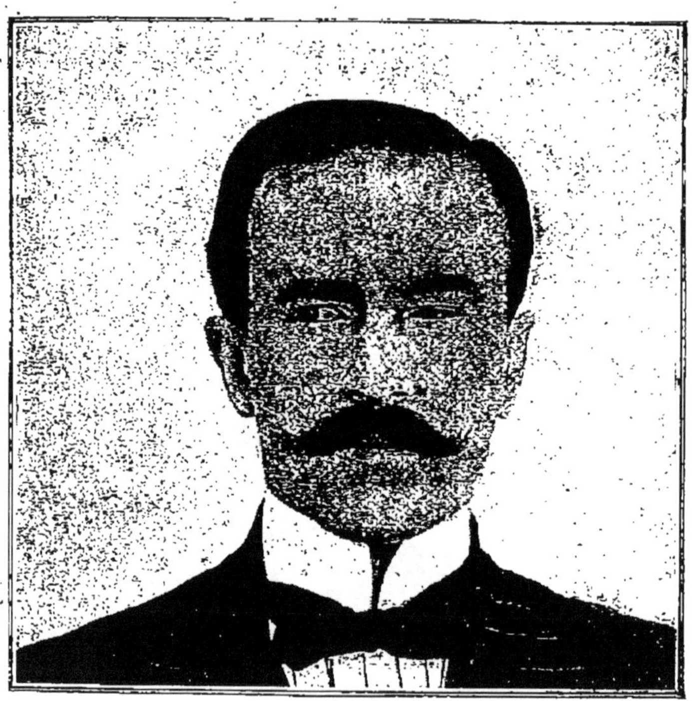

Fig. 2.

Le champ excursif horizontal du regard allait à 5° en dehors et à 10° en dedans, les limites, supérieure et inférieure, de l'amplitude verticale étant normale (Fig. 4). Les mouvements passifs, c'est-à-dire ceux résultant de tractions sur le globe au moyen de pinces à fixer, ne se provoquaient pas au delà du mouvement indiqué dans l'excursion horizontale.

A l'œil droit, l'excursion était : en dedans 40°, en dehors 50°, en haut 30°, en bas 50°.

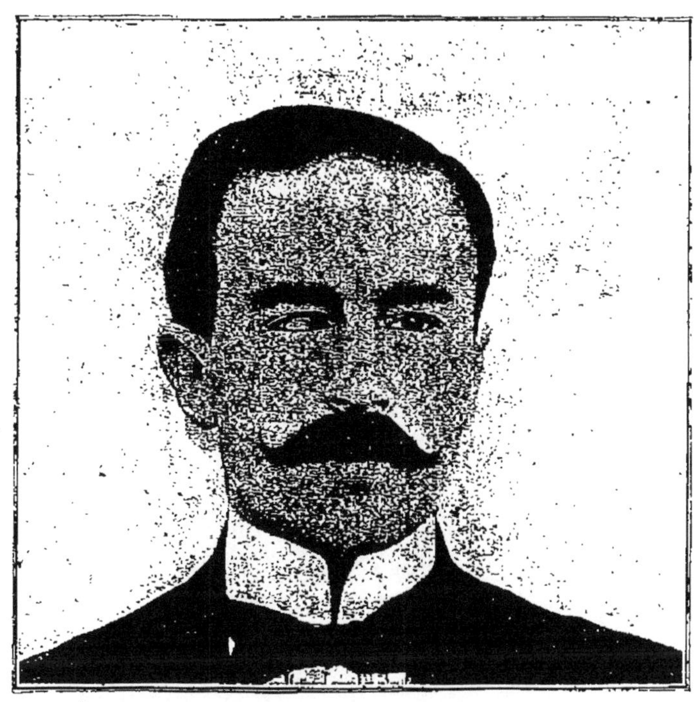

Fig. 3.

Réfraction :

o. d. Sphér. + 1 D. Cyl. + 3 D. 90°.
o. g. Sphér. + 1,50 D. Cyl. + 1.50 D. 90°.

Acuité visuelle : o. d. = 1 ; o. g. = $\frac{2}{3}$ (= 1 difficilement).

Les diverses attitudes des mouvements oculaires peuvent s'observer dans les photographies ci-jointes, ainsi que les particularités énophtalmiques et les changements de dimension de la fente palpébrale que nous avons décrits.

Dernièrement, ce jeune homme, qui vient de terminer ses études de médecine, s'est prêté à une intervention chirurgicale, dans l'espoir de remédier à son défaut.

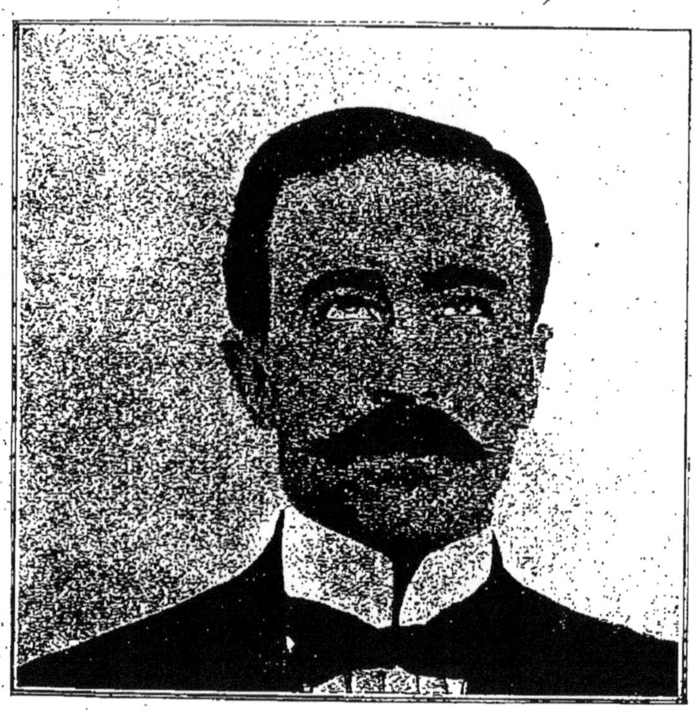

Fig. 4.

Considérant l'amplitude si réduite du champ horizontal, ainsi que celle des mouvements passifs, nous supposâmes que l'anomalie musculaire se trouvait des deux côtés : dans le droit interne et dans le droit externe. Nous procédâmes d'abord sur le côté interne. Nous ne trouvâmes aucune bride fibreuse qui, du tendon se dirigeât vers la paroi orbitaire, dans les différentes tentatives que nous fîmes avec une très grande prudence pour ne pas amener de débridements qui pussent causer quelque préjudice. En conséquence, nous résolûmes de pratiquer la ténotomie du droit interne. L'insertion du muscle se trouvait à sa place normale et était assez large. Les tractions exercées au moyen du crochet donnaient la sensation d'un

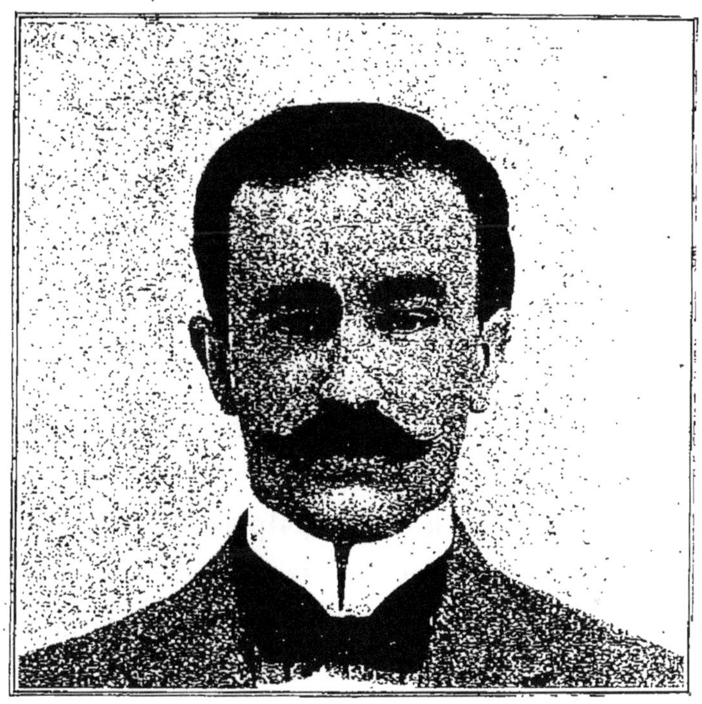

Fig. 5.

organe inextensible ; le sommet de la cornée ne dépassait pas la ligne médiane palpébrale. Le muscle une fois incisé, il ne se produisit la moindre divergence, nous constatâmes seulement une légère diminution de l'énophtalmie dans les efforts d'adduction. L'excursion n'augmenta pas ; au contraire, elle parut diminuer en relation de la moindre énophtalmie, qui était, peut-on dire, la simulatrice de l'adduction.

Nous nous dirigeâmes ensuite vers le côté externe ; nous cherchâmes inutilement la bride fibreuse que nous soupçonnions étendue du tendon du droit externe à la paroi orbitaire correspondante. Nous pratiquâmes la ténotomie du droit externe. Les tractions exécutées avec le crochet ne provoquèrent pas non plus de mouvements passifs internes.

Le globe oculaire, après la ténotomie du droit interne et du droit externe, conserva la position primaire, l'énophtalmie existant dans cette position avant les interventions, étant presque corrigée. Les mouvements excursifs latéraux, après ces opérations, ne présentèrent aucun changement, ainsi que non plus les mouvements d'énophtalmie et d'exophtalmie correspondant à l'adduction et à l'abduction. Les mouvements en haut et en bas ne se modifièrent point. La fente palpébrale, dans les efforts d'adduction de l'œil gauche, se réduisait dans les mêmes proportions qu'avant les interventions chirurgicales.

En définitive, les opérations pratiquées ont provoqué seulement une diminution de l'énophtalmie correspondant à la position primaire, et conséquemment une plus grande ouverture palpébrale, qui arrive presque à être égale à celle de l'œil normal, comme la figure 5 le confirme. Ce résultat a pleinement satisfait les préoccupations esthétiques du sujet.

II. — Femme de vingt-cinq ans. Strabisme convergent congénital de l'œil gauche. L'excursion abductrice de cet œil allait jusqu'au centre, c'est-à-dire jusqu'au zéro périmétrique ; elle n'allait pas plus loin, quels que fussent les efforts de la malade. Il n'était pas possible non plus de mener l'œil, avec une pince à fixer, plus loin que ce point. L'action du droit interne menait l'œil en dedans sans atteindre la limite ordinaire, et s'accompagnait d'énophtalmie. Réfraction de l'œil droit emmétropique ; à l'œil gauche astigmatisme myopique simple de 2,50 dioptries, en 0°. Acuité visuelle : o. d. = 1, o. g. = 0,3. Aucun antécédent héréditaire ni pathologique acquis.

La tête en rotation permanente vers la gauche pour se délivrer de la diplopie, qui survenait chaque fois que le malade essayait de regarder directement en avant avec la tête droite.

Nous pratiquâmes la ténotomie du muscle droit interne dans l'œil gauche. Le muscle paraissait puissant et présentait une large insertion ; il ne cédait pas à de fortes tractions exercées avec le crochet, comme s'il existait une bride fibreuse qui liât le globe à la paroi orbitaire correspondante.

Moyennant cette intervention, l'œil gagna en excursion externe, et le torticolis compensateur de l'anomalie musculaire disparut complètement.

III. — Garçon de cinq ans. Strabisme convergent congénital aux deux yeux. Réfraction hypermétropique de 2 dioptries aux deux yeux. Les mouvements d'abduction, dans les plus grands efforts, n'arrivaient pas à porter la cornée au centre de la fente palpébrale ; les mouvements d'adduction étaient aussi notablement diminués. Dans un œil comme dans l'autre, l'on observait des mouvements nystagmiques aux limites d'abduction et d'adduction.

Nous pratiquâmes la ténotomie interne dans les deux yeux. Le résultat fut complet ; le strabisme disparut, et le plus curieux est que les mouvements en dehors arrivèrent à la limite normale, avec disparition du nystagmus.

Avant de procéder à l'opération, nous avions essayé vainement d'amener les yeux dans la direction opposée au strabisme, par d'énergiques tractions avec la pince à fixer.

IV. — Garçon de deux ans et demi. Strabisme convergent binoculaire congénital. La réfraction mesurée objectivement, après atropinisation, était : o. d. Sphér. + 4,50 D.; o. g. Sphér. + 3,50 D. Cyl. + 2 D. 90°. L'excursion des deux yeux extraordinairement diminuée en dehors. On n'a pu constater des mouvements passifs, au moyen de tractions sur le globe, au delà de la limite centrale, dans aucun des deux yeux. Nous avons noté aux deux yeux une énophtalmie accompagnant les mouvements oculaires internes.

L'enfant regarde de préférence avec l'œil droit, en tournant fortement la tête du même côté ; il présente constamment cet aspect de torticolis à droite.

Les parents constatèrent le strabisme peu de jours après la naissance.

V. — Garçon de douze ans, sans aucun antécédent héréditaire ni acquis, aspect d'excellente santé, et bien constitué.

Il présente aux deux yeux un strabisme congénital

convergent. Les mouvements excursifs des globes sont très limités en tous sens ; dans l'horizontal à peine si l'amplitude atteint 10° ; dans le vertical elle oscille entre 35° et 40°. Quant le sujet essaie de regarder à droite, l'œil gauche s'enfonce dans l'orbite, et la fente palpébrale diminue conjointement, à cause du manque de soutien, en suivant le mouvement énophtalmique de l'œil. Egal phénomène se produit pour l'œil droit, quand le sujet regarde du côté opposé à cet œil. L'enfoncement du globe oculaire a lieu, comme si l'action adductrice des droits internes s'était transformée en celle d'un muscle rétroacteur.

Nous essayâmes de mouvoir passivement les yeux en imprimant des tractions avec les pinces, sans obtenir une excursion appréciable vers les tempes.

Nous pratiquâmes la ténotomie du droit interne aux deux yeux : le résultat fut complet. Les yeux se placèrent en parallélisme, et l'arc d'excursion horizontal arriva pour chaque œil à une amplitude d'environ 60 degrés.

A l'un des yeux, la sclérotique fut perforée, immédiatement au-dessous du point d'insertion du muscle, avec la pointe du crochet. Nous montrions, aux étudiants qui suivaient l'opération, la grande résistance qui s'opposait à la traction énergique que nous exercions exprès avec le crochet, pour démontrer que le strabisme ne répondait à une paralysie, quand nous fûmes surpris par cet accident. Le tendon coupé, nous examinâmes l'endroit de la perforation, et nous vîmes que la sclérotique très amincie sur ce point y présentait une coloration bleuâtre. L'accident, heureusement, n'eut pas de conséquences.

Nous constatâmes la même coloration bleuâtre à la sclérotique de l'autre œil, immédiatement derrière l'emplacement de l'insertion du tendon.

Il semble que l'hérédité ait ici une certaine influence; Henck (1) rapporte avoir observé ces anomalies chez quatre membres d'une même famille, la mère et trois fils. Turk (2) a observé une jeune fille dont le père présentait une pareille altération dans les mouvements oculaires.

Le nombre des cas publiés corrobore l'existence d'une variété de strabisme congénital, occasionnée probablement par la présence anomale d'un ligament rigide, qui, étendu de la paroi orbitaire, au niveau plus ou moins de l'insertion tendineuse des muscles droits au globe oculaire, fixe l'œil en empêchant ses mouvements, surtout ceux correspondant aux muscles antagonistes, lesquels peuvent être normalement constitués. L'existence de ce ligament paraît avoir été constatée par Axenfeld, dans un cas d'absence congénitale des mouvements d'abduction. Bietti prétend que, dans quelques cas, ce ligament doit se trouver des deux côtés, interne et externe, d'un œil.

Un fait constant est le manque des mouvements d'abduction. Il n'est pas dû à la paralysie du droit externe, car les tractions avec des pinces ne sont pas capables de provoquer de mouvements abducteurs.

Ce ligament interne peut occasionner la rétroaction du

(1) Henck. — Klin. Monatsbl. f. Augenh., 1879.

(2) Türk. — Ueber Retractionsbewegungen der Augen. Deutsche medizin. Wochenschrift, 1896.

globe sous la contraction du muscle du côté opposé. Le globe ne pouvant tourner autour de son point de rotation normal, retenu qu'il est par le ligament anomal, se trouve obligé de tourner autour du point de fixation, ou, du moins, très près de ce point, et la résultante forcée en est un mouvement énophtalmique. Türk a fait une série d'expériences pour démontrer que l'énophtalmie est provoquée par une fixation du globe à la partie antérieure : il fixait avec des pinces la partie antérieure d'un œil normal à un de ses côtés, et il observait qu'une rétraction du globe se produisait quand le muscle antagoniste se contractait énergiquement.

Il est possible, selon Türk, que d'autres causes existent avec différents mécanismes, capables de provoquer le strabisme avec cette énophtalmie, par exemple, par un droit interne puissant, inséré très en arrière du globe. On s'expliquerait ainsi que le muscle, outre son action ordinaire, possédât une certaine influence rétroactive, se rapprochant de celle du muscle coanoïde de certains animaux.

L'énophtalmos dans la position primaire, comme dans le cas de notre observation I, a été signalé par Wolff (1) et par Evans (2). Le premier l'explique par une plus grande tonicité du droit interne, accompagnée de relâchement du droit externe. Evans le considère comme le résultat d'un droit externe et d'un droit interne plus courts que la normale.

(1) Wolff. — Arch. f. Augenheilk., XLIV.

(2) G. Evans. — Congenital defect of abduction associated with retraction of the eyeball in adduction. Opht. Review, XXII, Jan. 1903.

Ces auteurs expliquent le léger exophtalmos et la plus grande ouverture palpébrale, que nous avons aussi observés nous-même dans le cas I, par un complet relâchement du droit interne sous l'impulsion de l'abduction.

L'amincissement de la sclérotique a été observée par plusieurs chirurgiens. Un cas semblable au nôtre fut opéré à la clinique de Fribourg par le Professeur Axenfeld : il présentait un strabisme interne aux deux yeux, mais il était affecté de microphtalmie. On trouva la sclérotique amincie au-dessous de l'insertion des muscles ténotomisés.

Le même auteur cite un cas de perforation, durant la ténotomie du droit inférieur, chez un sujet qui présentait une déviation vers le bas et une ptose bilatérale.

Il semble que cet amincissement sclérotical accompagne fréquemment les strabismes congénitaux. Schöeller (1) a appelé l'attention sur ce point ; il rapporte que dans 8 cas de strabisme congénital opérés par lui, il observa trois fois la perforation de la sclérotique durant la ténotomie ou l'avancement, et, pour bien montrer que l'accident ne fut pas dû à une maladresse ou à un défaut de technique, il fait noter que, sur un total de plus de deux mille opérations de strabismes ordinaires, un tel accident ne lui arriva que dans ces trois cas.

Enfin, on peut rencontrer des strabismes congénitaux qui répondent à d'autres motifs, différents de ceux indiqués ci-dessus. Nous ne voulons pas parler des ophtalmoplégies congénitales, complètement exclues de l'objet

(1) F. Schöeller. — Ueber die Schieloperation bei angeborener Lähmung des Musculus rectus externus. Berliner Klin. Wochensch., 1902, Nr. 33.

de notre travail. Uthoff, en 1888, trouva un droit interne réduit à un faisceau fibreux. Stheinheim, en 1877, constata pendant une opération qu'il essayait d'exécuter sur un strabique, l'absence totale du muscle droit supérieur. Mackenzie, Wrisberg et Schon, citent des cas avec absence complète de muscles, bien que les yeux présentassent une conformation normale.

Il est possible que cette variété de strabisme, que nous avons appelé *anomal musculaire*, obéisse à diverses altérations dans la structure et dans les dispositions des muscles et de leurs dépendances aponévrotiques.

Il est indubitable que quelques cas peuvent être expliqués d'une manière satisfaisante avec les hypothèses énoncées, mais tous les cas ne se prêtent pas à d'égales interprétations. Ainsi, par exemple, dans notre observation I, il n'est pas possible d'admettre l'existence de ligaments inextensibles entre les tendons du droit interne ou du droit externe, ou des deux à la fois, et la paroi orbitaire correspondante. On ne peut, non plus, admettre que ces muscles aient leur insertion scléroticale en arrière de leur implantation ordinaire.

Le fait de ne pas arriver à vaincre les résistances au moyen des tractions pratiquées avec le crochet sur les muscles droit interne et droit externe, avant d'être ténotomisés, nous induit à supposer une altération histologique dans la structure musculaire ou aponévrotique. L'absence d'élasticité et de contractilité bien manifestes dans leurs modalités passives et actives, nous obligent forcément à conclure soit à la formation anomale de tissu fibreux dans ces muscles, soit à un épaississement aponévrotique capable d'empêcher ou de réduire avec exagération la contraction musculaire.

En supposant, dans notre première observation, l'altération dans les muscles droit interne et droit externe, on s'expliquera facilement toute la symptomatologie : les mouvements excursifs diminués dans le sens horizontal, par insuffisance de contractilité ; l'énophtalmie dans l'adduction, parce que le droit interne jouit d'une petite action contractile, tandis que le droit externe, non seulement manque de contractilité, mais encore est inextensible; l'exophtalmie dans les mouvements d'abduction, par inhibition du droit interne et une faible extensibilité de ce muscle ; l'énophtalmie dans la position primaire, par la rétraction inhérente au tissu fibreux des deux muscles droits horizontaux.

DEUXIÈME PARTIE

PATHOGÉNIE

Préambule.

Nous avons détaillé dans chaque variété de strabisme, peut-être même trop méticuleusement, tous les symptômes qui caractérisent chacune, en nous arrêtant spécialement sur la réfraction, l'acuité visuelle, les lésions oculaires, et sur quelques commémoratifs qu'il convenait de mentionner, afin d'accumuler des renseignements étiologiques qui nous conduisent à trouver la véritable explication pathogénique du strabisme.

Interpréter le mécanisme intime du strabisme en prenant pour base un seul élément étiologique, c'est aller sûrement au devant d'hypothèses plus ou moins intéressantes ou ingénieuses, mais qui ne satisfont pas avec une rigoureuse logique à la solution du problème pathogénique. Convaincu que seulement l'association de tous les facteurs étiologiques peut contribuer à l'établissement des lois qui régissent l'origine du strabisme, et expliquer en même temps l'aspect spécial qui caractérise chaque cas particulier, nous ferons une synthèse des principaux facteurs étiologiques recueillis, en les faisant converger vers un seul objectif, afin de découvrir leurs interventions et de déduire la pathogénie du strabisme fonctionnel.

Pour apprécier la valeur des différents facteurs étiologiques, nous devrons nous occuper de plusieurs questions essentielles qui éclaireront le concept pathogénique du strabisme.

En premier lieu, comme il s'agit d'expliquer l'origine des déviations de la ligne de regard, il nous faut établir une base ou un point de départ de telles déviations. Quelle est la position statique des yeux?

En second lieu, la connaissance des relations physiologiques ou dynamiques entre l'accommodation et la convergence, en partant de la position anatomique de repos statique des globes oculaires en face de chacun des divers états de réfraction statique.

Et, en troisième lieu, examiner la question des amblyopies au point de vue de leur origine; question, cette dernière, de grande importance, car suivant qu'on les considère comme congénitales ou comme acquises, ce sera ou ce ne sera pas un facteur étiologique du strabisme fonctionnel concomitant.

CHAPITRE PREMIER

Position statique des yeux.

Pour étudier la pathogénie du strabisme, il est indispensable de convenir du point d'où se comptent les déviations; si c'est depuis la direction que devraient avoir les yeux pour se trouver dans la direction primaire, ou si c'est depuis la position de repos statique des yeux.

Les résultats varieront, selon que l'on part de l'une ou de l'autre position; mais, tous ceux qui s'occupent du strabisme, mesurent les déviations angulaires depuis la position primaire. Indubitablement nous avons ainsi une forme universelle, adoptée par la clinique, et qui nous fait connaître immédiatement la position qu'occupent les deux yeux dans le strabisme. Ainsi conçues, néanmoins, ces mesures angulaires du strabisme n'indiquent pas la déviation réelle, mais la déviation apparente. Pour préciser la déviation absolue, il faudrait connaître la position anatomique statique ou de repos absolu des yeux ; on peut la trouver avec les axes en parallélisme, en divergence ou en convergence, et quelquefois aussi en combinaison avec un œil plus ou moins élevé que l'autre.

C'est de ces positions de repos que nous devrions partir pour déterminer le degré réel de la déviation. De sorte qu'au degré de strabisme, tel que nous l'établissons actuellement, il faudrait ajouter ou retrancher les distances angulaires entre les positions de repos et la position primaire, pour obtenir la valeur réelle de la déviation: l'ajouter quand la direction statique est inverse au strabisme, et la diminuer quand la position statique est en conjonction avec la déviation strabique.

Loin de nous, la prétention de vouloir modifier la manière habituelle de mesurer les déviations, qui satisfait d'ailleurs aux besoins cliniques. Notre unique objet, sur ce point, est de signaler un facteur qu'on ne saurait négliger sans s'exposer à de fausses suppositions pathogéniques. Et c'est justement cette omission qui est la cause de tant de fausses théories, et de l'invention d'hypothèses différentes pour chaque variété de strabisme.

Afin de faire comprendre les variations dans la position appelée anatomique des yeux, nous rappellerons quelques points topographiques de la région oculaire.

Les orbites offrent une forme pyramidale, dont les axes convergent au centre de la selle turcique, sous un angle de 42 à 45 degrés, s'élevant sur l'horizon d'environ 20 degrés. Les parois internes sont verticales et presque parallèles entre elles, tandis que les externes dans leur prolongation en arrière forment un angle de 87°4' à

90°6'. Le plan de la paroi interne forme avec le plan de la paroi externe un angle de 45°9' à 48°6'.

Le diamètre vertical présente comme moyenne 35 millimètres, et l'horizontal 40,5. La profondeur de la cavité orbitaire est, selon Merkel, de 43 millimètres terme moyen dans l'homme, et de 40,5 dans la femme. Cette profondeur est variable, et selon Manhardt, elle peut atteindre dans les dolichocéphales 50 millimètres, tandis qu'elle est communément moindre dans les brachycéphales. L'intervalle orbitaire, que représente la largeur du nez, oscille autour de 22 millimètres.

Le globe oculaire se loge dans la cavité orbitaire, et occupe un emplacement déterminé ; il tourne autour d'un point appelé centre de rotation, lequel, selon Donders, se trouve à 13,5 millimètres derrière le pôle de la cornée dans l'œil emmétrope, c'est-à-dire à 10 millimètres en avant du pôle postérieur du globe oculaire. La position de ce centre parait être fixe, par rapport à ce pôle postérieur ; d'où, chez les myopes, la plus grande distance de ce centre à la cornée, et le contraire chez les hypermétropes. Ce centre est considéré comme occupant un emplacement invariable dans l'espace orbitaire ; il peut néanmoins souffrir quelques déplacements insignifiants (quelques dixièmes de millimètre), avançant quand l'œil se dirige fortement vers le haut, et reculant dans les mouvements exagérés vers le bas (1).

Le globe de l'œil n'est pas situé au centre de l'orbite ; il est un peu plus près de la paroi interne que de l'externe. Le sommet de la cornée se trouve au niveau d'une

(1) J. G. Müller. — Thèse de Zurich, 1868.

ligne qui unirait les rebords supérieur et inférieur de ses parties les plus proéminentes; mais cette disposition est très variable.

L'axe de l'œil et l'axe orbitaire forment un angle de 20°3' à 23°2' (Emmert).

La séparation des yeux se calcule par la distance inter-pupillaire, laquelle oscille entre 55 millimètres et 70 millimètres, le terme moyen en étant de 62,5.

Quant à l'appareil moteur, nous ne nous arrêterons pas à décrire l'articulation du globe dans la capsule de Tenon, ni de ses différentes dépendances aponévrotiques, qui contribuent à maintenir le globe oculaire dans une situation fixe, non plus que du coussinet adipeux, etc.

Les muscles droits forment, depuis leur insertion postérieure jusqu'à la scléroticale, une espèce d'entonnoir, dont l'axe constitue avec l'axe optique de l'œil un angle d'environ 25°, dirigé en dehors ; il se confond approximativement avec l'axe orbitaire.

Les muscles mesurent, terme moyen, 40 millimètres de long ; le plus puissant est le droit interne, et ensuite le droit externe. Ils sont susceptibles de diminuer le cinquième de leur longueur, comme le démontrent les dislocations de la cornée, correspondant à un centimètre plus ou moins de chaque côté. Les limites excursives pour les quatre directions principales oscillent autour de 47° ,selon les mesures de Donders et Schurmann, Wolkmann, Schneller, Landolt et Kahn. Ce chiffre peut être modifié par l'âge du sujet, le développement musculaire, les maladies générales, etc. Il varie aussi, d'après les dimensions du globe. Ainsi, par exemple, les hypermétropes jouissent d'ordinaire d'une plus grande amplitude excursive, tandis que, chez les myopes, elle diminue proportionnellement à l'allongement de leur axe antéro-postérieur.

La plupart des auteurs qui se sont occupés des hétérophories, indiquent quelques particularités inhérentes à la myopie et à l'hypermétropie, par rapport à la situation de l'œil dans la position qui requiert la moindre innervation. L'œil myope tend à se placer en divergence, tandis que l'hypermétrope incline à la convergence. La raison de ces différences réside principalement dans le diamètre antéro-postérieur, plus grand chez les myopes que chez les hypermétropes. On comprend, sans plus d'explications, que lorsque l'axe antéro-postérieur est exagéré, il tend à se placer en divergence.

Le centre de rotation des myopes étant plus éloigné de la cornée, et celui des hypermétropes plus rapproché, tandis que les muscles gardent leurs insertions aux emplacements habituels, dans tous les cas, il est évident que les muscles des premiers souffrent un allongement pouvant modifier leur force et contribuer à ce que les yeux tendent à s'adapter à l'axe orbitaire, en obéissant plus passivement à la conformation des globes oculaires.

L'angle γ remplit aussi un rôle : dans la myopie il peut arriver à être négatif; dans l'hypermétropie il est toujours positif. La ligne de regard peut donc coïncider avec l'axe optique chez les myopes, et même se trouver en dehors de cet axe ; il arrive, dans ce dernier cas, que lorsque les axes antéro-postérieurs des deux yeux se trouvent en parallélisme, les lignes du regard divergent. Nous avons dit que, chez les hypermétropes, l'angle γ est toujours positif ; la ligne de regard y est en dedans du centre de la cornée, et, par conséquent, dans le cas où les axes optiques se mettent en parallélisme, les lignes de regard convergent.

Pour que, dans de tels cas, les lignes de regard se trouvent en parallélisme, les yeux myopes seront donc obligés de contrarier leurs dispositions anatomiques, ils devront se diriger vers la convergence ; le contraire se produira pour les hypermétropes, leurs axes antéro-postérieurs devront se placer en divergence.

Entre autres particularités, qui peuvent seconder aux formes du globe oculaire et à la disposition de l'angle γ dans les amétropies ci-dessus, ou qui peuvent les contrarier, nous citerons la longueur de la ligne de base. Selon Manhardt (1), moins il y a de distance entre les centres de rotation des yeux, plus l'action des muscles adducteurs est favorisée et plus grande est la prédisposition à une convergence exagérée. La séparation prononcée de ces centres produit des effets contraires. Panas soutient cette opinion, et pense que le développement graduel du squelette sépare ces centres, et peut changer peu à peu l'équilibre musculaire en diminuant la convergence ; ainsi s'expliquerait, dit-il, que quelques strabismes convergents s'améliorent avec l'âge, jusqu'à guérir, comme il arrive quelquefois chez les adultes.

Dans la race nègre, la séparation des orbites est bien prononcée, de sorte que la distance entre les centres de rotation y est plus grande que chez les blancs. D'où, pro-

(1) Manhardt. — Muscul. asthénopie u. Myopie. Arch. f. Opht. XVII, 1, 1871.

bablement, l'extrême rareté du strabisme convergent chez les nègres : nous ne nous rappelons pas en avoir vu un seul cas. Le docteur Minor (Memphis) (1), dans un travail sur les affections oculaires de la race nègre, comparées avec celles de la race blanche, dit qu'il n'a pas observé un seul cas de strabisme concomitant chez des enfants nègres.

Il est indubitable que la conformation cranéo-orbitaire influe sur la position du globe oculaire. Emmert, et surtout Lagauterie, soutiennent que la conformation orbitaire est souvent un motif de déséquilibre musculaire, et ils l'attribuent à la plus ou moins grande profondeur de l'orbite. Les dolichocéphales, assurent-ils, sont plus exposés aux insuffisances des droits externes, tandis que les brachycéphales sont plus souvent affectés d'insuffisance des droits internes.

Toutes ces dispositions anatomiques, prises dans divers auteurs, nous les avons énumérées à l'unique fin de bien mettre en évidence les difficultés qui s'opposent à ce que les yeux aient, chez tous les sujets, une position déterminée et toujours égale.

Si nous examinons le jeu des différents axes dont il vient d'être question, — et nous avons omis beaucoup d'axes, de lignes et de plans, — on concevra facilement que la résultante de toutes les dispositions anatomiques varie pour chaque cas, bien que dans de certaines limites qui permettent à la généralité le bon accomplissement de leurs fins physiologiques.

La position primaire des yeux n'est pas une position

(1) Minor. — Ophtalmology. Oct. 1910.

de repos anatomique ; c'est une position exigée par la physiologie, la parfaite coïncidence de l'état de repos avec la position primaire étant exceptionnelle. Les yeux sont liés par des nécessités fonctionnelles : ils maintiennent une situation harmonique, afin que les images rétiniennes se correspondent et ne provoquent pas de diplopie.

Les globes oculaires, en état de repos anatomique, tendent à diriger leurs axes antéro-postérieurs dans la même direction que les axes orbitaires ; ainsi qu'on l'observe sur les cadavres, et aussi dans la chloroformisation à la période de relâchement musculaire, et durant le sommeil physiologique.

La position statique, ou de repos absolu des yeux, peut néanmoins coïncider avec la première position, où les lignes de regard sont parallèles; celles-ci peuvent se trouver en convergence, les lignes se réunissant positivement devant le sujet ; elles peuvent enfin être divergentes, les lignes de regard s'entrecroisant virtuellement derrière les yeux.

Ces points statiques de réunion des lignes de regard, soit à l'infini, en deçà ou au delà, ne sont pas équivalents au remotum de la convergence. Dans celui-ci, influe un effort de divergence,c'est-à-dire une innervation dont l'action varie d'un sujet à l'autre, de la même manière qu'il y a lieu dans le proximum de la convergence. C'est pourquoi l'on ne peut considérer le remotum de la convergence comme identique au remotum statique. En effet, si pour chercher ce point nous plaçons le sujet à la distance ordinaire des optotypes, et que nous interposons devant un de ses yeux une série successive de prismes à base interne, nous arriverons à un prisme qui provoquera la diplopie. Or, pouvons-nous en déduire que le prisme antérieur indiquait le degré de divergence statique? — Sûrement non, car il est possible que le sujet ait employé au moins une partie de son innervation divergente à neutraliser l'action du prisme, et maintenir ainsi la vision simple. Il est d'observation courante que, dans ces expériences, beaucoup de sujets accusent de la diplopie avec un prisme déterminé, et qu'un moment après, ils disent voir simple ; souvent même, en augmentant le degré, ils réussissent à vaincre l'action de prismes plus forts.

La manifestation de la diplopie provoque sûrement des réflexes moteurs dans des limites déterminées, non seulement dans le sens horizontal, mais aussi dans le vertical, comme nous l'avons indiqué en traitant du strabisme vertical. Nous avons alors rapporté une série d'expériences, démontrant qu'en règle générale, l'œil peut neutraliser un prisme de 4° avec la base inférieure ou supérieure alternativement. Si cela se produit dans le sens vertical, il n'y a aucune raison pour nier une action abductrice ou divergente, capable de neutraliser des prismes qui conduisent l'axe d'un œil plus loin que l'endroit correspondant à son état de repos anatomique.

Ces expériences effectuées en mettant des prismes sur un seul œil, équivalent à celles que l'on peut faire sur les deux yeux ; mais, dans ce dernier cas, les prismes correspondant à chaque œil représenteront la moitié de la valeur du prisme de l'expérience monoculaire. Nous faisons cette observation pour qu'il soit bien établi que la divergence, fonction binoculaire, se produit aux deux yeux, et qu'elle peut dépasser les limites du remotum du repos absolu.

Comment établir cette position de repos statique ou anatomique des yeux? — Cliniquement nous ne possédons aucun moyen qui nous la fasse connaître avec précision ; le chloroforme seul, jusqu'au complet relâchement musculaire, pourrait nous donner des indications. Mais ce n'est pas là un moyen pratique ; car il ne viendra jamais à l'idée de personne de chloroformer un sujet pour chercher ce renseignement, qui d'ailleurs ne fournirait pas, dans la majeure partie des cas, une base suffisante pour une thérapeutique efficace. Cette connaissance aurait surtout de l'intérêt si on pouvait l'obtenir avant que le strabisme ne se fût produit, afin d'harmoniser la position de repos avec la réfraction statique, comme nous le démontrerons plus loin. Ce serait là, par conséquent, une thérapeutique anticipée, ou prophylactique, un véritable traitement pathogénique.

Comme prophylaxie, nous nous bornons à la correction absolue de la réfraction statique, ce qui nous est facile avec les procédés objectifs que nous possédons pour la déterminer ; grâce à ce traitement, nous obtenons souvent de bons résultats. Mais, jusqu'aujourd'hui, personne ne s'est préoccupé systématiquement de corriger en même temps les positions statiques par rapport à l'état de la réfraction statique. Il est certain que, lorsqu'on note dans un sujet une propension marquée à la convergence ou à la divergence, on a coutume de décentrer les verres correcteurs de la réfraction, ou de les combiner avec des prismes ; mais, cela s'exécute d'une manière empirique, sans tenir compte scientifiquement des relations statiques de la réfraction et de la position de repos des yeux.

N'ayant pas de moyen spécial et pratique, pour rechercher la situation des lignes de regard dans les yeux en complet état de repos, nous nous voyons dans la nécessité de la déduire approximativement, au moyen des procédés communs pour l'examen du remotum de la convergence. Il faut avertir que, dans ce remotum de la convergence, on ne devra pas inclure la limite extrême de la divergence, ce remotum devant être considéré comme s'il était un point neutre. On ajoute indûment, en effet, dans la mesure du remotum de la convergence, la limite extrême d'une autre fonction : le remotum de la divergence.

La convergence et la divergence sont deux actes antagonistes et complémentaires d'une fonction qui a nécessairement un point de départ, un point neutre ou d'équilibre; de la même manière que les muscles abducteur et adducteur d'un œil ont un point neutre, et sont antagonistes et complémentaires dans toute l'extension de l'arc excursif horizontal. Il ne vient à l'esprit de personne, qu'entre deux muscles d'action contraire, on choisisse comme point de départ le territoire étranger à leur action dominante, et bien moins encore la limite opposée à l'action que l'on étudie.

Pour nous, la divergence est une fonction antagoniste de la convergence, qui s'exerce sur tous les points du champ de ces mouvements coordonnés. Ces deux fonctions sont régies par des centres non encore localisés ; on ne s'expliquerait pas autrement certains faits cliniques, tels que les paralysies de la convergence et de la divergence.

Il est cependant hors de doute, que la divergence n'est pas une fonction dans le sens absolu du mot, car jamais on n'a besoin d'une vision binoculaire au delà de l'infini ; c'est-à-dire, d'une séparation des lignes de regard plus grande que le parallélisme. Mais, prétendre que la divergence est le simple résultat de la cessation de la convergence, équivaudrait, selon nous, à dire que les yeux se dirigent en bas quand cesse l'innervation supérieure, ou que les yeux convergent autant que le leur permet la cessation de l'innervation divergente.

La fixation, obéissant à une nécessité physiologique, passe de l'infini à des points rapprochés, moyennant la fonction de la convergence ; par une autre nécessité, également, la vision binoculaire passe du point le plus proche à des points distants, moyennant une fonction opposée, la fonction de divergence.

Les muscles adducteurs comme les abducteurs sont en état de contraction permanente, tonique et simultanée. Quand la convergence entre en action, la divergence veille sur cette fonction en la régularisant et empêchant qu'elle dépasse l'action requise pour son bon exercice. On ne peut concevoir que, durant l'innervation fonctionnelle de la convergence, les muscles de la divergence restent en complète inaction ou en complet relâchement ; il ne serait pas possible que la convergence pour un point quelconque se fît sans vacillation et avec la précision exacte, si deux catégories de muscles antagonistes en exercice simultané n'intervenaient pas. La même chose arrive pour la divergence : quand la vision passe d'un point proche à un autre plus distant, les muscles de la divergence se contractent avec une plus grande énergie que les antagonistes, jusqu'à ce qu'ils réalisent la position exigée, en satisfaisant aux conditions fonctionnelles de la vision binoculaire.

Graefe, mesurait le remotum de la convergence, en faisant regarder un objet situé à longue distance, de façon à ce que les lignes de regard se trouvassent en parallélisme ; il mettait alors des prismes avec la base verticale interne, jusqu'à ce que la diplopie se produisît. Les prismes les plus forts, permettant de voir simple, oscillaient entre 3°5' et 14°, qui équivalent à 0,5 et à 2 angles métriques.

Une autre manière d'employer les prismes, par le même auteur, pour l'examen de l'équilibre musculaire, consistait à en placer un, avec la base inférieure ou supérieure, devant un œil, et à faire regarder au sujet une ligne verticale ou un point. Si la ligne ne se dédoublait pas, ou si le point présentait deux images, une en haut et l'autre en bas perpendiculaires entre elles, il considérait qu'il existait un équilibre normal ; quand une séparation dans le sens latéral s'y ajoutait, il reconnaissait un défaut d'équilibre, et il le désignait du nom de strabisme dynamique, divergent ou convergent, selon la diplopie correspondante, croisée ou homonyme. Il mesurait le degré de la divergence latérale par la valeur du prisme qui disposait les deux images dans la même ligne verticale.

Le concept de Graefe est que, par ce moyen, les yeux

acquièrent la liberté de suivre la tendance naturelle de leurs muscles, en prenant la position où l'équilibre musculaire est parfait (1). Cet équilibre, comme nous le démontrerons plus loin, est influencé par l'état de la réfraction, et le procédé, par conséquent, n'indique pas la position exacte de repos des yeux.

Le premier procédé de Graefe ne peut pas non plus servir à préciser la position de repos, car on excite avec lui une fonction innervante, en poussant à la fusion des images, séparées par l'action des prismes, au delà du point que nous avons appelé le point neutre.

Le procédé de Stilling a l'avantage de ne pas inciter à la fusion binoculaire des images ; c'est un procédé très subjectif, et qui vise, comme le second procédé de Graefe, à surprendre la position des yeux par la manifestation de la diplopie. Il consiste à couvrir un œil avec un écran, et à faire fixer avec l'autre un objet distant ; si l'on ôte subitement l'écran, le sujet dira si la diplopie existe ou non ; au cas où elle existe, nous devrons rechercher si elle est homonyme ou croisée, pour savoir si les yeux se trouvaient placés en convergence ou en divergence.

Il est facile de comprendre que cette expérience requiert un degré de culture qu'on ne rencontrera que rarement ; on ne pourrait donc l'utiliser dans la pratique commune, même quand la diplopie serait la fidèle expression de la position de repos anatomique des yeux. Nous ne pourrions jamais connaître non plus, par ce procédé, le degré d'une déviation convergente ou divergente. En outre, le sens de la diplopie ne serait pas toujours celui qui devrait

(1) Graefe. — Arch. f. Oph. VIII, 2, p. 329.

correspondre à l'état de repos, comme nous le démontrerons en jugeant le procédé suivant.

Maddox, comme dans l'expérience de Stilling, surprend la position des yeux en provoquant la diplopie, avec cet avantage, qu'il mesure le degré des déviations de la ligne de regard, quand la diplopie se produit.

L'expérience avec le cylindre de Maddox provoque une diplopie à images différentes, en contrariant jusqu'à un certain point la tendance instinctive à la fusion. La baguette, placée horizontalement devant un œil, transforme l'image de la lumière d'une bougie en une ligne verticale, tandis que l'œil libre fixe la flamme de la bougie. Pour mesurer les différences en hauteur, on place la baguette verticalement.

La diplopie variera selon la direction qu'assumera l'œil couvert par l'appareil. La diplopie une fois produite, on place des prismes devant l'œil libre, jusqu'à ce que les images se superposent. Le degré du prisme nous fera connaître la valeur de la déviation.

L'état de la réfraction a une grande influence sur ces résultats, à cause de l'accommodation à laquelle est soumis l'œil fixateur. Si le sujet est hypermétrope, il fera un effort d'accommodation, et consensuellement une innervation de convergence plus ou moins grande selon le degré de l'hypermétropie ; la diplopie sera donc de ce fait plus ou moins accentuée. Si le sujet était anisométrope, les résultats différeraient selon l'œil choisi pour la fixation ; chez un sujet, par exemple, qui aurait un œil avec myopie et l'autre avec hypermétropie, on pourrait trouver une diplopie croisée quand il fixerait avec l'œil myope, et une diplopie homonyme avec l'œil hypermétrope. Il faudra donc, dans ces expériences, faire d'abord la correction exacte du vice de réfraction.

Nous n'entrerons pas dans la description d'autres dispositions de phorométrie ; celles que nous avons citées, suffisent à se rendre compte de leur insuffisance pour l'objectif que nous poursuivons. On utilise ces expériences pour mesurer approximativement l'état de tension musculaire ; elles ne peuvent par conséquent pas nous fournir la connaissance exacte de l'état de repos absolu des yeux, mais seulement une expression approximative d'équilibre, déduite de mesures minutieuses exécutées alternativement dans l'un et l'autre œil, après correction de la réfraction statique.

En définitive, nous avons deux positions, une d'équilibre *anatomique*, et l'autre d'équilibre *fonctionnel*. La première doit être considérée comme si tous les nerfs qui animent les muscles moteurs du globe oculaire étaient coupés : les yeux prendraient alors une position déterminée par l'élasticité des muscles, des aponévroses, etc. Dans l'immense majorité, les yeux seraient divergents ; comme cela se produit chez les aveugles, dans le sommeil, dans la narcose et dans la mort.

La position normale d'équilibre fonctionnel, se caractérise par la direction des lignes de regard directement en avant, en parallélisme et dans un même plan horizontal, constituant ainsi ce qu'on appelle la première position. Cet acte requiert une innervation déterminée des muscles, variables d'un sujet à l'autre, selon la position de repos absolu de chacun.

La coïncidence du remotum de ces deux positions, constituerait l'état idéal de l'appareil moteur de l'œil ; les muscles réduits à leur minimum d'effort, avec les lignes de regard en parallélisme. Cet état de repos avec équilibre parfait est l'exception, et constitue l'orthophorie.

Pour rechercher l'état de repos anatomique, on peut employer le procédé de Maddox ; c'est le plus simple, et il ne nécessite pas d'appareils spéciaux plus ou moins compliqués. Pour supprimer, ou plutôt pour diminuer l'instinct de fusion, il convient de se servir d'un cylindre rouge (l'image est plus uniforme dans sa longueur en employant, au lieu d'un seul gros cylindre, une série de petits cylindres parallèles et adossés mutuellement). La correction totale de la réfraction est indispensable, pour empêcher que l'accommodation entre en jeu et influe sur la convergence.

Les sujets en expérience devront se trouver dans les meilleures conditions, afin de les soustraire à quelques-unes des influences capables d'intervenir en altérant le résultat, telles que la fatigue, l'émotion de l'examen, les préoccupations relatives à l'expérience, l'idée de la distance qui les sépare de la lumière, etc.

Quand les deux yeux présentent une acuité visuelle égale, il sera bon de répéter alternativement les expériences dans l'un et l'autre œil. Elles devront être rapides ; il ne faut pas rester longtemps pour changer les prismes, qui se mettent graduellement pour connaître la valeur angulaire de la déviation correspondant à la diplopie manifestée, afin de s'opposer autant que possible à la tendance de la fusion, ou proprement dit à la superposition des images.

Si l'acuité visuelle présente des différences entre l'un et l'autre œil, ce ne sera pas une raison pour ne pas répéter les expériences aux deux yeux ; mais, si les résultants prismatiques ne sont pas identiques, on devra déduire la position des indications correspondant à l'œil de la meilleure vision.

Une fois trouvé le prisme qui neutralise la diplopie, il nous sera facile de calculer la position correspondante des yeux. Par une heureuse coïncidence, l'indice de réfraction du verre est tel, que le degré de l'angle des prismes équivaut approximativement au double de la déviation des lignes de regard.

Ainsi, par exemple, si nous avions eu besoin d'un prisme de 14° avec la base interne, cela correspondrait à une déviation de 7° sur cet œil ; mais, comme nous devons considérer la divergence dans sa fonction binoculaire, les 7° devront être répartis entre les deux yeux, de manière que chaque œil divergera 3°30' de la ligne médiane. Pour connaître le point de réunion des axes divergents, c'est-à-dire le remotum de la position statique, il nous faudra faire une opération trigonométrique. Nagel a simplifié ce calcul : il a classifié en *angles métriques* les déviations que souffrent les lignes de regard, quand, après avoir fixé un point à l'infini, elles se dirigent sur un point de la ligne médiane, situé à quelque distance de la ligne de base. Il considère comme unité de l'*angle métrique* la déviation nécessaire pour passer de la position primaire à un mètre de distance de la ligne qui unit les deux centres de rotation des yeux.

Le système a été inventé pour mesurer la convergence

d'une manière analogue à la mensuration dioptrique, de sorte que, étant connue la distance où se réunissent les lignes de regard, il soit facile de calculer la valeur angulaire métrique correspondante, en se rappelant que l'angle de convergence et la distance sont inversement proportionnels :

$$a.\ m. = \frac{1}{C}\ ;\ C = \frac{1}{a.\ m.}$$

Ainsi, à une distance de 0,50 cent. correspondent 2 *a. m.;* à une distance de 0,25 cent., 4 *a. m.*, etc.

Quand il s'agit de la convergence à un point rapproché, il nous sera facile de connaître la distance du point fixé, et par conséquent la valeur de l'angle métrique ; mais, quand nous connaissons seulement la valeur angulaire prismatique des déviations, comme il arrive dans les expériences dont nous nous occupons, il faudra la convertir à son équivalent *métrique*, pour connaître le point de réunion des lignes.

En prenant l'exemple antérieur, où nous avons supposé qu'un prisme de 14° neutralisât la diplopie, nous avons dit que la valeur de la déviation oculaire équivalait à sa moitié, c'est-à-dire 14° : 2 = 7°, ce qui donne pour chaque œil 3°30'. Pour faire le calcul en *angles métriques,* nous devons tenir compte de la longueur de la base, car le degré du prisme pour une même distance varie forcément suivant cette longueur. Nagel présente un tableau avec les valeurs calculées pour les diverses longueurs de base, depuis 50 millimètres, jusqu'à 75, et il choisit comme terme moyen 64 millimètres ; 1° 50' de déviation oculaire, correspondant à cette longueur, pour chaque *angle métri-*

que. Par conséquent, la déviation de 3°3o' sera $= \frac{3°30'}{1°50'}$ qui, réduite en minutes, équivaut à $\frac{210}{110}$ = 1,9 *a. m.*

De sorte, qu'en définitive, nous aurons pour chaque œil une valeur de 1,9 *a. m.*, dont le remotum se trouvera situé à $\frac{1}{1,9}$ = 526 millimètres derrière la ligne de la base.

L'angle métrique, sera donc le quart du degré du prisme divisé par 1,5o. Pour faciliter l'opération, le docteur Landolt conseille de diviser par 7 le numéro du prisme qui neutralise la diplopie, ce qui donnera approximativement en *angles métriques* la déviation correspondant à chaque œil. Finalement, ce même auteur a ajouté au double prisme d'Herschel deux divisions, correspondant à deux différentes lignes de base, une de 58 mm. et l'autre de 64 mm., qui indiquent, sans aucun calcul, pour chaque degré prismatique, la valeur exacte en *angles métriques*.

CHAPITRE II

Convergence.

Les yeux de l'homme, comme ceux d'un certain nombre d'animaux à orbites frontales, superposent le regard sur un même objet, en fusionnant l'impression en une seule. Cette fonction se manifeste quelques jours ou quelques semaines après la naissance.

Le champ des mouvements collatéraux varie suivant l'âge, la structure orbitaire, l'état de réfraction, la vigueur du sujet, les maladies générales, etc. Ces mouvements binoculaires s'exécutent en parallélisme ou en convergence ; ils ont lieu de face, et dans n'importe quelle direction, en haut, en bas et de côté.

Une des questions les plus importantes, pour l'interprétation pathogénique du strabisme convergent et divergent, est celle qui se rapporte à l'accommodation et à la convergence relatives. La littérature sur ce point est abondante, et si, malgré cela, nous insistons à donner quelques détails, c'est principalement afin de détruire quelques erreurs fondamentales, échappées au génial Donders, et sur lesquelles personne n'a appelé l'attention jusqu'ici. Sans invalider la théorie, nous démontrerons que, conçue comme nous l'établissons, elle contribue à une explication pathogénique générale, et qu'elle n'est pas seulement applicable, comme on se le figure actuellement, aux hypermétropes avec strabismes convergents, et aux myopes avec strabismes divergents.

La vision binoculaire requiert l'adaptation de la direction des lignes visuelles et de la réfraction à l'objet fixé ; la première fonction constitue la convergence des lignes de regard, et la seconde, l'accommodation du cristallin. Ces deux fonctions jouissent d'une corrélation fonctionnelle. Si l'on considère que le point de départ de la convergence et celui de l'accommodation se trouvent à l'infini, quand les yeux convergent à un mètre de distance ils nécessitent un angle métrique de convergence et une dioptrie d'accommodation. Si la convergence se fait à 0,25 centim., il faut 4 *a. m.* et 4 dioptries, etc.

L'amplitude de la convergence absolue est comprise entre le maximum de la convergence et celui de la divergence. Le maximum de convergence s'obtient facilement avec l'ophtalmodynamomètre de Landolt, et le minimum au moyen de l'examen à longue distance ; quand le sujet est capable de supporter des prismes avec l'arête vers la tempe, le remotum est considéré négatif, et équivaut au plus fort degré du prisme susceptible d'être neutralisé par les efforts de divergence.

L'amplitude de la convergence est représentée par le maximum et le minimum :

$$A^c = p^c - r^c.$$

Selon Landolt, les mesures normales sont : pour le minimum — 1 *a. m.*, pour le maximum 9,5 *a. m.;* le champ compris entre ces deux limites constitue l'amplitude de convergence, égale à 10,5 *a. m.* Cet auteur, fait noter que ces chiffres correspondent à ceux obtenus par Donders, Schurman, de Graefe, Noyes, Reich et Hoffmann.

Landolt (1) indique les mesures moyennes suivantes pour l'amplitude, selon le résultat de la réfraction : Emmétropie, 12 *a. m.;* Hypermétropie, 13,2 *a. m.;* Myopie, 11,3 *a. m.*. La divergence maximum, il la signale avec les moyennes suivantes : Myopie, 1,2 *a. m.;* Hypermétropie, 0,78 *a. m.;* Emmétropie, 1,08 *a. m.*

Portefield et Müller ont décrit une relation absolue entre l'accommodation et la convergence. Wolkmann et Ruete ont démontré que ces relations ne sont pas immuables, et qu'il existe une certaine indépendance entre l'accommodation et la convergence. Donders a déterminé les relations entre ces deux actes, en établissant les lois de l'accommodation relative.

Donders, a donné le nom d'*accommodation relative*, aux variations d'accommodation compatibles avec une convergence déterminée des lignes du regard. La valeur entre le plus grand effort possible d'accommodation et le

(1) Traité complet d'ophtalm. III, p. 790.

moindre, sous un même angle de convergence, constitue l'amplitude d'*accommodation relative*.

$$A^1 = p^1 - r^1$$

Quand, dans une convergence donnée, l'accommodation est capable d'augmenter, cette partie d'accommodation est appelée *partie positive*. Le degré d'accommodation susceptible de se relâcher, en maintenant toujours la même convergence, constitue la *partie négative* (par superposition de verres concaves et convexes).

L'amplitude de l'accommodation varie pour chaque degré de convergence; elle est différente aussi dans les divers états de réfraction statique, ainsi que de position statique des yeux, comme cela se déduira des explications que nous donnerons plus loin.

Donders a démontré qu'en maintenant un objet à une distance constante, et, par conséquent, sans modification du degré d'accommodation, l'angle formé par les lignes de regard pouvait varier dans de certaines limites, en convergeant plus ou moins (par interposition de prismes à base externe ou interne). Les différences entre le plus grand et le moindre degré de convergence dans chaque effort donné d'accommodation, constitue la *convergence relative*.

Tant que la convergence à l'objet fixé se trouvera dans les limites de l'accommodation relative, l'objet sera perçu distinctement; en dehors de ces cas, l'accommodation ne se trouvera pas adaptée à la distance de l'expérience.

Chaque degré de convergence possédant une certaine *accommodation relative*, et chaque effort d'accommodation une certaine amplitude de *convergence relative*, on s'explique que, dans des limites déterminées, tant dans la convergence que dans l'accommodation, la vision binoculaire soit possible, et qu'il n'y ait donc pas besoin d'un équilibre absolu entre la convergence et l'accommodation. C'est pour ce motif que l'emmétrope, l'hypermétrope et le myope, soit présentant de l'orthophorie, soit affectés d'ésophorie ou d'exophorie, peuvent maintenir, dans de certaines limites, l'équilibre physiologique nécessaire dans le mécanisme de la convergence et de l'accommodation pour la fusion binoculaire de la vision.

Des expériences pratiquées sur le proximum et le remotum de l'accommodation dans des convergences déterminées, ainsi que de l'examen du proximum et du remotum de la convergence pour chaque degré d'accommodation, l'on déduit : qu'il n'existe pas de différence entre l'accommodation relative et la convergence relative, et qu'avec une accommodation constante on dispose d'une variation excursive de convergence déterminée, comparable aux variations d'accommodation pour un angle constant de convergence, en quelque point déterminé de leurs mutuelles amplitudes. De sorte que l'*accommodation relative* peut s'appeler indifféremment *convergence relative*.

Donders a eu le mérite d'établir ces relations, et de découvrir leur influence dans la pathogénie du strabisme fonctionnel. Mais il est parti d'une base fausse, ou, pour mieux dire, d'une simple supposition : toutes les conséquences de ses études se développent comme si les lignes de regard se trouvaient en parallélisme, c'est-à-dire, qu'il a toujours considéré le point de départ de la convergence comme un point constant à l'infini, et, c'est en s'assujettissant à ce principe, qu'il a étudié les changements de l'accommodation dans les différents états de la réfraction, tels que l'indiquent ses célèbres diagrammes. Ainsi, par exemple : un emmétrope qui converge à 0,20 centim. effectue une convergence de 5 *a. m.*, avec 5 dioptries d'accommodation ; un hypermétrope de 3 D. devra, pour la même distance, converger 5 *a. m.*, et accommoder 8 dioptries, etc. Comme on l'observe, par ces exemples, il a toujours compté la convergence à partir du parallélisme des lignes de regard, c'est-à-dire de l'infini.

Le parallélisme des lignes de regard n'est pas une position absolue, correspondant à l'état de repos musculaire chez tous les sujets. Nous avons déjà indiqué, au chapitre précédent, ce qu'on doit entendre par repos anatomique ou statique des yeux, lequel est accompagné du repos de l'accommodation, et peut se manifester par le parallélisme, la convergence ou la divergence des lignes de regard.

Dans les conditions normales de la vision binoculaire à l'infini, c'est-à-dire dans la position primaire des yeux, les lignes de regard se dirigent toujours en parallélisme, sans que cela suppose un état de repos anatomique dans tous les cas ; les yeux se soutiennent dans cette position grâce à un acte d'innervation, — c'est une situation physiologique ou dynamique.

Donders, comme tous ceux qui se sont occupés de ces questions, n'a pas tenu compte dans ses recherches de ces deux variétés de parallélisme des lignes de regard ;

de là vient, que ses déductions ne s'harmonisent pas toujours avec la réalité des faits. Beaucoup de questions obscures, et qui n'avaient pas d'explications, telles, par exemple, que le strabisme convergent chez des emmétropes et des myopes, ou que le strabisme divergent chez des emmétropes ou des hypermétropes, questions pour lesquelles Donders lui-même imaginait diverses hypothèses, nous les expliquons en appliquant ses propres lois, à la condition que, pour chaque cas, l'on tienne compte du point de départ de la convergence depuis le remotum correspondant à la situation de repos anatomique des yeux.

Théoriquement, si les lignes de regard dans la position anatomique des yeux se croisaient dans le *remotum de la réfraction statique*, quelle qu'elle fût, étant d'ailleurs égale aux deux yeux, nous aurions à ce point une relation absolue de repos entre la convergence et l'accommodation, et le strabisme ne pourrait pas se produire. Cette harmonie entre la réfraction statique et la position anatomique des yeux, coïncidant dans le même remotum, nous l'appellerons *adaptation statique*.

Chez l'emmétrope, les axes au repos, parallèles, coïncidant avec le remotum de la réfraction, constituerait l'*adaptation statique* (Fig. 6), et une convergence déterminée serait toujours accompagnée d'un effort égal d'accommodation ; de sorte que, pour une distance quelconque, la convergence et l'accommodation se trouveraient adaptées avec une précison rigoureuse.

Chez l'hypermétrope, pour que les mêmes conditions se produisisent, il faudrait que les lignes de regard se réunissent dans le remotum virtuel de la réfraction, c'est-à-dire derrière les yeux. Soit, par exemple, une hypermétropie de 2 D., avec les axes divergents, comme s'ils prove-

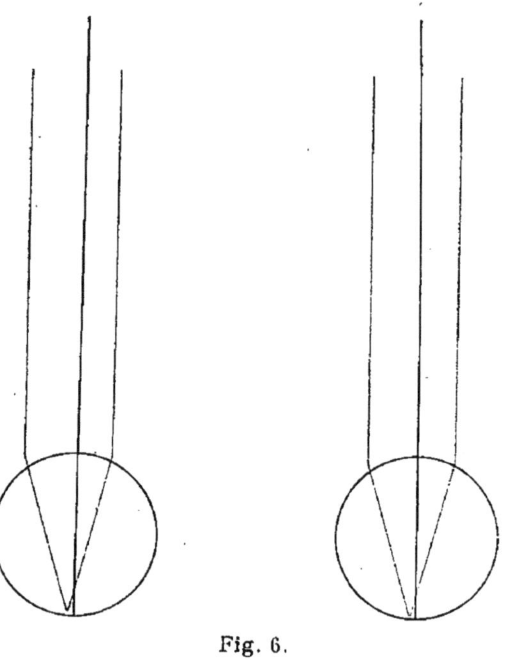

Fig. 6.

$$R' = \infty \quad P' = \infty \quad \textit{donc}: R = P. \ (1)$$

naient d'un point situé à 50 centimètres derrière les foyers antérieurs des yeux. (Fig. 7.) Pour que les lignes se disposent en parallélisme, la convergence devra donc se mouvoir de 2 *a. m.*, et l'accommodation de 2 D.; pour que les deux yeux fixent à 25 centimètres ils devront converger 4 *a. m.* depuis la position parallèle, soit un total de 6 *a. m.* depuis la situation primitive, et il faudra ajouter 4 D aux 2 D qui furent employées antérieurement pour arriver au

(1) Les lignes rouges indiquent la réfraction, les noires la position des yeux. Signification des lettres: *R'*, réfraction statique; *P'*, position statique; *Ac*, accomodation; *C*, convergence; *L*, lentille; *Pr*, prisme; *d*, dioptrie; *a m*, angle métrique.

parallélisme. Si de telles conditions existaient chez tous les hypermétropes, le degré de convergence et celui d'accommodation seraient toujours équivalents.

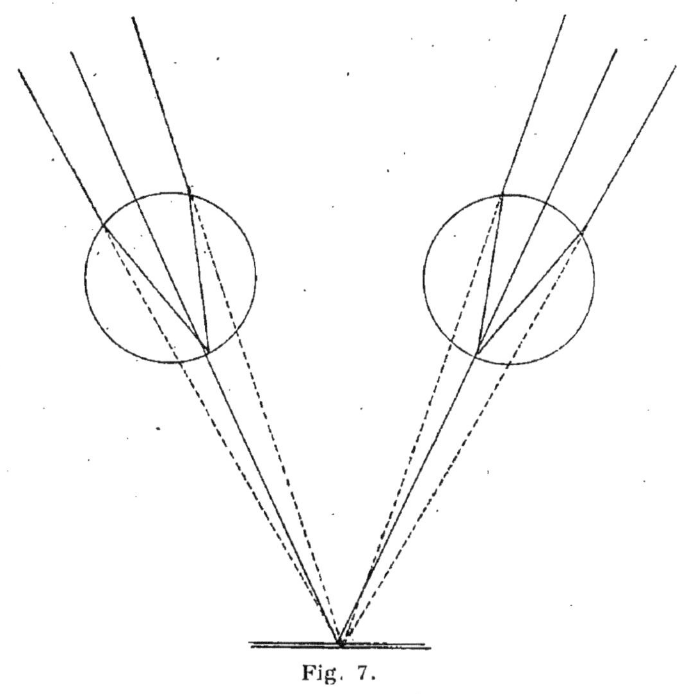

Fig. 7.

$P^s = -2\ d.$
$R^s = -2\ am.$ *donc : R = P.*

Dans la myopie, les lignes de regard devraient s'entrecroiser à une distance finie, sur le *punctum remotum* de la réfraction statique. Soit une myopie de 2 D., avec les axes croisés statiquement à 50 centimètres devant eux (Fig. 8) ; si le sujet prétendait fixer un objet à 25 centimètres de distance, il convergerait 2 *a. m.* à partir du point de repos statique de convergence, et il accommoderait 2 D. Pour fixer à la distance de 25 centimètres il faut, partant du parallélisme des lignes de regard, 4 *a.m.* et 4 D. d'accommodation; mais comme, dans l'exemple choisi, nous avons une myopie de 2 D. avec une convergence statique de 2 *a. m.*, le sujet n'emploiera que ses fonctions de convergence et d'accommodation en soustrayant ce qu'il possède statiquement.

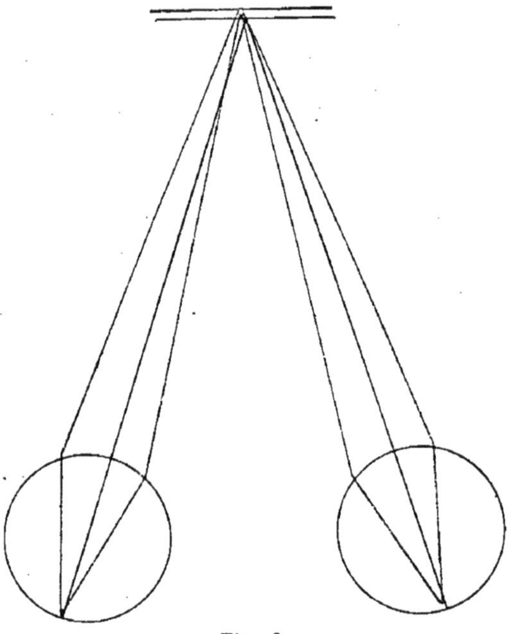

Fig. 8.

R' = + 2 d.
P' = + 2 am. *donc : R = P.*

Si les choses se produisaient comme dans les exemples ci-dessus, il est évident que, tant dans l'emmétropie que dans l'hypermétropie et la myopie, le degré de convergence s'équilibrerait toujours d'une manière absolue avec l'accommodation. Mais, les dispositions statiques de la réfraction et de la position des yeux, ne se trouvent pas établies si harmoniquement chez tous les sujets ; nous sommes convaincu, au contraire, qu'elles constituent l'exception. Si cet équilibre absolu régissait seul la pathogénie du strabisme, il n'y aurait que très peu d'individus présentant les yeux en bonne position. Il existe un frein régulateur de leurs désaccords, et c'est l'*amplitude relative de l'accommodation et de la convergence.* L'équilibre dans le parallélisme des lignes de regard comme dans les mouvements de convergence, se maintient grâce à des relations physiologiques ou dynamiques qui permettent une certaine indépendance d'amplitude de mouvements entre la convergence et l'accommodation. C'est là l'état d'équilibre physiologique ou dynamique, enfermé en de certaines limites, hors desquelles se produisent des perturbations, et le strabisme entre autres.

CHAPITRE III

Relations entre la réfraction et la vision.

Nous avons indiqué, aux articles relatifs à chaque variété de strabisme, tout ce qui concerne la réfraction et la vision respectives, en détaillant particulièrement leurs relations. Il convient maintenant de faire une étude d'ensemble, afin de signaler certains caractères généraux de ces rapports, pour leur plus exacte interprétation étiologique.

La somme totale de strabismes fonctionnels, convergents et divergents, monte à 3.733 cas. Nous n'avons pas pu recueillir dans tous, pour les raisons que nous avons exposées, les renseignements correspondant à la réfraction et à l'acuité visuelle. Nous connaissons l'état de la réfraction dans 2.720 cas, et celui de l'acuité visuelle dans 1.688. On s'explique que le nombre des cas dont la vision a été mesurée soit inférieur à celui des réfractions connues, par les difficultés inhérentes à l'âge des strabiques, qui rend très souvent impossibles les mesures de l'acuité visuelle.

Les 2.720 cas de réfraction connue se divisent en 1.431 cas avec réfraction exactement égale aux deux yeux, et 1.248 avec réfraction différente.

Les 1.688 cas avec vision notée se divisent en 570 avec vision exactement égale aux deux yeux, et 1.118 avec vision différente.

Les proportions correspondant à ces quantités, sont :

Réfraction égale 52,61 % ; Réfr. différ. 47,39 %
Vision égale 33,76 % ; Vision différ. 66,23 %

De ces pourcentages on déduit, en embrassant toutes les variétés convergentes et divergentes, qu'entre les proportions relatives à la réfraction égale ou différente aux deux yeux, il existe un léger excès en faveur des isométropiques ; mais si petit (5 %), qu'on peut, sans grande erreur, considérer comme équivalentes les proportions entre isométropiques et anisométropiques.

Quant à la vision, on observe que les pourcentages entre ceux qui jouissent d'un degré égal d'acuité aux deux yeux, et ceux qui manifestent des différences entre l'un et l'autre œil, présentent des différences bien marquées, à tel point que le tiers seulement des strabiques ont une vision égale.

De telles proportions, considérées en général, sans tenir compte si le strabisme est convergent ou divergent, périodique ou permanent, alterne ou monoculaire, indiquent : pour la réfraction, une influence étiologique identique en ses proportions, soit égale ou différente aux deux yeux, quelle que soit la nature de la réfraction ; tandis que le degré de l'acuité visuelle, s'éloignant de l'équilibre proportionnel caractéristique de l'état de la réfraction, accuse une influence étiologique indiscutablement plus grande quand il est différent aux deux yeux que quand il est égal.

Si l'on considère les diverses modalités du strabisme horizontal, ainsi que les natures distinctes d'amétropies, on conçoit qu'il est absolument impossible de tirer de ces proportions générales des déductions applicables à chacun des strabismes déterminés. Nous avons seulement établi les relations ci-dessus pour spécifier en une synthèse générale l'état dioptrique et visuel d'un œil relativement à son égalité ou à ses différences avec l'autre, dans le champ général des strabismes.

Chaque variété de strabisme comporte certaines manifestations spéciales par rapport aux relations qui nous occupent. Le tableau suivant démontre les pourcentages respectifs de réfraction et de vision égale et différente aux deux yeux. Nous les avons réunis en deux groupes — alternes et monoculaires — parce que c'est justement dans ces deux formes du strabisme que nous trouverons les éléments fondamentaux, caractérisés par des chiffres bien définis, qui contribueront à élucider pourquoi dans certains cas le strabisme se manifeste aussi bien dans un œil que dans l'autre, alors qu'il a lieu, d'autres fois, toujours dans le même œil.

STRABISME ALTERNE					
		RÉFRACTION DES DEUX YEUX		VISION DES DEUX YEUX	
		Egale	Différente	Egale	Différente
Périodique	Converg.	86,8	13,2	92,1	7,9
	Diverg..	77,8	22,2	83,3	16,7
Permanent	Converg.	71	29	90,1	9,9
	Diverg. .	92	8	94,4	5,6
STRABISME MONOCULAIRE					
Périodique	Converg.	56,9	43,2	41,3	58,7
	Diverg. .	57,6	42,4	56,7	43,3
Permanent	Converg.	48,9	51,1	21,4	78,6
	Diverg. .	27,6	72,4	17,6	82,4

Dans les strabismes alternes, tant dans les périodiques que dans les permanents, et quel que soit le sens de la déviation, on observe que la réfraction et la vision égales aux deux yeux, prédominent de façon très marquée sur ceux avec réfraction et vision différente aux deux yeux.

Si l'on considère le terme moyen des différents pourcentages signalés dans ce tableau, il résulte :

Pour la réfraction : 82 isométropies; 18 anisométropies;
Pour la vision : 90 isopies; 10 anisopies.

Les proportions correspondantes oscillent autour de chiffres très approchants; 82 % des strabismes alternes, quelle qu'en soit la variété, présentent aux deux yeux une réfraction égale; dans 90 %, l'acuité visuelle, aussi, est égale aux deux yeux.

Voilà, justement, la raison primordiale du strabisme alterne : les deux yeux ayant une égale réfraction et le même degré d'acuité visuelle, on conçoit, sans qu'il soit besoin d'autres raisons, que ces sujets peuvent se servir indifféremment et d'une manière alternative de l'un et de l'autre œil.

Dans les strabismes monoculaires, les relations entre la réfraction et la vision sont bien distinctes de ce qu'elles sont dans les strabismes alternes. Dans ceux-ci, les formes périodiques et permanentes ne présentent pas, ainsi que nous l'avons vu, de différences dignes d'être prises en considération comme capables de modifier les proportions au point de vue étiologique ; les pourcentages correspondant aux isométropies et aux isopies se trouvent toujours en prépondérance exagérée. Dans les strabismes monoculaires, en revanche, les deux formes, périodique et permanente, présentent des caractères différents, qu'il convient d'analyser séparément.

La forme *périodique des strabismes monoculaires*, manifeste un excès de 15 % de cas avec réfraction égale sur les cas avec réfraction différente, et cela a lieu aussi exactement dans les mêmes proportions pour les deux variétés, convergente et divergente. Quant à l'acuité visuelle, on observe que la somme des cas convergents et divergents, correspondant aux cas de vision égale, et la somme de ceux de vision différente, donnent respectivement un total tel, que, sans nous séparer beaucoup d'une parfaite égalité, nous pouvons considérer les uns et les autres comme identiques. Mais, de la ressemblance de ces sommes, on ne peut pas déduire que, dans le strabisme monoculaire périodique, les déviations convergentes aussi bien que les divergentes aient une égale proportion de cas avec vision égale et avec vision différente aux deux yeux. On y observe un curieux entrecroisement : dans la variété convergente, la vision différente aux deux yeux prévaut sur la vision égale de quinze cas sur cent; tandis que c'est l'inverse pour la variété divergente, où la vision égale présente une identique différence en excès sur les cas avec vision différente.

Par conséquent, le strabisme monoculaire périodique, quelle que soit la direction de la déviation, se caractérise par une plus grande fréquence de cas avec réfraction égale aux deux yeux (15 % de plus que ceux avec réfraction différente). Il est indubitable que cette plus grande proportion de cas avec réfraction égale aux deux yeux, contribue à ce que, bien que le strabisme convergent ou divergent se manifeste périodiquement et toujours dans un même œil, le sujet puisse jouir, pour certains actes visuels, de la fonction normale de ses deux yeux.

L'acuité visuelle dans la variété convergente démontre que la prédominance de vision égale aux deux yeux n'est pas indispensable pour que le sujet puisse disposer périodiquement de sa vision binoculaire. Quant au plus grand pourcentage de vision égale aux deux yeux dans le strabisme monoculaire périodique divergent, c'est là un fait que nous pourrions traiter de logique, car il est certain que le divergent a naturellement à vaincre des résistances plus fortes que le convergent périodique pour se servir conjointement des deux yeux, raison pourquoi aussi les divergents périodiques sont justement la variété la plus rare de strabisme. De là, vient, que la possibilité de la divergence unioculaire périodique nécessite certaines conditions plus favorables, ainsi que les faits le démontrent.

En définitive, si l'on compare cent strabiques monoculaires périodiques convergents, avec autant d'autres divergents de la même catégorie, on observe que la réfraction égale aux deux yeux prédomine, chez les uns comme chez les autres, de quinze sur ceux de réfraction différente; on observe, en outre, pour la vision, que par une simple coïncidence de chiffres, il existe en excès, dans les convergents 15 cas avec vision différente aux deux yeux, et dans les divergents 15 cas avec vision égale. (En réalité, ce nombre de 15 n'est pas celui qui ressort du tableau, mais nous l'avons pris pour faciliter les explications, car il peut être considéré, à très peu près, comme l'expression de la vérité.)

Les relations comparatives entre la réfraction égale et la différente, ainsi que celles appartenant à la vision dans les *strabismes permanents monoculaires*, présentent en commun, pour leurs deux variétés, convergente et divergente, une prédominance de la réfraction différente, et de la vision différente aux deux yeux, sur les cas avec réfraction et vision égale aux deux yeux. Les deux variétés manifestent des relations assez proches, en ce qui concerne leurs proportions visuelles.

L'excès de cas avec réfraction différente dans la variété convergente est si petit, qu'on peut le considérer comme équivalent aux cas avec réfraction égale aux deux yeux (différence = 2,2). En revanche, la vision différente aux deux yeux est 3,67 fois plus fréquente que la vision égale.

Dans la variété divergente on constate que la réfraction différente est 2,62 fois plus nombreuse que la réfraction égale aux deux yeux; et que la vision différente est 4,68 fois plus commune que la vision égale aux deux yeux.

Par conséquent, les variétés convergente et divergente monoculaires permanentes, se caractérisent, entre tous les strabismes, comme étant celles qui offrent le plus petit nombre de cas avec réfraction égale aux deux yeux, et, surtout, le plus petit nombre avec vision égale aux deux yeux.

CHAPITRE IV

Amblyopie congénitale.

Nous avons dit que l'acuité visuelle a été prise dans 1.688 cas de strabisme, convergents et divergents, et que dans 570 le degré de vision était égal, et que dans 1.178 il était différent.

Les 570 cas avec vision égale aux deux yeux, se distribuent comme suit :

Vision =	1	338 cas
—	0,9 à 0,8	114 —
—	0,6 à 0,5	56 —
—	0,4 à 0,3	40 —
—	0,2 à 0,1	18 —
—	0,05	4 —

On observe que dans plus de la moitié de ces cas, avec vision égale aux deux yeux (59,42 %), l'acuité visuelle est égale à l'unité, et qu'au-dessous de V = 0,5, le nombre des cas est très limité (10,87 %).

Nous avons indiqué, antérieurement, que la vision différente aux deux yeux se présentait dans la proportion de 66,23 %, sur le total des strabismes horizontaux ; dans les deux tiers des cas, par conséquent, une amblyopie plus ou moins forte dans un œil, influe comme cause occasionnelle du strabisme. La moyenne générale de l'acuité visuelle, correspondant à ces cas, est :

Pour l'œil fixateur = 0,88;

Pour l'œil strabique = 0,21.

Tels sont les faits qui résultent de l'observation. Ils démontrent que l'amblyopie unioculaire n'est pas un symptôme fatal dans le strabisme, comme le prouve son absence dans le tiers des cas; mais, que c'est une particularité assez fréquente, et qu'il convient donc de chercher la raison de sa présence, en l'interprétant à la lumière des faits cliniques, afin d'apprécier le rôle qu'elle remplit dans la pathogénie du strabisme.

Si l'amblyopie était une simple conséquence de la déviation de l'œil, il n'y aurait pas de motif pour nous occuper d'elle dans la recherche pathogénique du strabisme. De là vient que nous devons, en premier lieu, établir si l'amblyopie est consécutive au strabisme, ou si elle le précède.

Aucune idée préconçue ne nous anime dans le présent travail; peu nous importe que le strabisme se trouve être une conséquence, et que cela implique, comme quelques-uns le prétendent, une plus grande espérance de succès thérapeutique. Le nombre de cas sur lesquels nous basons notre étude, correspond à un laps de vingt ans, et nous ne supposions pas que les notes recueillies nous dussent servir un jour : elles n'ont donc été influencées par aucun parti pris pathogénique ou thérapeutique. Nous avons recueilli tous les renseignements antérieurement mentionnés dans les différents chapitres correspondant à chaque variété de strabisme, avec la plus honnête sincérité, et nous baserons uniquement sur eux nos déductions, sans nous élever à des hypothèses inductives qui inclinent si facilement, nous le savons, vers ce que l'on désire démontrer.

Nous ne croyons pas que si nos déductions démontrent que l'amblyopie précède le strabisme, ce soit au préjudice de la possibilité de guérir le strabisme, et que cela s'oppose au traitement orthoscopique. La vision binoculaire n'exige pas qu'il y ait acuité visuelle égale ou presque égale aux deux yeux; elle peut avoir lieu avec des acuités visuelles très différentes, ainsi qu'on l'observe à chaque instant dans la clinique. La chose indispensable pour la fonction binoculaire de la vision, c'est la fusion des images; peu importe que l'une d'elles soit moins nettement perçue : pourvu que les images se superposent, la vision binoculaire peut s'exercer. Les traitements orthoscopiques ont justement pour objet d'éveiller l'instinct de la fusion par tous les moyens capables d'exciter un tel acte physiologique. Les lentilles, corrigeant les amétropies, font que les images dessinent avec netteté leur impression rétinienne; l'amblyoscope, excitant avec une plus grande énergie relative la rétine la moins sensible;

le stéréoscope, le diploscope, provoquant la diplopie et unissant les deux impressions, moyennant de longs exercices de tâtonnement, en une seule perception, etc.

Tous ces moyens peuvent servir pour la guérison du strabisme, mais cela ne veut pas dire qu'ils servent à augmenter l'acuité visuelle. La préexistence de l'amblyopie au strabisme, ou, vice versa, l'amblyopie consécutive au strabisme, ne doit pas nous servir de base pour préjuger des résultats plus ou moins favorables dans l'un ou dans l'autre cas.

L'amblyopie, que nous observons si fréquemment dans le strabisme, implique une diminution plus ou moins prononcée de l'acuité visuelle dans l'œil dévié, et se caractérise par un manque absolu de symptômes objectifs ; les milieux sont parfaitement transparents, et les membranes profondes ne manifestent à l'examen ophtalmoscopique aucune altération anatomique.

Du résultat de nos observations, nous sommes absolument convaincu que l'amblyopie précède le strabisme, et, ne pouvant l'attribuer à une maladie acquise, nous la croyons d'origine congénitale. Peu nous importe, d'ailleurs, qu'elle soit causée par telle ou telle disposition des éléments rétiniens, qu'il y ait eu ou non, au moment de la naissance, une hémorragie rétinienne, ou qu'elle soit une altération ou une anomalie des centres nerveux ; nos observations cliniques ne nous indiquent rien sur ces hypothèses, et pour nous former une opinion à cet égard, il nous faudrait recourir à des études d'un caractère étranger à la clinique, dont les résultats seraient toujours des hypothèses plus ou moins discutables.

Quelques-uns des arguments sur lesquels nous fondons notre opinion, que l'amblyopie précède le strabisme et que son origine est congénitale, ont déjà été présentés par d'autres auteurs qui ont soutenu précédemment les mêmes idées ; si nous les répétons, c'est en nous basant strictement sur le résultat de nos observations.

Nous comptons quelques bons résultats relatifs à une bonne acuité visuelle après des opérations de cataractes congénitales. Il est indubitable que, dans ces cas, l'on constate souvent une amblyopie plus ou moins forte, qui obéit, comme la cataracte et autres altérations l'accompagnant d'ordinaire, à des perturbations anomales du développement.

Beaucoup de cataractes traumatiques, acquises dans la première enfance, ainsi que des leucomes centraux adhérents consécutifs à des conjonctivites des nouveau-nés, qui ne permettaient pas la fonction des yeux, ont laissé après l'intervention chirurgicale une acuité visuelle excellente, égale en certains cas à la normale.

Quelques-uns de ces sujets privés de vision pendant longtemps, auxquels nous faisons allusion, sont demeurés jusqu'à vingt ans dans cet état, et prouvent ainsi que le manque d'usage n'a pas été suffisant pour leur produire une amblyopie.

En admettant même qu'on pût soutenir dans ces cas, surtout dans ceux de cataracte congénitale, la théorie *ex anopsia* pour expliquer les amblyopies quand elles existent, cela ne démontrerait pas le mécanisme de l'amblyopie *ex anopsia*, telle que la plupart la considèrent, c'est-à-dire, une diminution de l'acuité visuelle par le fait de la déviation de l'œil. Pouchet (1) sutura à un chien nouveau-né, les paupières d'un œil, après avivement des bords ciliaires ; la vision résulta normale quand plus tard il lui découvrit cet œil. Lodato (2) a répété l'expérience avec des résultats opposés : il pratiqua sur plusieurs chiens nouveau-nés la tarsorraphie dans un œil, et ayant ouvert les paupières au bout de huit mois, il constata chez eux une amblyopie prononcée ; l'autopsie lui révéla que les centres visuels n'étaient pas complètement développés. Mais, en admettant même les résultats de ces expériences, elles ne résolvent pas la question ; il faudrait démontrer que chez un sujet ayant joui de sa vision jusqu'à l'âge de quatre ans au moins, — temps au delà du nécessaire pour le complet développement de tout l'appareil visuel, — l'amblyopie se produirait, par le fait qu'il deviendrait strabique.

Cette forme particulière d'amblyopie n'est pas exclusive aux strabiques ; elle se trouve fréquemment chez des sujets où les mouvements oculaires s'accomplissent en parfaite normalité avec la vision binoculaire ; elle peut se présenter dans un œil ou dans les deux yeux, surtout dans les fortes amétropies.

L'amblyopie peut aussi se manifester aux deux yeux, et à un degré égal, chez des sujets affectés de strabisme : des 570 cas avec vision égale aux deux yeux, 118 présentaient une amblyopie binocularie, depuis V = 0,6 jusqu'à V = 0,05.

(1) Pouchet. — Expériences sur la vue d'un chien. Union méd. n° 90, 1875.

(2) Lodeto. — Gli effetti dell anopsia sullo sviluppo dell' aparato vislvo. Anali di Ottalmologia. XXXII, p. 543.

Les 570 cas avec vision égale aux deux yeux, se distribuent, selon la variété du strabisme, comme suit :

Strabisme	converg.	périodique	monoculaire....	64	cas
—	—	—	alterne	35	—
—	—	permanent	monoculaire....	188	—
—	—	—	alterne	82	—
—	divergent	périodique	monoculaire....	38	—
—	—	—	alterne	5	—
—	—	permanent	monoculaire....	62	—
—	—	—	alterne	17	—

Outre ces cas, on enregistre 64 strabismes convergents, et 15 divergents, tous correspondant à la forme périodique, et dans lesquels il n'est pas consigné s'ils étaient monoculaires ou alternes.

Ces chiffres sont éloquents. Ils démontrent que toutes les variétés de strabisme peuvent exister sans être accompagnées de différences dans le degré de vision des deux yeux. Dans tous ces cas, le strabisme commença pendant les premières années de l'enfance, et dans quelques-uns, où l'acuité visuelle était normale aux deux yeux, les parents disaient que le strabisme datait de la naissance. Comment expliquer que le manque constant d'usage, au moins dans les 250 strabiques correspondant à la forme monoculaire permanente, n'ait pas produit l'amblyopie?

Dans les strabismes périodiques, l'exercice de la vision aux deux yeux n'est pas totalement exclue ; on observe très souvent, néanmoins, de notables différences dans l'acuité correspondant à chaque œil. Dans 129 cas la vision était différente aux deux yeux, tandis qu'elle était égale dans 221. Le nombre de strabismes périodiques avec vision différente ne peut être considéré comme une exception, puisqu'en plus du tiers des cas il existe une amblyopie plus ou moins forte, et cela bien que l'œil amblyopique ne soit pas totalement exclu de la vision, si ce n'est d'une manière intermittente.

Si l'amblyopie était causée par le strabisme, qu'elle fût due soit à l'habitude de neutraliser une image rétinienne gênante, soit à un mécanisme psychique inconscient d'inhibition, soit à une incapacité d'analyser les images rétiniennes et de les transmettre aux centres visuels, ou bien que ces centres s'arrêtassent dans leur développement, obligés qu'ils seraient de faire abstraction des impressions rétiniennes pour éviter les inconvénients de la diplopie, tous les strabiques présenteraient des amblyopies. Or, selon nos observations, 33,76 % ne présentent aucune différence dans l'acuité visuelle des deux yeux. Nous pourrions y ajouter beaucoup de cas avec strabisme convergent permanent monoculaire depuis la première enfance, qui ont conservé une acuité normale au bout de plus de trente ans.

D'ailleurs, pour soutenir que l'amblyopie est venue après le strabisme, il faudrait qu'il existât des observations prouvant qu'avant le strabisme l'œil possédait une bonne acuité normale, et qu'après la déviation il se fût presque subitement affaibli. Il est impossible que l'amblyopie puisse se développer dans un court laps de temps, même en admettant qu'elle fût occasionnée par le défaut d'usage. Nous avons observé un grand nombre de cas avec strabisme convergent monoculaire, dans lesquels, le temps écoulé entre les premiers symptômes strabiques et notre examen, a été trop court pour lui attribuer aucune importance sur le développement de l'amblyopie.

Nous n'avons pas non plus constaté que l'amblyopie augmentât avec le temps, comme cela devrait arriver si elle obéissait au défaut d'usage. L'amblyopie s'est toujours maintenue dans le même état, sans augmenter ni diminuer, et cela dans tous les cas; aussi bien dans ceux où l'on pratiquait journellement des exercices en couvrant l'œil sain, que dans ceux où le strabisme avait disparu moyennant la correction optique, ou encore dans les sujets opérés, chez qui l'œil dévié s'était mis en position normale. Jamais nous n'avons observé de modification dans l'amblyopie ; la seule chose qui puisse se présenter, c'est que les sujets acquièrent la vision binoculaire.

Tout au contraire de ce qui se passe dans les cliniques des hôpitaux, on a l'occasion dans la clientèle particulière d'examiner de temps à autre, et pendant de longues années, les sujets, et c'est sur cette classe de malades que nous basons les observations ci-dessus.

Le Professeur Lagrange, de Bordeaux (1), croit que l'amblyopie est consécutive au strabisme ; il prétend que, chez les sujets affectés de strabisme durant les trois premières années qui suivent la naissance, l'amblyopie est exagérée parce que l'œil s'est dévié avant d'avoir fait l'éducation visuelle, et que, lorsque le strabisme se produit après l'âge de trois ans, l'acuité visuelle se trouve

(1) Lagrange. — De l'amblyopie strabique. Arch. d'Opht. p. 193, Avril 1911.

diminuée proportionnellement au temps écoulé, c'est-à-dire selon l'ancienneté du strabisme.

Lagrange fonde ses conclusions sur 50 cas, divisés en 15 âges différents, les cas correspondant à chaque âge variant de un à sept, et il établit six groupes : au premier, appartiennent les strabiques ayant un an d'ancienneté, auxquels il assigne une acuité entre l'unité et la demie ; au dernier, ceux existant depuis dix ans et plus, avec une acuité comprise entre un dixième et un vingtième. Entre ces deux groupes extrêmes, il échelonne les quatre groupes intermédiaires.

Nous ne discuterons pas cette assertion, que l'acuité visuelle est d'autant plus faible que la déviation est survenue plus tôt : c'est une pétition de principe, qui n'oblige pas à croire que l'amblyopie soit une conséquence du strabisme. On pourrait dire, tout aussi bien : que plus forte est l'amblyopie congénitale, plus tôt se produira le strabisme. Il serait cliniquement plus logique de penser qu'un des deux symptômes préexiste congénitalement, que d'admettre que tous deux sont acquis, amblyopie et strabisme.

Le fait soutenu par divers auteurs que les amblyopies des strabiques sont susceptibles de s'améliorer au moyen d'exercices, nous ne l'avons pas constaté dans notre longue pratique. Les sujets avec amblyopie, obligés de se servir de l'œil défectueux, apprennent à l'utiliser, mais leur acuité visuelle se maintient toujours identique, comme nous l'avons déjà indiqué. Nous avons eu l'occasion d'examiner à diverses reprises des sujets strabiques depuis l'enfance, qui, par suite d'une maladie ou d'un accident traumatique, avaient perdu la vision de l'œil sain, et qui n'ont pas amélioré, au bout de quinze ans, vingt ans et plus, l'amblyopie de l'œil antérieurement dévié, malgré l'exercice forcé et continu auquel ils s'étaient trouvés obligés.

Nous possédons quelques observations de sujets chez qui nous avons pratiqué l'examen minutieux de la réfraction et de la vision et qui, depuis, devinrent strabiques; mais, le nombre en est insuffisant pour tirer des conclusions, n'eussent-elles même que le mérite de la quantité. De toutes manières, nous n'avons jamais observé dans ces cas de changement du pouvoir visuel en aucun sens.

Il va sans dire que la mesure de l'acuité visuelle doit être précédée de la plus parfaite correction des défauts dioptriques. Il est évident, en effet, que si l'on mesurait l'acuité visuelle des strabiques sans une correction appropriée de la réfraction, le nombre des amblyopies non seulement serait plus grand que celui qui ressort de nos observations, mais il se prêterait aussi, plus tard, avec des examens mieux pratiqués, à faire croire à des changements favorables dans l'acuité visuelle.

On devra prendre les plus grandes précautions dans cet examen, afin de ne pas commettre d'erreurs qui, même chez l'esprit le moins partial, pourraient favoriser telle ou telle hypothèse. Exemple, entre autres, un hypermétrope avec strabisme convergent de l'œil droit : la réfraction par la skiascopie étant corrigée, nous examinons l'acuité visuelle de l'œil gauche. Il peut arriver que le sujet ne réussisse pas à voir les derniers caractères de l'échelle; nous changeons les verres, etc., jusqu'à ce que nous rencontrions celui qui procure la meilleure vision. Nous procédons ensuite pour l'œil strabique, et il résulte que l'acuité visuelle dans un examen précédent était $V = \frac{1}{4}$, et qu'elle présente maintenant $V = \frac{1}{2}$. On pourrait croire qu'il s'est produit une amélioration, et que les moyens conseillés à cet effet ont donné un bon résultat, et l'on compterait ce cas comme une preuve que l'amblyopie est susceptible de s'améliorer. Or, cette prétendue amélioration n'existe pas ; l'acuité visuelle s'est toujours maintenue égale à $\frac{1}{4}$; l'erreur est imputable à une inconsciente bonne intention du malade qui avait appris par cœur les caractères, ou, du moins, les déchiffrait par leur configuration générale quoique diffuse, mais aidé de la mémoire qu'il en gardait. Si l'on changeait les optotypes, il accusait $V = \frac{1}{4}$.

Cet exemple est un fait assez commun, et qui démontre qu'il faut commencer toujours l'examen par l'œil strabique, à moins que l'on ne préfère employer, pour chacun, des optoptypes différents.

Les auteurs qui soutiennent l'opinion que l'amblyopie s'acquiert, la fondent principalement sur l'observation de quelques cas où ils ont constaté une amélioration de la vision, moyennant des exercices de l'œil strabique. Mais, il faudrait démontrer que l'amélioration dépend uniquement et exclusivement d'une moins grande faiblesse de la vision consécutive à ces exercices, et non point à d'autres motifs, tels que l'éducation d'une incapacité de la fonction visuelle due à une insuffisance exagérée de l'accommodation, ou à un épuisement rétinien rapide qui empêche de suivre le moindre travail. Une autre cause, qui compromet la fonction de l'œil strabique, consiste en ce qu'il est obligé de contrarier sa position de meilleure adaptation. Alfr. de Graefe donne l'exemple suivant : si un œil avec strabisme convergent de 20° à 30°, se redresse momentanément pour la vison, il se trouve dans les mêmes conditions qu'un œil normal que l'on forcerait de regarder dans une abduction de 20° à 30°. Quiconque fera l'expérience indiquée par Grafe, notera que le champ visuel s'obscurcit alors très vite, et qu'en même temps l'œil devient douloureux. Ainsi s'explique, que des cas de ce genre aient probablement contribué à la croyance à une brusque et notable amélioration de la vision, immédiatement après une intervention chirurgicale.

En réalité, les opérations, la correction optique et les divers exercices, peuvent modifier favorablement les conditions fonctionnelles de la vision, en permettant une plus grande capacité de travail après un apprentissage plus ou moins long d'adaptation, mais sans que tout cela importe une véritable augmentation de l'acuité visuelle.

Les partisans de l'amblyopie *ex anopsia* sont eux-mêmes obligés d'accepter pour quelques cas l'origine congénitale. Prétendre faire la différence entre une amblyopie congénitale et une amblyopie acquise par défaut d'usage, sous prétexte qu'elles se distinguent par le degré de la diminution visuelle, est chose impossible à soutenir, car les preuves cliniques en manquent absolument. L'amblyopie congénitale ne se caractérise pas par une diminution déterminée d'acuité ; on peut y observer tous les degrés, depuis le déficit le plus petit jusqu'au scotome central absolu. Il faudrait qu'on eût pris l'acuité visuelle chez les enfants, non seulement quand la vision défectueuse est constatée, mais aussi auparavant ; de manière à présenter un certain nombre de cas où le pouvoir visuel normal primitif diminua, sans que fût intervenue aucune altération objective pathologique.

Existe-t-il quelque relation entre l'amblyopie et l'état de la réfraction chez les strabiques ? Dernièrement, le docteur Caillaud (1), se fondant sur l'étude de 78 cas, a cherché quelles relations pourraient se trouver entre le degré de l'anisométropie et celui de l'amblyopie. Il a constaté que seules les amétropies faibles, ou les grandes différences de réfraction, étaient accompagnées de fortes amblyopies, tandis que, dans les anisométropies moyennes, il n'existait pas d'amblyopies sérieuses. Il prétend, que le degré de l'amblyopie tend à être en sens inverse du degré de l'anisométropie : l'amblyopie est d'autant plus prononcée, dit-il, que la différence de réfraction entre les deux yeux est moindre.

Il explique l'amblyopie chez les anisométropes, en disant : que l'image produite dans l'œil qui ne s'adapte pas à la vision est floue, et que la gêne est d'autant plus grande que cette image se trouve plus proche de la netteté. Dans les anisométropies élevées, plus ou moins accentuées, il suffira d'une amblyopie légère pour atténuer la partie incommode de l'image floue, car étant très confuse elle sera vue avec peu de netteté. Par conséquent, selon le docteur Caillaud, l'amblyopie dans les anisométropies provient du besoin de diminuer la gêne pro-

(1) Caillaud, — Contribution à l'étude de la pathogénie des amblyopies *ex anopsia* et du strabisme. Ann. d'Oculist. CXLIV, p. 385.

duite par une image aux contours indécis, qu'il faut éloigner des limites de la vision distincte pour qu'elle n'incommode pas.

Les 78 observations, sur lesquelles se basent ses études, ont été réparties en 25 groupes, dont 8 sans aucun cas ; le nombre de cas correspondant à chaque division résulte trop insignifiant pour approcher de la vérité et permettre d'établir des conclusions générales.

Nous avons classifié 1.499 cas, que nous avons distribués dans la même forme que Caillaud ; nous pourrons ainsi constater si les relations qu'il mentionne existent réellement. Nos observations correspondent indifféremment à toutes les variétés de strabisme, et nous avons laissé de côté tous les cas où la diminution de la vision répondait à quelque cause qui ne fût pas l'amblyopie sans lésion d'aucune sorte.

Dans des chapitres précédents, nous avons examiné les relations entre le degré de la réfraction et celui de la vision respective ; nous ferons maintenant une étude synthétique, sans tenir compte du sens de la déviation, ni de la variété du strabisme ni de sa forme, à l'effet de vérifier, non point tant l'hypothèse de Caillaud sur l'origine de l'amblyopie, qui nous paraît contraire aux plus élémentaires exigences physiologiques, mais les fondements qui lui ont servi à élaborer son explication sur la fréquence de l'amblyopie chez les strabiques. Nous rechercherons donc, si réellement les amblyopies sont plus fréquentes dans les faibles degrés d'anisométropie, et s'il existe une relation inverse entre le degré de l'amblyopie et celui de l'anisométropie.

Nous avons fait observer, en traitant particulièrement de ces relations dans chaque variété de strabisme, qu'en réalité, le nombre absolu de sujets présentant une amblyopie, était dans une progression inverse au degré de l'anisométropie. Le tableau général ci-dessus embrasse tous les cas où la réfraction et l'acuité visuelle ont été mesurées; nous y observons : qu'à mesure que l'anisométropie est plus grande, le nombre total et absolu des sujets amblyopiques est moindre; et aussi, que le nombre des sujets sans amblyopie marche dans le même sens, avec cette particularité que la raison mathématique de la progression inverse est beaucoup plus grande pour ces derniers.

ANISOMÉTROPIES	AMBLYOPIES Nulle	Faible	Moyenne	Forte	Très forte
Nulle	388	125	47	56	88
Faible de 1 D à 2 D .	133	150	48	50	65
Moyenne de 2 D à 4 D .	37	65	28	23	46
Forte de 4 D à 8 D .	8	23	20	18	26
Très forte de 8 D à 10 D .	2	13	8	12	20

Si l'on prétendait donc démontrer que les amblyopies sont plus fréquentes dans les degrés faibles d'anisométropie, en se basant sur les chiffres indiqués à ce tableau, sous prétexte qu'à mesure que le degré des anisométropies augmente, le nombre des sujets *avec amblyopie* diminue, — nous démontrerions, avec le même argument des chiffres, qu'à mesure que le degré des anisométropies augmente, le nombre des cas *sans amblyopie* diminue, comme l'indiquent les chiffres de la première colonne. Cette dernière démonstration prouverait que l'amblyopie est d'autant plus rare que la différence de réfraction entre les deux yeux est moindre, — c'est-à-dire, tout le contraire de ce que prétend le docteur Caillaud.

Considérés isolément, les chiffres absolus manquent de valeur comparative, chacun d'eux faisant partie d'une seule famille. Dire, par exemple, que les 65 amblyopies très fortes correspondant au groupe des anisométropies faibles, représentent une valeur plus grande que les 46 amblyopies très fortes du groupe suivant, et ainsi de suite, ce serait méconnaître que ces chiffres sont une composante particulière d'une série composée de plusieurs groupes individuels. En effet, les 65 amblyopies du premier groupe correspondent à un total de 446 cas, et les 46 du second groupe à 199 cas, équivalant donc le premier à une proportion de 14,57 %, et le second à une proportion de 23,11 %. Un tel exemple démontre l'erreur que l'on commet en considérant les chiffres absolus; il démontre aussi que, pour vérifier l'influence du degré des anisométropies sur la fréquence des amblyopies et sur leur degré, il faut considérer les proportions relatives à chaque groupe.

Le tableau suivant donne les proportions centésimales correspondant à 100 cas de chaque groupe anisométropique.

ANISOMÉTROPIES		AMBLYOPIES				
		Nulle	Faible	Moyenne	Forte	Très forte
	Nulle	55,11	17,75	6,67	7,95	12,50
	Faible	29,82	33,63	10,76	11,21	14,57
	Moyenne . . .	18,59	32,65	14,07	11,55	23,11
	Forte	8,42	24,21	21,05	18,94	27,36
	Très forte . . .	3,63	23,63	14,54	21,81	36,36

En analysant ces pourcentages, on découvre :

1° Que le nombre de strabiques sans amblyopies, est d'autant plus fréquent, que l'anisométropie est moins prononcée; depuis 3,63 % chez les sujets avec différences de 8 D. à 10 D. dans la réfraction des deux yeux, jusqu'à 55,11 % dans ceux qui ne présentent pas d'anisométropie.

2° Que dans les strabiques avec réfraction égale aux deux yeux, les amblyopies à leurs divers degrés se trouvent proportionnellement en nombre moindre que chez les sujets avec anisométropies ;

3° Que les amblyopies faibles et les moyennes présentent, respectivement, des pourcentages qu'on peut considérer comme égaux pour tous les degrés d'anisométropie, avec cette particularité que l'amblyopie faible offre un nombre de cas double que l'amblyopie moyenne;

4° Que les amblyopies fortes et très fortes, sont d'autant plus fréquentes que le degré des anisométropies est plus grand.

Pour compléter l'interprétation des tableaux démonstratifs des relations anisométropiques avec les amblyopies, nous ajouterons quelques particularités, qui, en nous dispensant de plus longues explications, démontreront que les amblyopies ne s'acquièrent point par le simple fait de différences dioptriques entre les deux yeux.

Chez 316 strabiques, avec amblyopies de différents degrés, il n'existait pas d'anisométropie. Chez 180 autres strabiques, c'était l'inverse: ils présentaient des anisométropies sans accompagnement d'amblyopies. Ces deux groupes forment un total de 496 cas, c'est-à-dire le tiers du total de ceux qui constituent les dits tableaux, et par conséquent ils se trouvent en proportions trop élevées pour être considérées comme des exceptions.

Il peut arriver aussi, que, chez des strabiques anisométropiques, l'œil fixateur présente une amétropie plus marquée que l'œil dévié, et qu'il existe une amblyopie précisément dans l'œil ayant les meilleurs conditions dioptriques. Nous comptons 127 exemplaires de cette nature, dont nous avons rapporté les détails dans la première partie de ce travail ; ils se distribuent comme suit :

Strabisme convergent périodique......	21	cas
— — permanent......	81	—
— divergent périodique........	4	—
— — permanent........	21	—

L'acuité visuelle correspondant à l'œil fixateur, calculée sur tous ces cas, donne une moyenne de V = 0,88, et celle correspondant à l'œil dévié V = 0,25.

On ne peut discuter ce fait général, que l'amblyopie chez les strabismes, quand elle existe, accompagne ordinairement l'œil le plus amétropique.

On s'explique, sans besoin de recourir à des détails bien connus, que, s'agissant d'yeux amétropiques, plus grand sera le degré de l'anisométropie, plus l'un des yeux s'écartera du type normal, et moindres seront leurs aptitudes fonctionnelles. Mais, cela ne veut pas dire, que l'amblyopie ne soit pas relativement fréquente chez des sujets avec réfraction égale aux deux yeux, comme nous l'avons déjà indiqué, et qu'on ne puisse l'observer aussi dans l'œil le moins amétropique.

De même qu'il y a des strabismes avec ou sans amblyopies, il y a aussi des amblyopies sans strabismes. Nous ne nous sommes donc occupés que d'une portion limitée du chapitre correspondant à l'amblyopie, nous bornant aux amblyopies chez les sujets avec strabisme. Circonscrits de la sorte, nous arrivons aux conclusions suivantes :

I. — L'amblyopie, à ses différents degrés, s'observe dans les deux tiers des strabismes fonctionnels horizontaux.

II. — L'amblyopie est d'origine congénitale ; elle précède le strabisme, et n'en est jamais une conséquence.

III. — L'amblyopie se maintient toujours égale : elle n'augmente ni ne diminue.

IV. — L'ancienneté du strabisme n'influe pas sur le degré de l'amblyopie.

V. — L'amblyopie présente quelques particularités relativement à l'état dioptrique des yeux : les strabismes isométropiques sont ceux qui présentent la moindre proportion d'amblyopies; dans les anisométropies, plus fort est le degré, plus fortes et plus nombreuses sont les amblyopies.

CHAPITRE V

Théories pathogéniques.

Avant de décrire notre manière d'interpréter le mécanisme génétique du strabisme, nous signalerons sommairement les principaux types de théories, en démontrant qu'elles indiquent en général des faits symptomatiques plus ou moins isolés, qui pourraient, tout au plus, être considérés comme des motifs étiologiques. Quelques-unes se basent sur les différences d'acuité visuelle, d'autres sur des altérations musculaires, sur la position anatomique de repos, sur l'état de réfraction, sur des perturbations de l'accommodation et de la convergence, sur des altérations nerveuses centrales, sur des vices de développement de la vision binoculaire, etc.

Toutes les théories contiennent des faits qui, bien que revêtus et quelquefois défigurés d'hypothèques plus ou moins problématiques, ont contribué à établir scientifiquement les bases d'un traitement rationnel, en traçant à notre conduite des démarcations pour le meilleur choix du procédé thérapeutique dans chaque cas particulier.

Pour commencer comme tout le monde en suivant la tradition, nous citerons De La Hire, mais uniquement au point de vue historique. Cet auteur pensait que le strabisme se produisait parce que la partie la plus sensible de la rétine ne correspondant pas à la prolongation ordinaire de la ligne visuelle, l'œil se déviait afin de faire coïncider cette ligne avec la partie la plus sensible de la rétine mal placée.

Buffon (1), étudiant ses propres impressions, car il souffrait de strabisme divergent, dit que le strabisme est produit par *une inégalité dans les yeux*. Il essaie de démontrer que les yeux dévient instinctivement, parce que les impressions rétiniennes inégales résultent plus incommodes que quand fonctionne seulement l'œil le plus fort ; de sorte que l'œil le plus faible dévie jusqu'à une situation où il ne peut pas gêner. Buffon n'indique pas si l'inégalité des yeux se rapporte à la réfraction ou à l'acuité visuelle.

On observe communément des sujets sans strabisme, ayant des différences notables dans la réfraction ou dans l'acuité visuelle, ou dans l'une et l'autre à la fois. La théorie de Buffon serait d'ailleurs invalidée par le grand nombre de strabiques chez qui la réfraction et l'acuité visuelle sont complètement égales aux deux yeux.

Les résultats de la myotomie, vulgarisée par Dieffenbach en 1840, dans le traitement du strabisme, influèrent

(1) **Buffon.** — **Sur la cause du strabisme ou des yeux louches. Mém. de l'Académie, 1743.**

longtemps sur les théories pathogéniques, l'opinion s'enracinant que le strabisme était causé par une perturbation purement musculaire, opinion qui compte encore aujourd'hui quelques partisans.

De Graefe (1) disait : « Cette affection doit être considérée comme une disproportion entre la longueur moyenne des muscles. Peu importe pour le symptôme que cette inégalité résulte d'une insertion anormale des tendons ou de modifications de la structure des muscles. » La perturbation musculaire se caractérise par une diminution dans la longueur d'un muscle, tandis que l'antagoniste s'allonge proportionnellement.

Pour expliquer le strabisme périodique, il prétend que l'altération pathologique du muscle est en voie de développement, et que si la déviation de l'œil ne se produit pas dès le principe d'une manière permanente, c'est sous l'influence de la résistance que lui oppose la vision binoculaire ; mais, qu'elle pourrait se produire par suite d'une maladie capable d'affaiblir l'innervation, ou dans le cas où la vision se troublât. De Graefe ajoute, que : « (le strabisme convergent périodique) empêchant, chez les malades de ce genre, la vision binoculaire, en plaçant la main devant l'un des yeux, il se manifeste chez la majeure partie d'entre eux une déviation très apparente de l'œil couvert. Cela prouve qu'il existe une tendance habituelle à la déviation, tendance qui est neutralisée par l'influence de la vision binoculaire sur la position des yeux ».

Si de Graefe s'était préoccupé de la pathogénie, peut-

(1) Alb. Graefe. — Recherche sur le strabisme et les opérations qu'il réclame. Trad. A. von Biervliet (de Bruges). Ann. d'Oculist., 1861 et 1862.

être eût-il découvert les relations que démontra peu après Donders, entre les hypermétropies et le strabisme convergent.

De Graefe reconnaît que l'accommodation exerce une certaine influence sur le degré de l'extension de la déviation ; mais il nie qu'elle en soit la cause directe, obsédé qu'il était par ses idées chirurgicales.

En traitant du strabisme périodique qui se manifeste dans la vision à courte distance, il dit : « Il n'est pas rare de voir survenir, lorsqu'on fait lire ces malades, un strabisme convergent exagéré. La même chose a lieu lorsqu'on leur fait regarder des objets éloignés à travers des verres concaves, car la réfringence de l'œil doit être augmentée pour compenser les verres. En faisant regarder des objets proches à travers des verres convexes, le strabisme ne se manifeste que pour une certaine distance, et souvent l'on n'observe aucune déviation. Ces phénomènes, qui se produisent également quand on couvre l'œil strabique, doivent dépendre de l'accommodation, probablement de l'augmentation de résistance des muscles qui résulte de l'augmentation de réfringence des yeux. La tension plus forte des muscles éveille dans le muscle altéré une tendance vague à se contracter anormalement. »

En résumé, le strabisme convergent commence, d'après Graefe, d'une manière active, jusqu'à ce qu'il se transforme en position de repos quand les altérations de structure du muscle droit interne ont complété leur développement. Il caractérise, au contraire, le strabisme divergent par une insuffisance passive des droits internes, sous la contraction des droits externes, chaque fois plus énergique, à l'effet d'éloigner les doubles images du champ central.

Giraud-Teulon (1), en France, comme Graefe en Allemagne, prétend que le strabisme concomitant dépend d'un état du tissu musculaire, caractérisé par une disproportion dans la longueur ou dans le développement. Il fonde cette opinion sur ce que la déviation primitive et la secondaire étant d'extension identique et obéissant à une même influence nerveuse, l'anomalie est d'ordre anatomique et n'est pas liée à l'innervation.

Giraud-Teulon admet l'explication de Donders pour le strabisme divergent; mais il donne une grande importance à la petitesse de l'angle *a*, qui représente, selon lui, la prédominance native des muscles abducteurs. Quant au strabisme convergent des hypermétropes, il l'explique en adoptant une hypothèse semblable : l'angle *a* en excès, indique la prédominance native des forces adductrices.

La petitesse de l'angle *a* chez les myopes est le motif pourquoi, lorsque les lignes de regard se trouvent en parallélisme, le balancement musculaire résulte en adduction, et par conséquent, lorsque les muscles se placent dans leurs relations d'équilibre naturel, les lignes de regard se disposent en divergence. L'excès de l'angle *a* chez les hypermétropes produit l'effet contraire: les lignes de regard se dirigent en convergence.

Ces particularités de l'angle *a*, avaient été déjà signalées par Donders, mais seulement à titre prédisposant du strabisme.

(1) Giraud-Teulon. — Leçons sur le strabisme et la diplopie. Paris 1863.

Giraud-Teulon conclut en disant que, dans l'hypermétropie, il existe une insuffisance des droits externes, et dans la myopie, une insuffisance des droits internes, et que ce sont là les causes du strabisme convergent dans la première, et du strabisme divergent dans l'autre.

Nous ne nous arrêterons pas à discuter l'hypothèse de Giraud-Teulon, que les dimensions de l'angle *a* représentent une prédominance native de tel ou tel muscle ; tout au plus, pourrait-on les considérer comme des auxiliaires dans le développement du strabisme, chez des sujets prédisposés. Ce sont là de simples constatations de faits, mais ce n'est pas une explication pathogénique du strabisme.

Schweigger ne doute pas que la majeure partie des strabismes soient causés par une prédominance musculaire, due à une élasticité plus grande. Il admet, comme cause facilitant le strabisme, la disposition de l'angle *a* signalée par Donders, spécialement chez les hypermétropes ; il n'oublie pas l'influence des amblyopies ; et il ajoute que quelquefois le strabisme convergent demeure comme une relique d'une paralysie antérieure de l'abducent, comme l'avait indiqué antérieurement de Graefe. Il croit que le strabisme peut, dans quelques cas qui ont souffert des kératites, avoir commencé comme un réflexe, et que la déviation reste permanente en conséquence des taches de la cornée.

Selon le professeur Stilling (1), le strabisme est simplement l'abandon de la vision binoculaire, par lequel un œil reste perpétuellement dans la position correspondant à son état de repos. Pour l'hypermétrope, celle-ci serait

(1) Stilling. — De l'origine du strabisme. 1888.

dans la plupart des cas la convergence, pour l'emmétrope également, et ce serait la divergence pour le myope.

De sorte que, lorsque pour des motifs de réfraction ou d'amblyopie, un œil cède dans la lutte en contrariant l'instinct de la fixation binoculaire, le strabisme se produit passivement, l'œil se plaçant dans la position de repos.

Quand l'état de repos est la divergence, les droits internes se contractent pour maintenir le parallélisme ; dans la vision de près, la contraction augmente proportionnellement. Si la position de repos est la convergence, les droits externes entrent en contraction pour la vision lointaine. Selon Stilling, le relâchement de ces muscles par fatigue donne lieu au strabisme.

Pour expliquer comment il n'y a pas de strabisme chez la majeure partie des hypermétropes et des myopes, il invoque la tendance naturelle à la vision binoculaire comme le principal obstacle contre les déviations, et il admet que, dans l'intérêt de cette fonction, ces sujets demeurent soumis aux lois de l'accommodation relative, apprenant à augmenter ou à diminuer ses limites.

Cette théorie est basée sur un fait mal interprété ; le degré du strabisme ne peut, en effet, être considéré comme l'état de repos correspondant à cet œil avant l'apparition du strabisme. Il est possible qu'avant que ne se produise un strabisme convergent ou divergent, l'état de repos manifestât les lignes de regard convergentes ou divergentes, mais on n'en peut déduire que le degré du strabisme représente cette position de repos. Cette théorie ne prouve d'ailleurs pas que, dans tous les cas où se produit le strabisme, la direction de repos oblige fatalement à une déviation dans le même sens. Le strabisme, comme nous le démontrerons avec notre théorie, peut se produire en sens contraire à la direction correspondant à la position anatomique ou de repos des yeux.

En outre, rien n'appuie l'hypothèse que les déviations obéissent passivement à un relâchement musculaire du côté opposé à la déviation, plutôt qu'à une contraction du côté de la déviation. Si, au lieu d'être provoqué par un relâchement, le strabisme l'était par une contraction, il est certain que le degré du strabisme serait plus grand que s'il correspondait à un simple état de repos. Nous savons tous que le strabisme convergent, par exemple, débute chez les enfants au moment où ils commencent à faire plus usage de la vision proche. Or, selon la théorie de Stilling, le strabisme convergent, pour être logique avec la théorie, devrait se produire chez les sujets qui n'emploient pas la vision à courte distance, mais qui, au contraire, regardent au loin ; chez ces derniers, les droits externes travailleraient, et obligés de vaincre la convergence de repos ils se fatigueraient, et leur relâchement donnerait lieu au strabisme convergent. Bien que d'une manière indirecte, cet exemple supposé contrarie l'observation commune ; il s'oppose à l'hypothèse d'un relâchement, car les droits internes étant ceux qui travaillent pour voir de près, leur relâchement devrait produire un strabisme opposé à celui que l'on constate.

De toutes manières, les faits indiqués par Stilling, en mettant de côté les erreurs d'appréciation qu'il peut avoir commises quant à la position de repos véritable des yeux, ainsi que ses hypothèses, ces faits, disons-nous, ouvrent de nouveaux aperçus.

Toutes les théories musculaires, quelle que soit l'interprétation sur l'état des muscles — allongés, raccourcis, plus élastiques, plus développés, avec une prédominance native, une insuffisance, une plus grande tension, un relâchement, etc. — considérés sans que la plus petite influence nerveuse intervienne dans leurs manifestations strabiques, sont en contradiction avec les faits d'observation courante, comme on le déduit spécialement des mouvements latéraux, dont les excursions permettent des latitudes allant jusqu'à 40° et 50°, sauf de légères réductions imputables à des retractions secondaires. Comment expliquer la disparition d'un strabisme convergent sous l'action du chloroforme, et qu'il puisse même s'invertir, ainsi que nous avons eu l'occasion de l'observer, si l'on prétend que les muscles maintiennent passivement l'œil en adduction? Cette disparition suffirait à démontrer, sans besoin de recourir à d'autres arguments, que même en acceptant certains faits mentionnés, des activités nerveuses doivent intervenir, sans lesquelles la question pathogénique du strabisme se réduirait à prédire quelle position prendraient les yeux si le sujet devenait aveugle, ou, mieux encore, quelle serait leur position après sa mort.

Jusqu'à Donders (1), personne n'avait donné grande importance aux différents états de la réfraction dans l'étiologie du strabisme. Cet auteur étudia 160 cas de strabisme convergent, et il trouva que dans 133 il existait de l'hy-

(1) Donders. — Mémoire sur la pathogénie du strabisme. Traduct. A. van Biervliet. Annales d'Oculistique, tome 50, page 205. 1863.

permétropie, laquelle équivalait le plus souvent de 1,25 D. à 3,50 D.; rarement elle atteignait 5 D. ou plus. Il observa aussi, que la myopie était l'état le plus fréquent dans le strabisme divergent. De ces faits, il déduisit : 1° que le strabisme convergent résulte le plus souvent de l'hypermétropie ; 2° que le strabisme divergent est très fréquemment consécutif à la myopie.

Les hypermétropes, pour voir de près avec netteté, peuvent se trouver obligés d'employer toute ou presque toute leur accommodation relative ; ils ont donc une tendance à la convergence. Donders dit : « La relation entre l'hypermétropie et le strabisme convergent est évidente ; en raison de ce que l'hypermétropie est plus facilement supportée par une forte convergence, on sacrifie la vision binoculaire pour permettre à l'un des yeux de voir plus nettement et plus longtemps les objets rapprochés (1) ».

Le strabisme convergent est une complication peu fréquente, relativement au nombre des hypermétropes, qui constituent l'état de réfraction le plus commun. Donders explique l'absence du strabisme par la nécessité de voir simple, c'est-à-dire par l'aversion à la diplopie ; il dit, que certaines circonstances sont requises pour que le strabisme se produise chez les hypermétropes : les unes diminuant la valeur de la vision binoculaire, telles que les différences congénitales de l'acuité visuelle ou de la réfraction, les leucomes, etc.; les autres favorisant la convergence des lignes visuelles, telles qu'une augmentation congénitale dans le pouvoir convergent, un angle *a* de

(1) Donders. — Les Anomalies de la réfraction de l'œil et leurs suites. Trad. Monoyer, 1865.

plus grande valeur qui prédispose à la convergence. Il reconnaît que plus petite est l'extension de l'accommodation et plus grand l'angle *a*, moindre sera le degré d'hypermétropie nécessaire pour que le strabisme convergent se manifeste. Il dit, en outre, que dans le strabisme convergent permanent, les deux droits internes se raccourcissent, les droits externes se relâchant ; de sorte que le strabisme, dynamique au commencement, se transforme plus tard en organique.

La théorie de Donders n'explique pas le strabisme convergent chez les emmétropes ni chez les myopies. Dans l'hpermétropie même, il a dû faire des réserves pour expliquer certaines exceptions qu'il a cru rencontrer : par exemple, il dit que dans les hypermétropies fortes le strabisme convergent se produit rarement, et il l'explique comme suit : « Le pouvoir d'accommodation est impuissant à produire la formation d'images nettes, même avec une convergence anormale des yeux, et les sujets s'exercent avec plus de profit à se rendre compte des objets à l'aide d'images imparfaites, qu'à corriger ces images par la convergence forcée des lignes visuelles. »

A la rigueur, selon le mécanisme théorique de Donders, les fortes hypermétropies ne devraient pas échapper à la règle ; car, outre qu'elles présentent un plus grand défaut dioptrique, leur angle *a* est plus prononcé.

Malgré la construction imparfaite de la théorie, Donders, sans rejeter complètement les altérations musculaires, apporta un nouvel élément, et de grande valeur, pour la solution de l'obscur problème pathogénique, en démontrant que les troubles de l'innervation pouvaient modifier les tensions musculaires et provoquer le strabisme convergent. Mais, les membres de l'équation n'étaient pas complétés, raison pourquoi il ne put résoudre une série de faits se rapportant au strabisme convergent même, et moins encore généraliser sa théorie pour expliquer tous les strabismes, quel que soit l'état de la réfraction.

Donders n'a pas su déterminer, que les relations dynamiques devaient partir de ce que nous avons proposé d'appeler l'*adaptation statique*, c'est-à-dire du point de repos de la convergence qui varie dans chaque cas suivant la position de repos des yeux, et du point de repos de l'accommodation qui varie dans chaque cas suivant la réfraction statique des yeux. L'omission de ces circonstances est la raison pour laquelle la théorie de Donders n'est applicable, sauf encore de nombreuses exceptions, qu'à l'explication pathogénique du strabisme convergent des hypermétropes.

Quelques auteurs ont prétendu appliquer la théorie de Donders au strabisme divergent chez les myopes, en disant, que ceux-ci n'ayant pas besoin de faire d'efforts d'accommodation pour voir de près, n'influençaient pas la convergence, d'où la raison de la divergence. Une telle interprétation a les mêmes vices que ceux signalés pour le strabisme convergent.

Mais le plus curieux, c'est que Donders a expliqué le strabisme divergent d'une manière différente. Selon lui, le strabisme convergent des hypermétropes est le résultat d'une victoire sur l'asthénopie accommodative, tandis que le strabisme divergent se produit passivement pour éviter l'asthénopie de la convergence. Il a expliqué avec ce concept, la pathogénie du strabisme divergent chez les myopes, en se basant sur la difficulté qu'offrent les yeux myopes, à cause de leur forme ellipsoïdale, pour la convergence, qu'ils sont obligés de maintenir avec exagération pour voir nettement à des distances rapprochées. La petitesse de l'angle *a*, qui peut arriver jusqu'à être négatif, s'ajoute encore pour exiger une plus grande convergence.

Ces conditions entraînent une insuffisance réelle des droits internes, qui, jointe à une prépondérance des droits externes, admise par Donders, provoque d'abord une exophorie, ou strabisme latent, qui se convertit plus tard en strabisme périodique, puis en strabisme permanent. A tout cela, s'ajoutent les différences visuelles et les anisométropies qui favorisent encore l'établissement du strabisme divergent.

Cette interprétation ne peut pas s'adapter aux strabismes divergents chez les sujets emmétropes et chez les hypermétropes. Les faits indiqués par Donders peuvent donc être suffisants à expliquer la divergence dans certaines myopies, principalement dans les myopies élevées; mais, les symptômes mentionnés ne forment qu'une série d'observations cliniques, qui peuvent être uniquement considérées comme des causes occasionnelles du strabisme divergent.

En définitive, les faits cliniques appréciés par Donders, ne constituent pas une explication ; ils ne forment pas un corps de doctrine suffisant pour formuler une théorie générale sur l'origine du strabisme concomitant, non plus qu'une théorie partielle embrassant tous les strabismes convergent, ou les cas avec strabisme divergent.

Une théorie partielle, uniquement pour le strabisme convergent et spécialisée pour les hypermétropes, a été imaginée par Javal, qui a cru démontrer avec elle la raison pourquoi tous les hypermétropes ne sont pas strabiques. Il la fonde sur une insuffisance de l'accommodation. « Le strabisme convergent, dit-il, repose sur une anomalie de l'accommodation, et non pas sur une anomalie de la réfraction, il se développe plus facilement chez les sujets hypermétropes ; mais l'hypermétropie n'est qu'une circonstance favorable au développement du mal, dont la cause réside dans une parésie de l'accommodation. » Le motif le plus fréquent de telles parésies, il l'attribue à la rougeole, à la scarlatine, à la diphtérie, à des angines catarrhales, aux vers intestinaux, aux convulsions, etc.; maladies qui provoqueraient une paralysie temporaire de l'accommodation.

Nous savons que l'atropine fait disparaître le strabisme dans beaucoup de cas, principalement dans les strabiques convergents récents, parce que le sujet renonce à l'accommodation relative, au bénéfice de la fixation binoculaire. De sorte que la paralysie de l'accommodation ne peut être un motif suffisant de strabisme, car le sujet se convaincrait immédiatement de son impuissance à accommoder. Mais si, au lieu d'une véritable paralysie, il s'agissait d'une faiblesse consécutive à une infection quelconque, d'une faiblesse du muscle ciliaire qui exigeât une innervation plus forte que la normale, on s'expliquerait qu'eût lieu synergétiquement un excès dans l'innervation de la convergence, susceptible de produire un strabisme convergent.

Les opinions sur la nature du strabisme, fondées sur des disproportions de longueur ou de force des muscles, sur l'état de repos des yeux, sur les relations de l'accommodation avec la convergence, n'embrassant pas dans une explication générale toutes les variétés du strabisme, l'imagination d'esprits studieux s'est trouvée aiguillonnée. Combinant de diverses manières quelques-unes des théories connues, ils ont essayé de composer une pathogénie qui comprît tous les cas et qui, en même temps, résolût toutes les exigences, en échappant aux arguments opposés à chacune des diverses théories antérieures.

Hansen Grut (1), désireux de se prononcer contre les idées myopatiques, dit que ce n'est qu'à l'aide d'un effort d'imagination qu'on peut harmoniser les théories anatomiques avec la doctrine de Donders et avec le véritable état des choses. Pour cet auteur, le strabisme consiste en un « raccourcissement actif du muscle, égal dans les deux yeux, et accompli par l'augmentation de l'innervation de la convergence ».

Hansen Grut part de ce fait que l'innervation pour la convergence est de degré égal aux deux yeux, et que dans le strabisme convergent deux innervations s'accumulent sur le droit interne de l'œil dévié, celle de la convergence et celle correspondant au mouvement d'association quand l'œil fixateur se dirige droit en avant ; de telle sorte, qu'il se produit alors un *transfert* de toute la déviation sur l'œil strabique.

Pour éclaircir le concept de son idée, il fait noter ce qui

(1) Edmond Hansen Grut (de Copenhague). — Du strabisme hypermétropique et de l'insuffisance des droits internes. Congrès périodique international d'Ophtalm. 5e session, New-York, 1876.

se passe chez un sujet avec vision normale, quand on le fait regarder un objet à vingt centimètres. Peu importe que l'objet soit placé devant, à droite ou à gauche, toujours la convergence suivra les lois d'association, malgré les différentes tensions axquelles se trouveront soumis les muscles pendant la convergence, relativement à ce qui se passe dans de pareils changements de regard quand les axes sont en parallélisme.

Il est hors de doute que la convergence obéit à un raccourcissement actif des droits internes, sous l'influence de l'augmentation d'innervation qu'ils reçoivent, et que cette convergence est conservée dans les mouvements associés de latéralité. La même chose arrive, dit Hansen Grut, pour le strabisme « avec cette seule différence que, tandis que la convergence normale remplit les *exigences de la vision binoculaire*, la convergence dans le strabisme supplée *au manque d'accommodation* et écarte les exigences de la vision binoculaire ». C'est complètement la théorie de Donders : tant que dure la fixation sur un point, une accommodation excessive provoque une convergence plus grande que la normale, donnant lieu ainsi au strabisme convergent. Mais celui-ci peut persister même quand l'excès d'accommodation a cessé, comme on l'observe dans le regard vague. La permanence du strabisme, selon Hansen Grut, ne se comprend qu'en admettant un angle strabique plus ou moins grand dans l'état de repos absolu, de telle sorte que, dans la fixation, cet angle s'agrandit à cause de l'innervation, la différence pouvant varier considérablement, d'un sujet à l'autre, de l'angle permanent à l'angle agrandi.

Toute la difficulté consiste à savoir quelle est la cause de la déviation permanente, en l'absence de l'acte accommodateur; de là viennent les hypothèses d'un changement dans la structure musculaire ou d'autres anomalies. La position absolue d'équilibre correspondrait au relâchement complet des muscles; il n'est pas possible de vérifier un tel état sur le vivant, les muscles, même dans le regard vague, étant toujours soumis à l'innervation. C'est donc un repos relatif, le seul que nous puissions considérer, « dans lequel l'innervation qui gouverne le muscle échappe à la conscience du sujet. »

Pour Hansen Grut, l'état de parallélisme, qui constitue le point zéro de la convergence, peut ne pas correspondre à l'état de repos anatomique, étant maintenu en équilibre fonctionnel moyennant une innervation inconsciente: on comprend qu'une position anatomique divergente requière une innervation différente de celle pour une position parallèle ou convergente. L'innervation inconsciente se constate en observant la déviation que souffre un œil quand on le couvre avec la main. « Dans le strabisme, la position d'équilibre basée sur l'innervation inconsciente, constitue la déviation strabique permanente. En effet, dans l'hypermétropie, surgit une convergence pathologique *constante*, et, par l'effet de l'habitude, une innervation permanente augmentée par la convergence, enlevant à l'action de la volonté cette partie de toute l'étendue de l'innervation, qui est la plus rapprochée du point absolu du repos. Si cela est correct, ce déplacement du point conscient du repos de l'innervation constitue le raccourcissement permanent du muscle. On peut le dénommer spasme de la convergence, dans lequel l'anomalie ne doit pas être cherchée dans les muscles ni dans l'appareil conducteur, mais dans le *centre de la convergence.* »

La théorie de Hansen Grut, pour expliquer le strabisme convergent des hypermétropes, se réduit à le considérer comme causé par une anomalie de l'innervation, localisée dans le centre de la convergence. Il reconnaît la relation de l'accommodation avec la convergence, comme nous l'avons déjà fait noter, pour le strabisme périodique des hypermétropes; et il divise, pour le strabisme permanent, l'innervation convergente en deux parties, l'une *inconsciente* et qui se continue pendant l'état de repos, à laquelle il donne le nom d'*angle strabique permanent*, *l'angle strabique additionnel* s'y ajoutant pendant la fixation exacte.

Quant au strabisme divergent, il dépendrait aussi d'une anomalie d'innervation, étant l'expression d'une insuffisance de la convergence. Dans la myopie, tant que la fusion sera parfaite, les yeux se placeront normalement, mais si elle cesse, ils divergeront en suivant les lois de la convergence et de l'accommodation relative. Il peut exister, néanmoins, une légère influence de la conscience de la plus ou moins grande proximité de l'objet, capable de diminuer une partie de cette divergence.

On ne pourra rien déduire de la divergence relative chez les emmétropes et les hypermétropes, non plus que dans les petites myopies, où le parallélisme, si l'on couvre un œil, se maintient en regardant au loin, tandis que les yeux divergent légèrement (5° à 6°) quand on regarde à courte distance. Car les relations normales entre l'accommodation et la convergence ne sont jamais précises au point d'empêcher qu'une légère divergence se produise comme conséquence de la cessation de la fusion. Mais si la divergence, dans l'expérience précitée, était de 15° à 20° ou plus, on devrait la considérer comme la cessation des connexions normales entre l'accommodation et la convergence. Le manque de fusion, peut aussi motiver chez quelques-uns de ces sujets le strabisme divergent, celui-ci se caractérisant alors par l'apparition de la diplopie à la distance exigée par la lecture.

De sorte que, selon la théorie d'Hansen Grut, le strabisme convergent dépend d'un excès d'innervation de convergence, sans modification de la structure des muscles ; et le strabisme divergent est l'expression d'une innervation insuffisante de la convergence, qui permet à l'œil de prendre sa position de repos anatomique. Selon cet auteur, la divergence est l'état naturel des yeux, la convergence étant plus rare. Si, malgré cela, c'est le parallélisme que l'on constate ordinairement, la raison en est dans l'état de repos fonctionnel, et non dans l'état anatomique.

Cette théorie, en dépit de ses prétendues tendances nerveuses, attribuant le strabisme à des anomalies centrales de la convergence, ne se différencie pas fondamentalement de la théorie de Donders ; elle comprend, il est vrai, quelques additions qui la complètent en partie, mais ne sauraient la faire classifier dans une catégorie différente.

Hansen Grut explique le strabisme convergent des emmétropes, en disant qu'au moment où la déviation s'est développée, les yeux étaient hypermétropes, et que depuis, l'état de la réfraction s'étant augmenté avec la croissance, l'hypermétropie a disparu, comme cela s'observe quelquefois. Le strabisme convergent des myopes serait causé par une plus grande innervation de contraction inconsciente. Quant au strabisme divergent des emmétropes et des hypermétropes, il n'essaie pas de l'expliquer; probablement les inclut-il parmi ceux correspondant à une innervation insuffisante de la convergence, qui permettrait à l'œil de se diriger vers sa position de repos anatomique. La raison de telles divergences obéirait à une cessation des connexions entre l'accommodation et la convergence, ou à un manque de fusion.

En définitive, la théorie d'Hansen Grut a été inspirée par celle de Donders, et, comme elle, elle n'est pas applicable, avec un même critérium général, à l'interprétation de toutes les formes et variétés du strabisme. Poursuivi par l'idée de l'innervation contre les théories musculaires, cet auteur rejette les modifications secondaires des muscles, oubliant qu'elles se développent en rapport avec l'exercice auquel les muscles sont soumis, en proportion de l'afflux nerveux qu'ils reçoivent. Bien qu'il ait reconnu que la position de repos anatomique joue un certain rôle dans la genèse du strabisme, il a négligé l'interprétation de cet important facteur, s'éloignant ainsi du véritable mécanisme pathogénique, sans découvrir les connexions intimes qui l'unissent à la réfraction relativement à l'accommodation et à la convergence.

Krenchel (1), en 1873, énonça l'hypothèse que le stra-

(1) Krenchel. — Archiv für Opht., XIX.

bisme était occasionné par une lésion centrale du mécanisme de fusion, ou une influence débilitante sur cette fonction de maladies générales, qui originait une limitation de la convergence, sans aucune altération des mouvements monoculaires ou associés.

Antérieurement, en 1841, Mackenzie, sans préciser le siège de la lésion, et peut-être sans faire de différence pour le strabisme paralytique, dit : « La cause du strabisme doit être cherchée ailleurs que dans les muscles de l'œil, ailleurs même que dans la rétine, c'est-à-dire dans le cerveau et les nerfs, organes qui président à l'association des actes musculaires des yeux. »

Parinaud (1) définit le strabisme : « un vice de développement de l'appareil de la vision binoculaire, qui affecte en même temps la partie motrice et la partie sensorielle de cet appareil ». Les prédécesseurs de cette théorie ont été Hansen Grut, avec son hypothèse d'une anomalie du centre d'innervation de la convergence, et Krenchel avec la lésion des centres de fusion.

Parinaud se basant sur ce que la convergence peut se paralyser ou se contracturer sans que les mouvements associés de latéralité s'altèrent, suppose l'existence d'un centre.

Il dit qu'au début le strabisme est toujours dynamique, et que, plus tard, quand la déviation est permanente, il se produit des modifications secondaires des tissus qui entourent l'œil, caractérisées par des rétractions, particulièrement de la capsule de Tenon. Cet auteur pense que la cause immédiate du strabisme obéit à un trouble de

(1) H. Parinaud. — Le strabisme et son traitement. 1899.

l'innervation de la convergence, dont les deux facteurs principaux sont : le *réflexe rétinien de convergence* avec l'acte de fusion qui l'accompagne, et l'*accommodation*. En considérant les modifications secondaires ci-dessus, il ajoute, que la partie sensorielle de l'appareil s'altère en même temps.

Guidé par ses théories, où il fait intervenir le système nerveux, au point de considérer que même les relations statiques entre la convergence et l'accommodation sont établies par le cerveau, il fait une série de déductions fondées sur ce que les relations statiques sont déterminées par la position du champ d'accommodation et du champ de convergence, lesquelles en certains cas peuvent se trouver séparées ; tandis que la relation dynamique, ou la synergie d'action qui unit l'accommodation à la convergence, peut s'exercer indifféremment, quel que soit l'état de la relation statique.

Parinaud ne tient pas compte, dans ces considérations, de la position de repos des yeux et de leurs relations avec l'état de la réfraction statique des yeux, c'est-à-dire de ce que nous avons appelé l'*adaptation statique*, en face de l'amplitude relative de l'accommodation et de la convergence.

Avec l'hypothèse d'une perturbation centrale, et sous l'épigraphe : *vices dans le développement de l'appareil binoculaire*, Parinaud fait concorder avec ses principes pathogéniques une série de faits reconnus, à l'objet d'expliquer l'origine de chaque variété de strabisme. La théorie dont nous nous occupons étant une de celles qui dans ces derniers temps ont conquis le plus grand nombre d'adeptes, nous donnons ci-dessous la manière dont il interprète les diverses variétés de strabisme.

Strabisme convergent. — Il admet que l'hypermétropie a une influence causale, et que l'amplitude relative de l'accommodation remplit un rôle pathogénique, tel que l'établit la théorie de Donders. Une telle théorie, dit-il, ne peut être acceptée comme interprétation générale. Il prétend que chez les amétropes s'établit une adaptation entre l'accommodation et la convergence, fruit d'un travail central, et que c'est grâce à elle que les amétropes peuvent jouir d'une bonne vision binoculaire. Quand, par une circonstance quelconque, cette adaptation ne peut se faire, le strabisme se produit, causé parce que l'appareil sensoriel de la vision binoculaire a été interrompu dans son développement.

Chez les emmétropes, le strabisme convergent se manifeste, parce que le sujet est prédisposé par un arrêt de développement de l'appareil visuel, qui a altéré le réflexe rétinien de la convergence. Si la cause du strabisme agit par l'intermédiaire de l'accommodation, le strabisme sera convergent ; si c'est le réflexe de convergence qui est le principal facteur, le strabisme sera divergent.

La myopie peut s'accompagner de strabisme convergent, sans qu'il existe aucune relation pathogénique avec l'état de la réfraction. Elle peut être l'effet d'une cause exclusivement cérébrale qui commence peu après la naissance, en provoquant les troubles de rétraction secondaire qui maintiendront en permanence la déviation. Parinaud reconnaît, aussi, que la présence du strabisme convergent dans la myopie, pourrait être expliquée avec la théorie de Donders, mais en recourant à la distinction entre la relation statique et dynamique du champ de l'accommodation et de la convergence.

Outre l'accommodation, un autre facteur de la convergence est le réflexe rétinien de la convergence : tout ce qui altère l'acuité visuelle trouble ce réflexe, en empêchant le développement de l'appareil sensoriel de la vision binoculaire. Ces causes périphériques, dit Parinaud, retentissent sur la convergence par l'intermédiaire de connexions nerveuses centrales. Il existe aussi d'autres causes purement cérébrales, caractérisées par des vices de développement, sans qu'aucun vice de réfraction, ni aucune autre cause oculaire, explique la déviation.

Quelquefois, le strabisme convergent concomitant peut avoir été précédé d'une paralysie congénitale, qui agirait au même titre que les altérations périphériques, en empêchant le bon développement de l'appareil visuel binoculaire.

Strabisme divergent. — Parinaud reconnaît une relation de causalité entre la myopie et le strabisme divergent, égale à celle que Donders applique pour l'explication du strabisme convergent des hypermétropes. Le strabisme divergent des myopes résulterait du peu d'usage qu'ils font de leur accommodation, et par conséquent, du relâchement de la synergie convergente. Il considère que les conditions physiques de l'œil myope, telles que l'allongement de son axe antéro-postérieur, l'angle *a* diminué, n'agissent point par un mécanisme périphérique, mais comme un obstacle à la vision binoculaire, « et c'est toujours par l'intermédiaire du cerveau qu'elles retentissent sur la convergence et qu'elles empêchent le développement de l'appareil de vision binoculaire ».

Chez les hypermétropes, « le strabisme divergent démontre une fois de plus que les rapports entre les vices de réfraction et la déviation oculaire ne sont pas absolus et que ces rapports ne sauraient être d'ordre physique ». La cause de la déviation divergente chez les hypermétropes, il l'attribue à de mauvaises conditions de la vision binoculaire, par excès d'hypermétropie, par la mauvaise vision d'un des yeux, qui engourdit la convergence ; en un mot, par une faiblesse de la fusion, et le relâchement qui unit la convergence à l'accommodation.

Il explique le strabisme divergent chez les emmétropes par « l'inégale vision des deux yeux, quelle qu'en soit la nature, les affections cérébrales de la première enfance, la prédisposition héréditaire. A ces causes communes aux deux formes du strabisme s'en ajoute une autre, spéciale au strabisme divergent, c'est la tendance naturelle à la divergence des yeux soustraite à l'innervation de convergence ».

Nous ne nous étendrons pas sur d'autres détails ; ceux que nous venons d'énoncer suffisent pour démontrer que la théorie de Parinaud tend à expliquer le strabisme concomitant comme un trouble de l'innervation de la convergence, consécutif à des vices cérébraux provenant de causes oculaires commencées dans la *convergence* par deux intermédiaires, l'*accommodation* et le *réflexe rétinien de convergence*, en vertu des relations physiologiques qui unissent ces trois actes de la vision binoculaire.

Avec la théorie pathogénique de Parinand, il n'y a plus

de difficultés : tous les strabismes s'expliquent, soit en donnant une plus grande influence à l'accommodation, soit au réflexe rétinien, soit à l'innervation de la convergence, soit à une influence cérébrale, ou à une tendance statique auxiliaire. Le système nerveux se prête à toutes sortes d'hypothèses, et avec un peu d'ingéniosité on crée des centres quand on en a besoin, et l'on combine entre eux des relations et des connexions. Le tout, sans aller jusqu'à la création de lésions cérébrales, qu'on risquerait de ne pas trouver ; — les arrêts de développement suffisent, ou les troubles fonctionnels provoqués par des circonstances périphériques.

L'appareil sensoriel peut présenter des troubles qui précèdent ou accompagnent la déviation, et d'autres qui sont secondaires et causés par la déviation ; — « la limite entre ce qui est primitif et cause de la déviation et ce qui est secondaire, c'est-à-dire causé par la déviation, n'est pas toujours facile à établir, mais il est certain que les deux ordres d'altérations existent. » Le même Parinaud dit, d'ailleurs, que le strabisme est cause des troubles cérébraux, et que les troubles cérébraux sont des causes de strabisme. L'interprétation pathogénique du strabisme pourrait donc difficilement se baser sur des faits à tel point ambigus, qu'ils sont mutuellement tantôt cause et tantôt effet.

Nous savons que le strabisme convergent se produit dans les environs de l'âge de quatre ans, et le divergent plus tard ; temps plus que suffisant pour que l'appareil de la vision binoculaire se soit développé dans toute son évolution normale. Quand un sujet, ayant joui jusque-là ou même encore plus tard, de la vision binoculaire, devient tout à coup strabique, est-il possible que l'âge n'y compte pour rien, et que, partant du moment où le strabisme s'est produit, nous soyons autorisés à édifier des hypothèses cérébrales ?

La correction optique effectuée quand les premières manifestations strabiques commencent, est en général suffisante pour empêcher le strabisme. D'ailleurs, tous les oculistes comptent parmi leurs cas des sujets qui présentaient un strabisme convergent de plusieurs années, lequel a disparu en peu de jours, et quelquefois immédiatement, grâce à des instillations d'atropine ou à la correction optique ; un rapide rétablissement de la vision binoculaire pouvant être constaté en même temps, dans beaucoup de cas.

Ces faits ne concordent pas avec l'hypothèse d'un vice de dévelopement de la vision binoculaire. Il est logique que si la vision binoculaire ne s'exerce pas, c'est parce que les yeux ne se trouvent pas disposés pour cette fonction. Le stràbisme est un obstacle qui trouble l'exercice et, par conséquent, le développement de la vision binoculaire ; le strabisme serait donc la cause et non l'effet d'un vice de développement de la vision binoculaire, à quelques rares exceptions près.

CHAPITRE VI

Nature du Strabisme.

De l'examen des principales théories que nous avons décrites, il découle qu'aucune d'elles n'explique l'origine du strabisme dans ses diverses formes et variétés, par le moyen d'une seule conception doctrinale. Nous observons dans toutes que, ne pouvant embrasser tous les cas, elles établissent différentes hypothèses déterminées pour certaines variétés de strabisme, qui ne concordent pas avec la théorie principale.

Avec notre théorie, unique pour tous les cas, sans aucune exception, il n'y a pas besoin de recourir à des hypothèses plus ou moins vagues, soit sur le terrain anatomique ou sur le terrain physiologique. Elle explique les strabismes de n'importe quelle direction, indifféremment et quel que soit l'état de la réfraction.

Pour que les images se dessinent nettement sur les maculas, permettant que la vision binoculaire ait lieu dans des conditions parfaites, il faut que les lignes visuelles convergent sur l'objet fixé, et que l'adaptation dioptrique s'exécute exactement pour la distance qui le sépare des yeux.

Si les fonctions de la convergence et de l'accommodation marchent d'accord depuis le point d'*adaptation statique*, c'est-à-dire depuis le point de coïncidence des deux remotums, celui de la réfraction et celui des lignes de regard, et pourvu que le degré d'acuité visuelle des yeux le permette, la vision binoculaire s'effectuera dans les plus exactes conditions physiologiques. Chacun de ces éléments peut varier dans de certaines limites déterminées, sans que la vision binoculaire cesse de se produire, l'équilibre physiologique se maintenant grâce à l'amplitude relative de l'accommodation et de la convergence. Quand ces amplitudes relatives, considérées comme nous l'avons établi précédemment, sont insuffisantes pour maintenir l'équilibre, le strabisme se produira.

L'équilibre dynamique de la direction des yeux obéissant à divers éléments unis entre eux par des liens d'intensité variable, on conçoit que les théories basées sur l'altération d'un seul de ces éléments ne puissent embrasser d'une façon satisfaisante l'explication de toutes les variétés du strabisme. D'où résulte que les théories fondées sur ce que le strabisme se produit par de simples troubles de l'acuité visuelle, ou par des altérations musculaires, ou par l'unique fait de l'état de la réfraction statique, ou des troubles de l'accommodation, ou des centres visuels, etc., sont insuffisantes pour déchiffrer le mécanisme originaire du strabisme. Chacune de ces hypothèses pathogéniques peut contribuer au développement du strabisme, mais seulement en influant comme cause occasionnelle sur une prédisposition gouvernée uniquement par les relations que nous avons décrites entre la réfraction statique et la position de repos des yeux, capable de contrarier les limites de relativité dans l'amplitude de l'accommodation et de la convergence.

Notre théorie pathogénique, nous le répétons, embrasse toutes les variétés du strabisme concomitant; ce n'est pas comme les autres théories, quelles qu'elles soient, qui s'adaptent seulement à des déviations déterminées accompagnées de tel ou tel état ou de tels ou tels degrés de réfraction, obligeant ainsi à recourir à différentes suppositions pour expliquer le mécanisme de nombreuses exceptions.

Pour démontrer notre interprétation pathogénique, nous parcourrons, avec des exemples de strabismes convergents et de divergents, les différents états de réfraction, emmétropie, hypermétropie et myopie.

*
* *

En manière de préambule, nous présentons réunies les différentes proportions d'emmétropies et d'amétropies en relation avec le sens des déviations strabiques, telles qu'elles résultent de nos observations. Nous y ajoutons, en outre, diverses statistiques à titre de comparaison, et, sans nous étendre en considérations, nous ferons observer que les proportions moyennes de chaque groupe provenant de la conjonction de divers auteurs, accusent des chiffres qui ne sont pas toujours semblables aux nôtres ; bien que, si l'on revise les renseignements individuels, on trouve dans presque tous les groupes quelques chiffres très rapprochés des nôtres. On conçoit qu'en de tels calculs le nombre des cas ayant servi à les établir, ait une grande influence, ainsi que leur classification. Nous avons fait cinq groupements, correspondant à autant d'états distincts de réfraction ; tandis que, dans les statistiques recueillies, les pourcentages sont répartis en trois divisions.

Strabisme convergent

Réfraction aux deux yeux :

Emmétropie	40	cas	1,81 %
Hypermétropie	1.934	—	87,74 %
Myopie	78	—	3,53 %
Astigm. mixte..........	11	—	0,50 %
De différente nature......	141	—	6,39 %

Strabisme divergent

Réfraction aux deux yeux :

Emmétropie	55	cas	10,65 %
Hypermétropie	117	—	22,67 %
Myopie	203	—	39,34 %
Astigm. mixte..........	11	—	2,13 %
De différente nature......	130	—	25,20 %

Ce tableau comprend le nombre total de strabismes convergents et divergents, suivant l'état de réfraction de chaque sujet. Nous avons inclu les astigmatismes simples et les composés dans le groupe qui leur correspondait : hypermétropique ou myopique. L'astigmatisme mixte occupe un groupe à part, ainsi que ceux qui présentaient une réfraction de nature différente dans chaque œil, par exemple un œil hypermétrope et l'autre myope, etc.

Nous indiquons en marge les pourcentages correspondant à chaque état de réfraction, selon la direction de la déviation strabique.

Strabisme convergent

Emmétropie :	Stellwag........	0,72 %	
—	Roberts	7,17 %	
—	Cosse	9,67 %	
—	Schweigger	12,10 %	
—	Le Moal.........	13 %	
	Moyenne générale............		8,53 %

Hypermétropie :	Schweigger ..	66 %	
—	Cosse	74,19 %	
—	Donders	77 %	
—	Stellwag	78 %	
—	Le Moal......	78,60 %	
—	Roberts	80,07 %	
	Moyenne générale............		75,64 %

Myopie :	Graefe	2 %	
—	Roberts	2,78 %	
—	Le Moal	4,10 %	
—	Horner	4,60 %	
—	Stellwag	5,66 %	
—	Cosse	11,82 %	
—	Schweigger	21,90 %	
	Moyenne générale		7,55 %

Strabisme divergent

Emmétropie :	Onfray	5,50 %	
—	Roberts	14 %	
—	Cosse	16,13 %	
—	Schweigger	33,50 %	
	Moyenne générale		17,28 %

Hypermétropie :	Schweigger	4,91 %	
—	Cosse	9,68 %	
—	Le Moal	16 %	
—	Roberts	26 %	
—	Nimier	27 %	
—	Horner	29 %	
	Moyenne générale		18,76 %

Myopie :	Roberts	50 %	
—	Schweigger	59,50 %	
—	Donders	60 %	
—	Cosse	67,74 %	
—	Le Moal	75 %	
—	Wecker	90 %	
	Moyenne générale		67,03 %

§ I. EMMÉTROPIE

(a) STRABISME CONVERGENT

Un emmétrope, dont les lignes de regard au repos convergeraient deux angles métriques (Fig. 9), devrait,

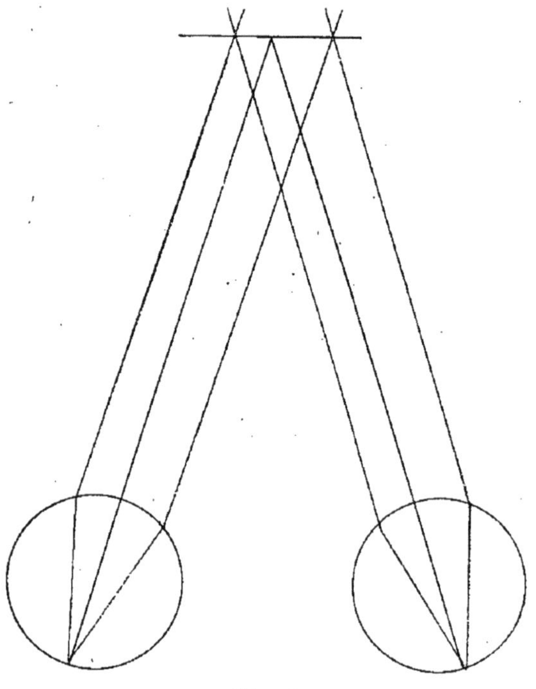

Fig. 9.

$R' = \infty$
$P' = 2\, a\, m$

pour fixer à 25 centimètres de distance, converger seulement 2 angles métriques depuis sa position de repos, et accommoder 4 dioptries (Fig. 10). La plus grande inner-

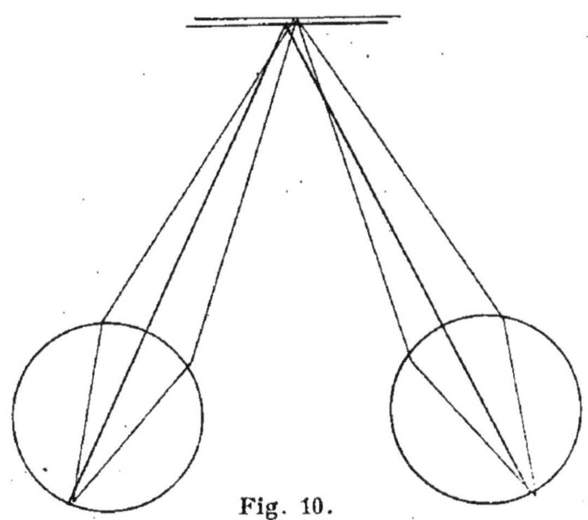

Fig. 10.

P· + 2 a m, C + 2 a m. = 4 a m. *donc : R = P*
R· ∞, Ac 4 d. = 4 d

vation de l'accommodation sollicitera continuellement la convergence, et tant que l'innervation coïncidera dans la limite du remotum de latitude de la convergence relative, la vision binoculaire sera possible. Mais, si la relation physiologique d'amplitude relative est dans ses dernières limites, le travail pourra être pénible et une convergence plus grande pourra même se produire par moments. Si les limites sont dépassées, l'équilibre se rompra, et il se produira un strabisme convergent périodique chaque fois que le sujet essaiera de regarder à une petite distance, dans la lecture par exemple. A la convergence s'ajoutera un excès d'innervation supérieur au nécessaire, qui pourra être le minimum relatif, mais qui peut arriver jusqu'au maximum, c'est-à-dire aux 4 angles métriques correspondant aux 4 dioptries d'accommodation;

ce qui équivaudrait à une convergence fonctionnelle de 4 angles métriques au-dessus des 2 angles de convergence de repos, soit 6 angles métriques avec 4 dioptries d'accommodation. (Fig. 11.)

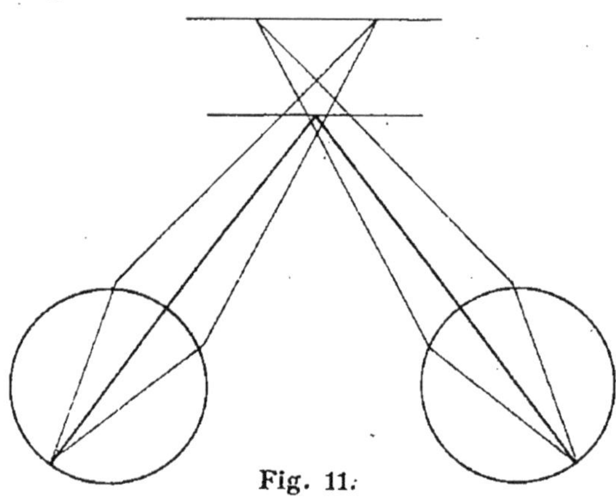

Fig. 11.

R· ∞, Ac + 4 d = 4 d.
P· + 2 a m, C + 4 a m = 6 a m. *donc: 6 a m — 4 d = Str. + 2 a m.*

La répétition de ce strabisme pourra être cause que la déviation se convertisse en permanente, comme cela arrive d'ordinaire.

(*b*) STRABISME DIVERGENT

Ce strabisme se produit inversement. Un sujet emmétrope, dont les lignes de regard à l'état de repos, contrariant les relations statiques entre le remotum de la réfraction et des lignes de regard, divergeraient deux angles métrique (Fig. 12), devrait, pour fixer à 25 centimètres, accommoder 4 dioptries et converger 6 angles métriques (Fig. 13). Dans ce cas, l'accommodation n'aurait pas besoin d'un excès d'innervation sur la convergence. Tant que la convergence peut employer son champ positif de latitude relative, les deux yeux se croiseront sur le point fixé. Mais, si cette latitude est à sa limite, les lignes de regard se maintiendront avec difficulté, et quand elle sera insuffisante, le strabisme divergent se produira, pério-

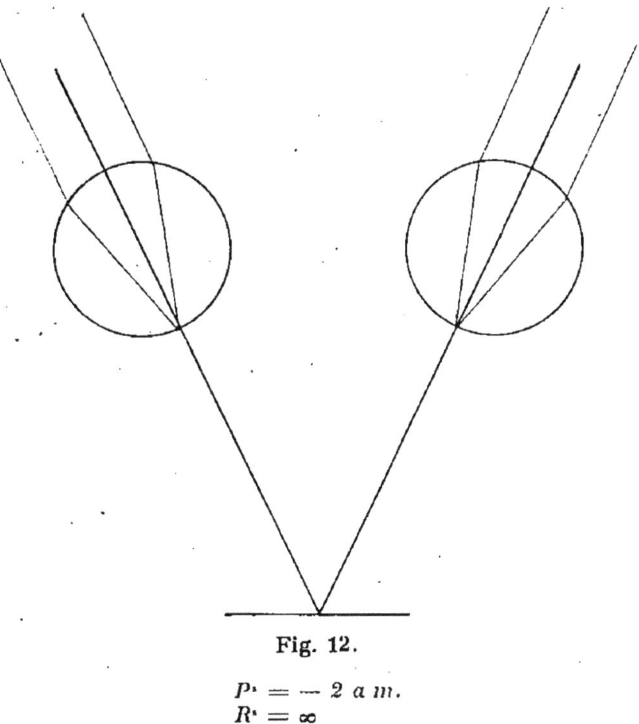

Fig. 12.

$P' = -2\ a\ m.$
$R' = \infty$

dique au début et permanent ensuite, comme dans le cas précédent. (Fig. 14.)

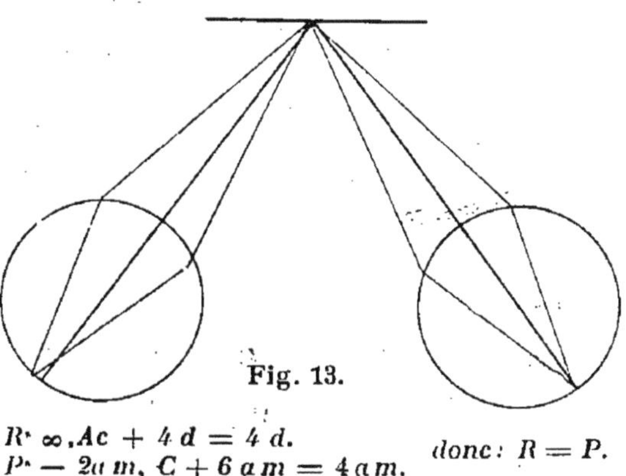

Fig. 13.

$R'\ \infty, Ac + 4\ d = 4\ d.$
$P' - 2a\ m, C + 6\ a\ m = 4\ a\ m.$ donc: $R = P.$

Il est hors de doute que la convergence est une fonction aussi essentielle que l'accommodation, plus même, pour l'exercice de la vision binoculaire. Nous pouvons donc considérer d'abord la convergence, avant de nous baser sur l'accommodation, comme nous l'avons fait dans les

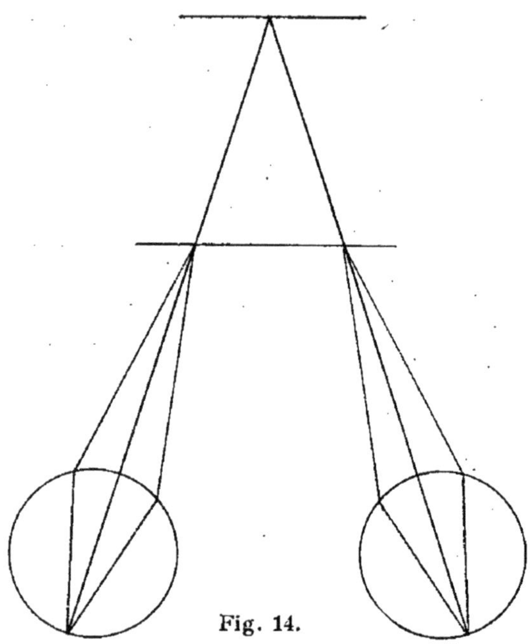

Fig. 14.

$R^{h}\ \infty$, $Ac + 4\ d = 4\ d.$
$P^{r} - 2\ am$, $C + 4\ am = 2am.$ donc : $4\ d^{r} - 2\ am = Str. - 2\ am.$

explications des exemples antérieurs. Les résultats ne changeront point pour cela, car les relations de l'accommodation avec la convergence sont identiques aux influences de la convergence sur l'accommodation. En effet, l'emmétrope avec un repos divergent de deux angles métriques, devra converger six angles métriques pour regarder à 25 centimètres et accommoder 4 dioptries ; l'accommodation sera donc sollicitée pour un plus grand effort, que contrariera l'amplitude relative négative d'accommodation. Si cette relation ne pouvait se soutenir physiologiquement pour une fonction parfaite de la vision binoculaire, un des deux actes céderait à l'autre;

si c'est la convergence qui cède au bénéfice d'un travail facile à la distance de 25 centimètres, le strabisme divergent s'établira. D'une autre manière, la convergence pourrait engendrer une plus grande innervation de l'accommodation ; il se produirait une accommodation supérieure aux 4 dioptries nécessaires, supposons-en 5 dioptries : le sujet se trouvera gêné par une vision diffuse, qui l'obligera à se rapprocher à 20 centimètres, mais cela requerra une plus grande convergence — et à plus grande convergence, nouvelle augmentation d'accommodation, et ainsi de suite ; — la convergence sera forcément vaincue dans cette lutte, car autrement le travail deviendrait complètement impossible, à moins que le sujet ne se contentât d'une vision binoculaire diffuse, ce qui est contraire aux nécessités physiologiques de la fonction visuelle la plus utile.

§ II. HYPERMÉTROPIE

(a) STRABISME CONVERGENT

Chez les hypermétropes dont les axes à l'état de repos s'équilibrent physiquement ou statiquement avec le remotum de la réfraction, le strabisme ne pourra se produire. Nous avons déjà indiqué précédemment comment se conserve la synergie entre l'accommodation et la convergence, quand toutes deux ont un même point de départ. En cela, précisément, réside toute la question pourquoi tous les hypermétropes ne sont pas strabiques, question dont on n'avait pas encore trouvé la solution satisfaisante.

Le strabisme se manifeste chez les hypermétropes parce que l'*adaptation statique* n'existe pas, et que les fonctions relatives de l'accommodation avec la convergence ne sont pas suffisantes pour neutraliser les anomalies statiques.

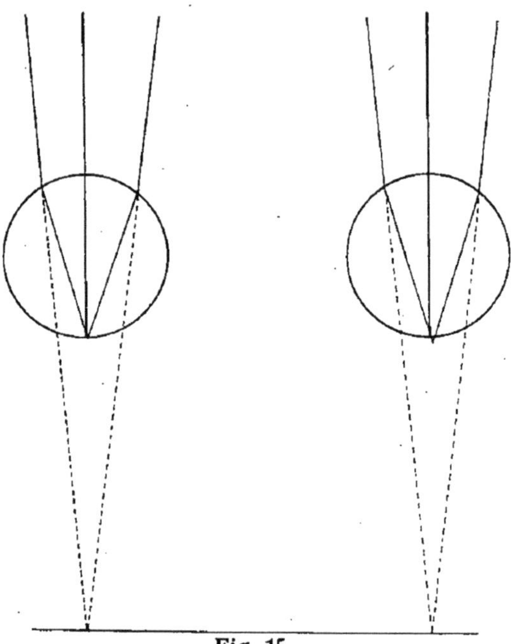

Fig. 15.

$R^{\cdot} = -2\ d.$
$P^{\cdot} = \infty$

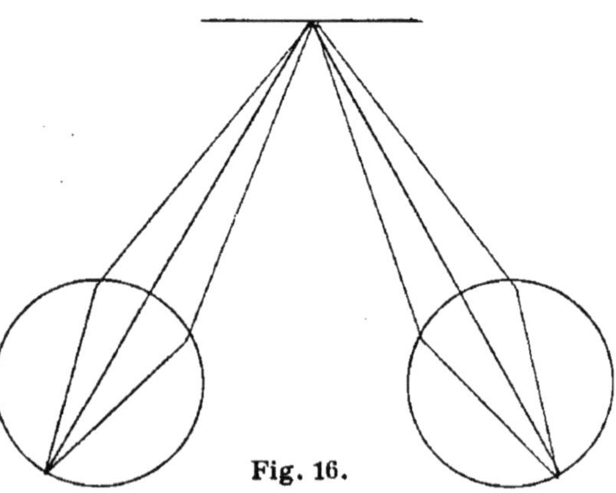

Fig. 16.

$R^{\cdot} - 2\,d,\ Ac + 6\ d = 4\ d.$
$P^{\cdot}\ \infty,\ C + 4\ a\,m = 4\ a\,m.$ *donc :* $R = P.$

Soit, par exemple, un hypermétrope de 2 D. dont la position de repos des lignes de regard, au lieu de s'harmoniser avec l'état de la réfraction, sont en parallélisme. (Fig. 15.) Si le sujet fixe ses yeux à 25 centimètres de distance, il devra accommoder 6 D. et converger seulement quatre angles métriques. (Fig. 16.) Tant que l'amplitude relative de l'accommodation sera suffisante, le strabisme ne se produira pas; mais, si les latitudes relatives de l'accom-

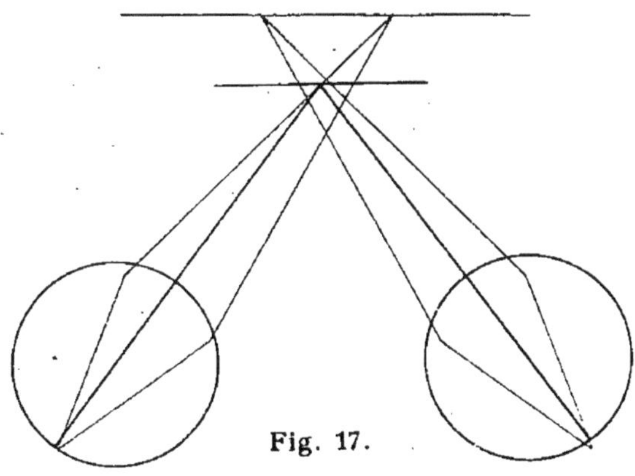

Fig. 17.

$R^{\cdot}$ — 2 *d*, *Ac* + 6 *d* = 4 *d*. *donc*: 6 *am* — 4 *d* = *Str*. + 2 *am*.
$P^{\cdot}$ ∞, *C* + 6 *am* = 6 *am*.

modation et de la convergence n'arrivent pas à concilier leurs différences, le strabisme se manifestera.

Le plus grand effort d'accommodation au-dessus du degré de convergence nécessaire, sollicitera instinctivement une plus grande innervation de convergence. La convergence usera de son minimum d'innervation pour l'accommodation de 6 D.; mais si son champ négatif de latitude n'était pas compatible avec un tel degré d'accommodation, il se produirait un excès d'innervation de la convergence, et le strabisme convergent s'établirait. (Fig. 17.)

(*b*) STRABISME DIVERGENT

La divergence, chez les hypermétropes, a lieu quand les yeux à l'état de repos anatomique sont divergents à

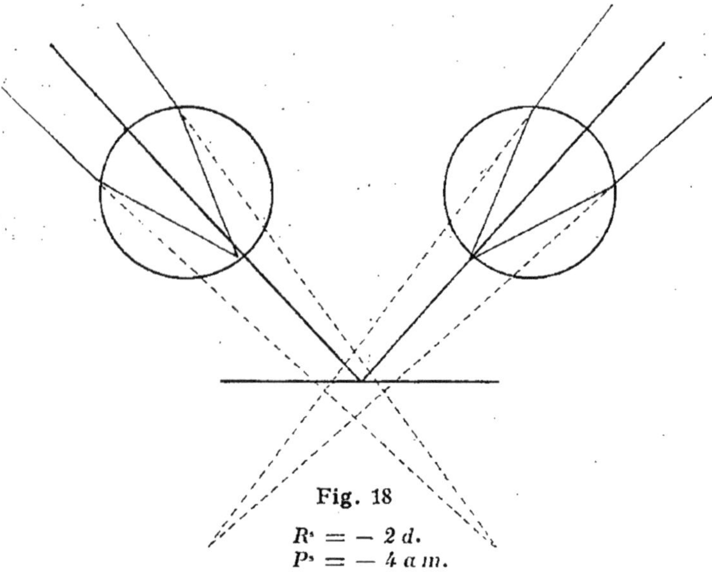

Fig. 18

$R' = -2\,d.$
$P' = -4\,a\,m.$

un excès tel que l'équilibre dynamique ne soit pas capable de le corriger.

Soit un hypermétrope dont les lignes de regard aient

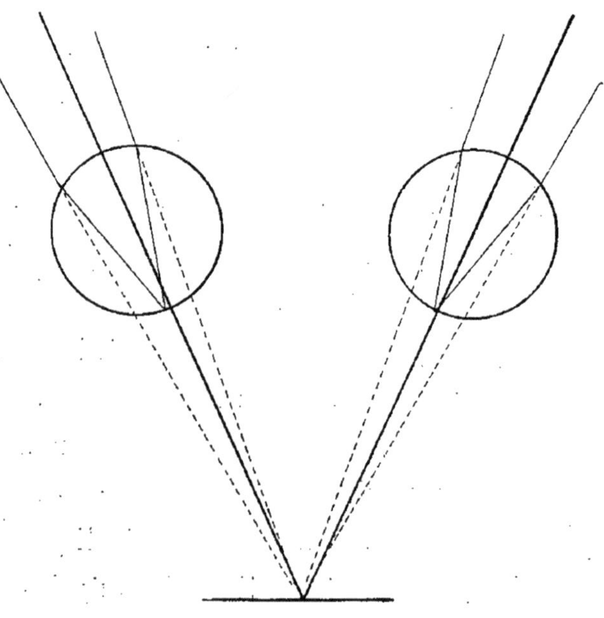

Fig. 19.

$P' - 4\,a\,m,\ C + 2\,a\,m = -2\,a\,m.$ donc: $R = P.$
$R' - 2\,d = -2\,d.$

leur point de croisement entre le remotum de la réfraction et les yeux. Supposons l'hypermétropie de 2 D., où les lignes de regard s'entrecroisent à 25 centimètres derrière les foyers principaux antérieurs des yeux. (Fig. 18.) Elles présenteraient un excès négatif de deux angles

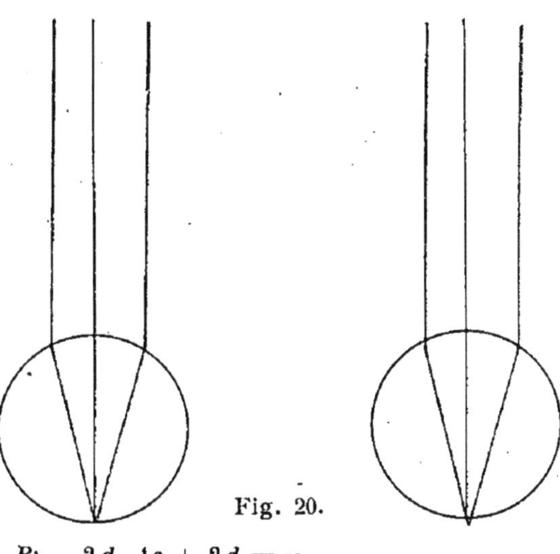

Fig. 20.

$R' - 2\,d,\ Ac + 2\,d = \infty.$
$P' - 4\,am,\ C + 4\,am = \infty.$ *donc :* $R = P.$

métriques pour se trouver dans les conditions d'exacte *adaptation* statique. (Fig. 19.)

La relation entre l'accommodation et la convergence se trouvera par conséquent en désaccord; le sujet devra accommoder 2 dioptries et déplacer ses lignes de regard de quatre angles métriques, pour fixer l'infini (Fig. 20.) Si ce sujet fixe ses yeux à 25 centimètres de distance, il devra ajouter 4 dioptries à l'accommodation antérieure, et converger quatre angles métriques depuis la situation de parallélisme, et, comme nous avons indiqué que pour se placer dans cette situation il a dû employer quatre angles métriques, le total sera de huit angles métriques. (Fig. 21.) Ce sujet emploiera donc, pour regarder à

25 centimètres, 6 dioptries, et en vertu de la synergie avec la convergence, l'innervation tendra à produire une

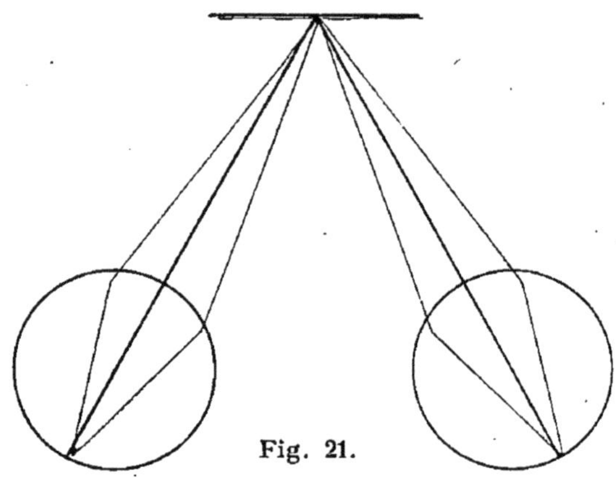

Fig. 21.

R· – 2 d, Ac + 2 d, Ac + 4 d = 4 d.
P· – 4 a m, C + 4 a m, C + 4 a m = 4 a m. *donc : R = P*

convergence de six angles métriques, laquelle est insuffisante, puisque pour que la vision binoculaire puisse avoir lieu il faut huit angles métriques de convergence

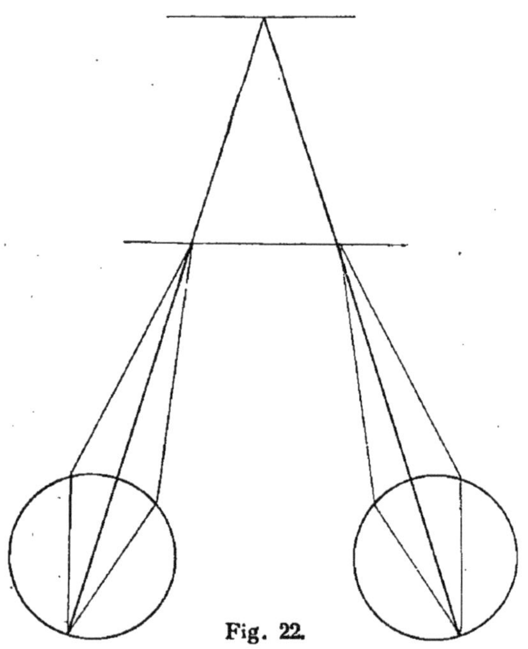

Fig. 22.

R· – 2 d, Ac + 6 d = 4 d.
P· – 4 a m, C + 6 a m = 2 a m. *donc : 4 d – 2 a m = Str. – 2 a m.*

Si le champ positif de la latitude relative de la convergence était suffisant, le strabisme ne se produirait pas ; mais, s'il résulte insuffisant, le strabisme divergent se manifestera. (Fig. 22.)

Le strabisme sera périodique au début, et restera ainsi plus ou moins longtemps, suivant une multitude d'influences, telles que le degré de différence entre la réfraction et la position de repos des yeux, l'amplitude d'accommodation et de convergence, le besoin plus ou moins grand de travail rapproché, l'état de l'acuité visuelle, etc. Il pourra ensuite s'établir d'une façon permanente.

§ III. MYOPIE

(a) STRABISME CONVERGENT

Supposons une myopie de 2 D. chez un sujet où la position des yeux ne se trouve pas en relation statique avec le remotum de la réfraction, et dont les lignes de regard, au lieu de converger à 50 centimètres, s'entre-croisent en un point plus rapproché, à 25 centimètres par exemple. (Fig. 23.) Ce sujet sera obligé, pour regarder à 50 centimètres, de laisser son accommodation en repos complet, et de diminuer le degré de la convergence correspondant à la position de repos, au moyen de sa latitude négative de convergence, jusqu'à atteindre la distance indiquée. Il devra donc laisser en repos l'accommodation, et déduire de sa convergence en excès deux angles métriques moyennant une innervation divergente. Autrement, le strabisme convergent se manifestera. (Fig. 24.)

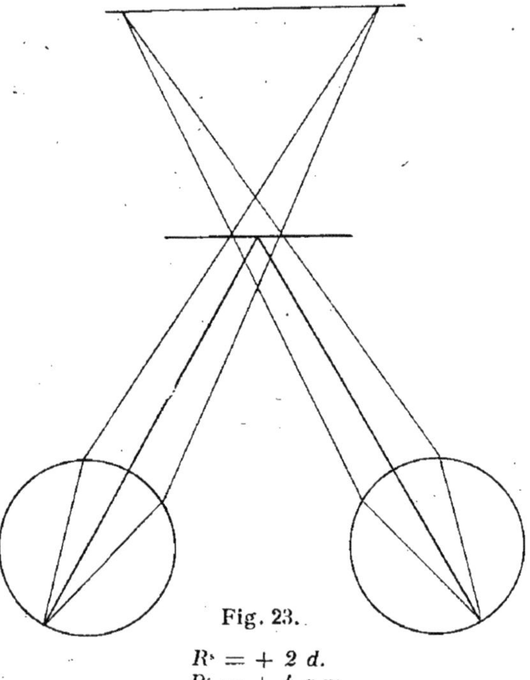

Fig. 23.

$R^s = + 2\ d.$
$P^s = + 4\ a\,m.$

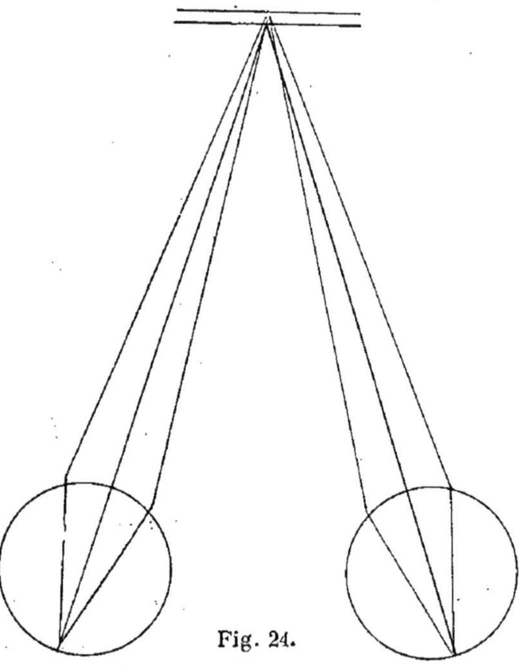

Fig. 24.

$R^s + 2\ d = 2\ d.$
$P^s + 4\ a\,m,\ C - 2\ a\,m = 2\ a\,m.$ donc : $R = P.$

Si ce sujet fixe le regard à 25 centimètres, il accommodera 2 dioptries au-dessus de la réfraction statique, et n'aura pas besoin d'intervenir dans la convergence,

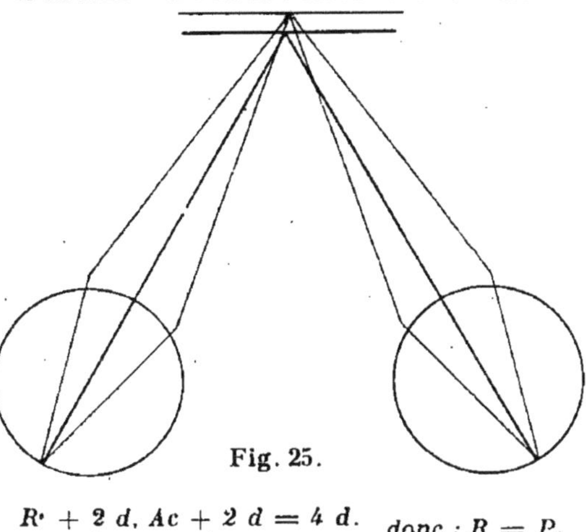

Fig. 25.

$R^{\cdot} + 2\ d,\ Ac + 2\ d = 4\ d.$
$P^{\cdot} + 4\ a\ m = 4\ a\ m.$ donc : $R = P.$

adaptée statiquement à cette distance (Fig. 25.) Si l'innervation requise par l'accommodation réactionne synergétiquement sur la convergence, le strabisme convergent se

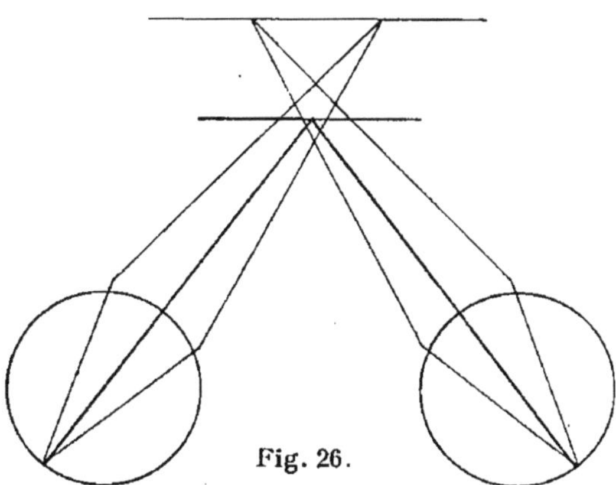

Fig. 26.

$R^{\cdot} + 2\ d,\ Ac + 2\ d = 4\ d.$
$P^{\cdot} + 4\ a\ m,\ C + 2\ a\ m = 6\ a\ m.$ donc : $6\ a\ m - 4\ d = Str. + 2\ a\ m.$

manifestera (Fig. 26) ; si la latitude négative de l'amplitude relative de l'accommodation permet de laisser la convergence en repos, le strabisme ne se produira pas.

Il peut arriver que dans certains cas le strabisme soit périodique seulement, ne se manifestant que lorsque le sujet fixe le regard sur des objets rapprochés, dans la lecture par exemple.

(*b*) STRABISME DIVERGENT

Ce strabisme s'explique de la même manière que le strabisme divergent chez les hypermétropes.

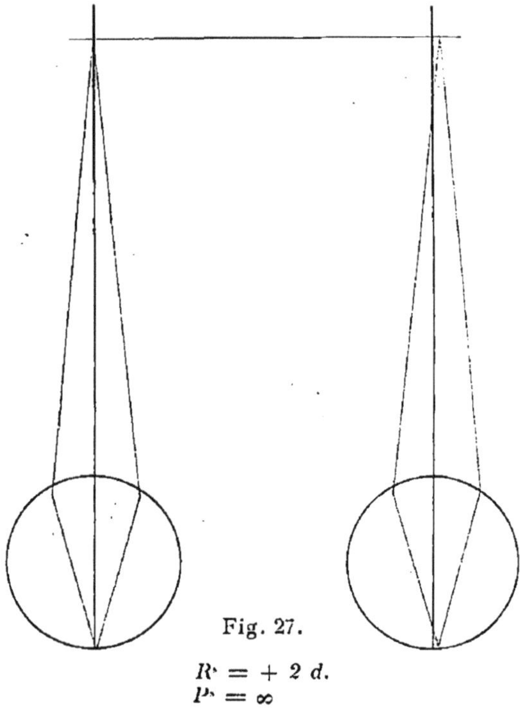

Fig. 27.

$R = + 2\ d.$
$P = \infty$

Soit un myope dont les lignes de regard correspondant à l'état de repos s'entre-croisent au delà du remotum de sa réfraction. Supposons une myopie de 2 D., dont les lignes de regard se dirigent à l'infini. (Fig. 27.) Il manquera à ces yeux deux angles métriques pour se trouver en équilibre d'*adaptation statique*. Pour regarder à 25 centimètres de distance, le sujet sera obligé d'accommoder 2 dioptries,

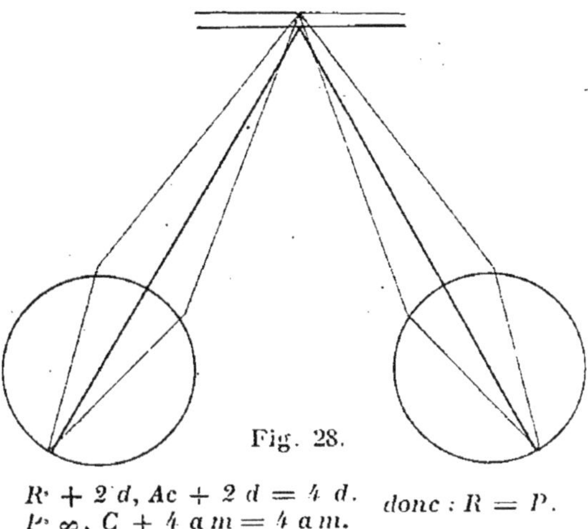

Fig. 28.

R· + 2 d, Ac + 2 d = 4 d.
P· ∞, C + 4 a m = 4 a m.
donc : R = P.

et de converger quatre angles métriques (Fig 28); la relation entre l'accommodation et la convergence se trouvera

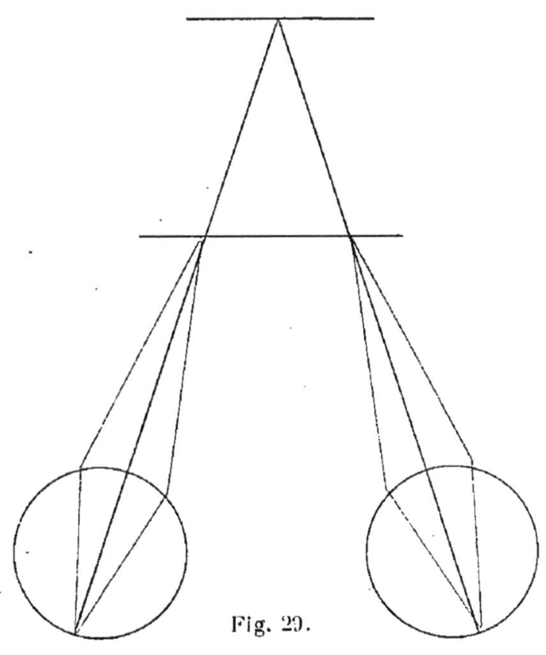

Fig. 29.

R· + 2 d, Ac + 2 d = 4 d.
P· ∞, C + 2 a m = 2 a m.
donc : 4 d — 2 a m = Str. — 2 a m.

donc en désaccord. En vertu de la synergie fonctionnelle, l'accommodation tendra à produire une convergence de deux angles métriques, correspondant aux 2 dioptries d'accommodation ; elle serait insuffisante, car pour que la vision binoculaire pût s'effectuer, il faudra une convergence de quatre angles métriques. Si le champ positif de latitude relative de la convergence est suffisant, le strabisme ne se produira pas, mais s'il résulte insuffisant, le strabisme divergent se manifestera. (Fig. 29.) Et, pour les mêmes motifs que nous avons mentionnés dans le strabisme divergent des hypermétropes, il sera périodique ou permanent.

*
* *

En résumé, quand les conditions statiques de la réfraction et de la position des lignes de regard (*adaptation statique*) ne coïncident pas en un même point, et que ce deséquilibre ne peut être remédié selon les lois de l'amplitude relative de l'accommodation et de la convergence, le strabisme se manifestera.

Le strabisme convergent, quel que soit l'état dioptrique des yeux, se produit quand le remotum de la réfraction se trouve au delà du remotum des lignes de regard correspondant à la position des yeux à l'état complet de repos, chaque fois que les latitudes relatives de l'accommodation et de la convergence ne sont pas suffisantes pour neutraliser les désaccords de l'adaptation statique.

Le strabisme divergent a lieu quand le remotum de la réfraction se trouve en deçà, c'est-à-dire plus près que le remotum des lignes de regard, chaque fois que les latitudes relatives de l'accommodation et de la convergence se trouvent dans les conditions énumérées dans le strabisme convergent.

§ IV. FORME ALTERNE ET FORME MONOCULAIRE DES STRABISMES

La forme alerne, quelle que soit la variété du strabisme et de la réfraction qui l'accompagne, s'explique, ainsi que nous l'avons suffisamment établi précédemment, par la fréquence d'égalité de réfraction aux deux yeux, et surtout d'acuité visuelle (réfraction égale 82 %, vision égale 90 %, sur le total des strabismes alternes).

La forme monoculaire présente des proportions complètement opposées, les strabismes avec réfraction différente aux deux yeux et surtout avec vision inégale y présentant des pourcentages beaucoup plus élevés (52 % de réfraction différente, 66 % de vision différente, sur le total des strabismes monoculaires).

TROISIÈME PARTIE

MECANISME DU TRAITEMENT

CHAPITRE PREMIER

Curabilité du Strabisme.

Le *desideratum* du traitement du strabisme serait sa guérison parfaite, le rétablissement de la vision binoculaire. Un tel résultat est impossible dans la plupart des cas, à cause de circonstances très variées que nous ne détaillerons pas. Notre principal objet, dans cette partie, est de montrer la manière dont on doit interpréter l'action des différents moyens proposés pour la correction du strabisme.

Les résultats varient beaucoup entre les divers auteurs. Ainsi, par exemple, Graefe dit que dans 50 % des cas, on peut proposer un traitement à l'effet de rétablir la vision binoculaire, tandis que dans l'autre moitié on ne peut poursuivre qu'un résultat cosmétique.

Lang et Barret (1) disent : 1° que le traitement par les lunettes guérit le 10 % rapidement; 2° que 33 % des strabiques convergents se corrigent tant que les lunettes sont portées, et peuvent se guérir après qu'elles ont été portées longtemps; 3° que l'efficacité de ce traitement est en raison inverse de l'âge.

Edwind Holthouse (2) : l'usage continué des verres dans le strabisme convergent, quel que soit son degré, guérit dans le tiers des cas, et beaucoup d'autres s'améliorent.

Worth (3) dit qu'avec le traitement optique, dans le strabisme convergent des enfants, il obtient la correction exacte et permanente de la déviation chez 30 % des sujets, dont quelques-uns recouvrent la vision binoculaire. Chez les 76 % restants, il recule l'opération jusqu'à sept ou huit ans; de ceux-ci, un petit nombre seulement acquiert la vision binoculaire, le moment propice étant alors passé.

Maxwell, de Dublin (4), dans un travail basé sur 168 strabismes convergents opérés à la « National Eye and Ear Infermary », la vision binoculaire ne s'est rétablie que dans 5 % des cas.

Lagrange, de Bordeaux (5), prétend que sur 50 cas

(1) Lang et Barret. — Du strabisme convergent. Hosp. Reports. Vol. XII part. I. Jan. 1888.

(2) Edwind Holthouse. — Convergent strabismus and its treatment. London 1807.

(3) Worth. — Soc. Opht. du Royaume Uni, 18 Oct. 1900.

(4) Maxwell. — La précision dans l'opération du strabisme. Congrès-Assoc Méd. Britann. 64e session annuelle tenue à Carlisle les 28-31 juillet 1896.

(5) Lagrange. — Soc. de Méd. et de Chirurgie de Bordeaux, 11 mai 1900.

opérés, les exercices stéréoscopiques post-opératoires lui procurèrent un résultat si extraordinaire, que 3 cas seulement furent rebelles au traitement.

Cosse (1) rapporte que sur 59 cas ténotomisés, 25 récupérèrent la vision binoculaire : 11 après des exercices orthoscopiques, 8 avec la correction dioptrique, et 6 sans aucun traitement post-opératoire. Il prétend que le nombre de strabiques capables de recouvrer la vision binoculaire est de 83 %.

Wecker (2), se basant sur des suppositions qu'il déduit de l'étude de 3.002 cas, sur une statistique de 67.622 malades (4,59% de strabismes), et en tenant compte du genre de strabisme, du degré de déviation, de réfraction et d'acuité visuelle, dit, pour conclure, que les cas guérissables se répartissent comme suit :

Strabismes	alternes permanents......	8,96 %
—	périodiques hypermétropiques	15,90 %
—	périodiques myopiques...	5,35 %
—	monolatéraux permanents	14 %

Dans les 56 % restants, il ne serait pas possible de rétablir la vision binoculaire, et les interventions chirurgicales n'y servent qu'à corriger la tare physique.

Comme on peut l'observer, d'après ces renseignements, les résultats thérapeutiques ne coïncident pas, le nombre des guéris variant beaucoup. Quelques auteurs indiquent

(1) Cosse. — Le traitement du strabisme. Bordeaux 1899.

(2) Wecker. — La proportion des cas guérissables dans le strabisme. Ann. d'Oculist., 1898. p. 1.

les cas où ils ont obtenu la vision binoculaire ; d'autres n'indiquent que la correction de la déviation. Les proportions diffèrent également selon que l'on considère les résultats des deux à la fois.

Nos résultats sont les suivants :

Moyennant les instillations d'atropine, nous avons vu disparaître la déviation dans 84 cas sur un total de 3.067 strabismes convergents, soit dans 2,73 %. — 26 cas correspondaient à un total de 699 périodiques (3,72 %), et 58 cas à un total de 2.368 permanents (2,45 %).

Avec la correction optique des amétropies, sur un total de 3.733 strabismes, compris les divergents et les convergents, nous avons réussi à guérir le strabisme dans 444 cas, soit un pourcentage de 12 %. En décomposant ces chiffres, selon les variétés du strabisme, le nombre des cas guéris avec leurs pourcentages correspondants est comme suit :

Sur 699 strabismes convergents périodiques, 158 guéris, soit 22, 60 % ;

Sur 2.368 strabismes convergents permanents, 251 guéris, soit 10,60 %;

Sur 118 strabismes divergents périodiques, 12 guéris, soit 10,17 % ;

Sur 548 strabismes divergents permanents, 23 guéris, soit 4,20 %.

On observe ici que le strabisme convergent présente un pourcentage plus favorable que le divergent, un peu plus du double, tant dans la forme périodique que dans la permanente. Dans les deux variétés du strabisme, convergent et divergent, le nombre de cas guéris correspondant aux périodiques est un peu plus du double de celui des permanents.

Nous avons appliqué le traitement chirurgical dans 838 cas : 752 fois dans un seul œil, et 86 fois dans les deux yeux. Le nombre d'opérés équivaut à 22 % sur les 3.791 cas auxquels monte le total de tous les strabismes qui figurent dans le présent travail.

Nous classifions ci-dessous les divers strabismes, en signalant le nombre des cas et celui des opérations, avec leurs pourcentages respectifs.

STRABISMES	Nombre de cas	Nombre d'opérations	POURCENTAGES
Convergent périodique	699	12	17,16 %
— permanent	2.368	637	27,00 »
Divergent périodique .	118	18	15,25 »
— permanent .	518	149	27,19 »
Inverses.	33	15	45,45 »
Verticaux	20	4	20,00 »
Anomaux musculaires.	5	3	60,00 »

Si nous réunissons les pourcentages optiques et chirurgiques correspondant aux cas dans lesquels on a obtenu un bon résultat, nous arrivons à une proportion moyenne de 34 %, équivalente au tiers du total général des strabismes (1).

(1) Le pourcentage correspondant à la disparition du strabisme par l'atropine n'a pas été calculé à part ici; il est compris dans le pourcentage général optique.

A ces résultats thérapeutiques nous pourrions ajouter les cas guéris spontanément. Dans nos annotations nous n'avons relevé que 26 strabismes convergents guéris sans aucun traitement : 2 correspondent à la forme périodique, et 24 à la permanente. Presque tous ces cas ont guéri entre les âges de treize à quatorze ans. En calculant ces cas, nous arriverions à 34,50 % de strabismes guéris, ou considérés comme guéris.

La curabilité spontanée du strabisme convergent, seule variété susceptible de disparition, a été exagérée par Wecker (1), à cause de la façon dont il a conduit ses recherches. Il se fonde sur une statistique démontrant une rapide diminution du nombre des strabiques à mesure que l'âge augmente, et il fait noter que la diminution est loin de se trouver en relation avec la mortalité selon les progrès de l'âge.

Cette affirmation ne se base pas sur l'observation continue des cas ; on n'en cite pas un seul où l'on dise s'il présentait antérieurement un strabisme déterminé quelconque, qui ait été examiné plus tard et chez qui la disparition de la déviation ait été constatée. Du fait que, par exemple, dans le total des strabismes, figurent 1.032 cas de l'âge de dix à vingt ans, 611 de vingt à trente, et ainsi toujours en diminuant, jusqu'à cinquante ans, âge où ne figurent plus que 7 cas, on ne peut logiquement en déduire que ces différences obéissent à des guérisons spontanées. Il se passe là ce qui se passe pour tant d'autres maladies : c'est au début de la difformité qu'on s'adresse au médecin; à mesure que le temps s'écoule, la plupart des sujets s'y

(1) Wecker. — loc. cit. p. 19.

habituent et ne font plus rien pour la remédier. D'ailleurs, l'assistance du strabisme, dans la généralité des cas, a lieu pendant les premières années — ils guérissent ou ils ne guérissent pas, moyennant les traitements optiques ou chirurgicaux — les guéris, ne voient pas la nécessité de consulter, et, s'ils le font, ils ne figurent plus comme strabiques ; ceux qui n'ont pas guéri, les déçus du traitement, ne reviendront pas, ou s'ils reviennent ce ne sera qu'en très petit nombre.

Wecker dit que les strabismes périodiques convergents sont ceux qui offrent la plus grande quantité de guérisons spontanées, parce que, d'après ses renseignements, ce sont eux dont le nombre présente la diminution la plus prononcée par rapport au progrès des âges. Bien que nos observations ne nous autorisent pas à l'affirmer, nous ne nions cependant pas que la guérison spontanée puisse se produire plus fréquemment dans cette variété que dans les autres ; mais il ne faut pas oublier que, règle générale, le strabisme convergent permanent débute d'une manière intermittente ; pour ce motif, à mesure que les sujets avancent en âge, on observe un moins grand nombre de strabismes convergents périodiques, parce qu'ils se sont transformés en permanents, et non parce qu'ils ont guéri.

Weiss (1) attribue la cause de ces guérisons spontanées à la croissance des os du crâne et de la face. Il croit que, dans le strabisme convergent, les cloisons osseuses internes des orbites se trouvent moins séparées, et que la diver-

(1) Weiss. — Du strabisme et de sa guérison spontanée. Soc. d'Opht. d'Heidelberg, 1893.

gence des orbites est moins prononcée que dans les strabismes divergents. Il dit que la guérison spontanée du strabisme convergent, dépend de ce que ces cloisons se séparent et donnent lieu à une plus grande divergence des orbites, ce qui modifie l'équilibre des globes et des muscles en favorisant la disparition du strabisme convergent. On s'expliquerait de la même manière le strabisme inverse, que l'on observe quelquefois quand l'opération a été effectuée dans un âge tendre.

Panas invoque aussi le développement du squelette, et attribue la disparition du strabisme convergent à la croissance des sinus ethmoïdaux.

Schneller le rattache au développement plus complet des muscles droits externes.

Parinaud (1) dit que le strabisme convergent peut disparaître spontanément, et même être remplacé par la divergence, en vertu de ce que l'œil dévié a souffert une amblyopie exanopsie ; la synergie entre l'accommodation et la convergence s'affaiblit, disparaît même tout à fait, et le second processus, celui qui favorise la divergence, s'établit. Pour que cela se produise, ajoute-t-il, il faut que les phénomènes de rétraction secondaire ne se soient pas produits encore du côté de la déviation.

Dans la disparition spontanée plus ou moins complète des déviations dans quelques strabismes convergents, le développement cranéo-facial influe probablement, en séparant le centre de rotation des yeux, et en changeant l'inclinaison des axes orbitaires ; il est possible aussi qu'interviennent des modifications de la réfraction sta-

(1) Parinaud. — Le strabisme et son traitement, p. 72, 1899.

tique et peut-être aussi de l'accommodation; il ne serait pas étrange non plus que l'acuité visuelle y remplit aussi un rôle. De toutes manières, la guérison spontanée du strabisme est rare et toujours tardive.

La guérison artificielle du strabisme peut s'obtenir par des moyens optiques et par des moyens chirurgicaux. Les premiers agissent par l'intermédiaire de l'accommodation et par la fusion des images ; les seconds ont pour objet de changer, moyennant des opérations, la direction des lignes de regard, de manière à placer les globes oculaires dans leur position normale.

Il est certain que l'objectif que doit poursuivre le chirurgien dans le traitement du strabisme, n'est pas seulement de redresser l'œil dévié, en se gardant bien de porter préjudice au jeu de la mobilité des yeux, mais aussi de rétablir s'il est possible la vision binoculaire. Nous faisons cette remarque, parce que l'on considère généralement comme succès du traitement, c'est-à-dire comme guéri, le strabique qui cesse de présenter une déviation. On en peut juger ainsi à la rigueur, le strabisme se caractérisant surtout par la déviation de l'œil. Il est évident qu'en pareil cas, il n'existe pas de vision binoculaire, mais l'absence de la vision binoculaire est un symptôme, et non la caractéristique du strabisme ; la vision binoculaire manque souvent sans qu'il y ait strabisme, et personne ne diagnostique strabisme le manque de vision dans un œil, quand l'aspect des deux yeux ne manifeste pas de changement anormal dans leur direction.

Pour l'application des moyens optiques, il existe des règles que tous les oculistes suivent, à quelques différences près. Pour le traitement chirurgical, au contraire, il n'en existe pas de fixes ; chaque chirurgien agit selon son critérium clinique, selon ses préjugés pathogéniques, selon ses préférences pour tel ou tel procédé, et même selon son habileté opératoire.

Tous les traitements, actuellement en usage, peuvent dans des cas déterminés donner d'excellents résultats ; cela n'empêche pas de soumettre leur choix à de certains principes généraux, dérivés de l'examen de la réfraction, de l'acuité visuelle, de l'excursion des globes oculaires, de la variété et du degré du strabisme, de l'âge du sujet, etc.

Les mesures prophylactiques ou préventives du strabisme, consistent principalement à corriger les amétropies chez les enfants, surtout quand il existe des antécédents strabiques dans la famille. Sauf de très rares exceptions, il n'existe pas de traitement prophylactique pour la prévention des strabismes étrangers aux amétropies.

CHAPITRE II

Modes d'agir des différents procédés optiques.

GENERALITES

La manière dont agissent les différents procédés optiques est influencée par divers facteurs, à tel point qu'il n'est pas possible d'établir une règle générale qui comprenne toutes les indications optiques pour l'ensemble de toutes les variétés de strabisme. La réfraction dans ses modalités et ses degrés différents, l'état de la position de repos des yeux, l'amplitude relative de l'accommodation et de la convergence, le degré d'acuité visuelle, l'âge du sujet, l'ancienneté du strabisme avec les altérations secondaires consécutives, sont des motifs plus que suffisants pour que les résultats soient très variables.

Les procédés optiques actuellement employés dans le traitement du strabisme concomitant, consistent : 1° dans les instillations de substances cyclopégiques ; 2° dans la prescription de lunettes permanentes correctrices des vices de réfraction, quelquefois décentrées ou combinées avec des prismes ; 3° en exercices stéréoscopiques et diploscopiques.

C'est dans les strabismes récents, spécialement dans la variété convergente périodique, que les procédés optiques donnent leurs meilleurs et leurs plus rapides résultats. Il est plus difficile d'obtenir la guérison dans les strabismes anciens, pour lesquels, très souvent, nous devrons recourir à la chirurgie.

L'atropine a été employée aux fins thérapeutiques, dans le strabisme convergent, par Gren (1), en 1870. Antérieurement, Liebreich (2) avait appelé l'attention sur l'action bienfaisante de l'atropine, combinée avec la correction dioptrique, dans les strabismes convergents périodiques. Plusieurs auteurs se sont occupés de cette question : citons Boucheron (3), qui a été le principal propagandiste de l'emploi de l'atropine.

L'atropine agit en paralysant l'accommodation, en détruisant par conséquent tout motif de lutte entre l'accommodation et la convergence. Les sujets préfèrent instinctivement conserver les bénéfices de la vision binoculaire, convaincus de l'inutilité de leurs efforts accommodatifs. L'accommodation abolie, restera la convergence déliée de la synergie qui l'unissait à l'accommodation, et

(1) Gren. — Traitement du strabisme basé sur l'accom. Transact. Amér. Opht. Soc. 1870, p. 131-142.

(2) Article Accommodation. — Nouveau Diction de méd. et de chirurg. prat. 1864.

(3) Boucheron. — De la cure du strabisme intermittent par les mydriatiques ou les myotiques. Arch. d'Opht. 1882, p. 47.

les yeux chercheront leur position de repos la plus commode.

L'ésérine a été aussi employée par Ulrich (1), en 1881, dans l'idée de faciliter l'effort considérable d'accommodation que nécessitent les hypermétropes. Si le muscle ciliaire, dit Ulrich, se trouve en état de contraction énergique sous l'influence de l'ésérine, l'effort qu'il aura à faire diminuera, et, de cette manière, l'impulsion à la convergence sera également moindre. Bucklin (2) dit que dans les strabismes traités par l'ésérine à leur début, il a obtenu de bons résultats.

Boucheron emploie l'ésérine quand les mydriatiques augmentent le strabisme convergent à cause des efforts que font les sujets, pour voir avec netteté, malgré la paralysie accommodatrice.

Quelques oculistes conseillent l'emploi continu des mydriatiques chez les enfants en bas âge, pour obvier à la difficulté qu'il y a de leur faire porter des lunettes ; et aussi, comme auxiliaires du traitement dioptrique. Javal préconisait les instillations d'atropine dans l'œil sain, afin d'obliger l'œil dévié à travailler ; il prétendait augmenter ainsi l'acuité visuelle.

L'usage de l'atropine pour le choix des verres chez les strabiques, est aujourd'hui une pratique généralisée dans toutes les cliniques. Nous l'employons chez tous les strabiques, afin de connaître la correction totale de l'amétropie au moyen de la skiascopie.

---

(1) Ulrich. — Etiologie du strabisme hypermétropique. 1881.

(2) Bucklin. — Le strabisme convergent guéri par l'ésérine. New-York, Med. Records, 2 janvier 1883, p. 197.

Il convient de faire les instillations au moins pendant une semaine, pour supprimer complètement tout effort accommodatif ; au bout de ce temps, quelquefois le strabisme a disparu, d'autres fois il a diminué. Il est clair que, même si le strabisme a disparu, nous ne devrons pas borner le traitement à l'atropine, parce que d'abord le sujet resterait avec une très mauvaise vision, et qu'ensuite nous ne favoriserions pas l'exercice des relations qu'elle a interrompues entre l'accommodation et la convergence. Le traitement devra être complété par la prescription permanente de lunettes.

L'emploi des lunettes a pour objet d'harmoniser l'équilibre altéré entre l'accommodation et la convergence, du point de l'*adaptation statique*.

On comprend facilement que ce traitement doit être appliqué dès que se manifestent les premiers symptômes du strabisme, ou au moins à sa première époque, pour que les déviations soient corrigées par son intermédiaire. Quand on l'emploie tard, on obtient rarement de résultats complets, à cause des altérations secondaires sur lesquelles les lunettes n'ont aucune action. Les verres agissent sur la portion variable du strabisme, et non sur sa portion fixe.

Le traitement dioptrique institué par Donders sur des bases rationnelles, pour guérir le strabisme convergent périodique, a été adopté peu à peu par tous. Antérieurement à Donders, on avait publié quelques guérisons de strabismes au moyen de lunettes, comme simples faits curieux sans aucune explication.

Böhm (1) signala avant Donders, mais sans en com-

(1) Böhm. — Das Schielen. Berlin, 1845, p. 81 et 82.

prendre la raison, la fréquence de l'hypermétropie dans le strabisme convergent : « Pour améliorer la vision des objets éloignés, il faut donner à l'œil strabique des verres convexes... Je me convaincs chaque jour davantage que ceci n'est pas une exception, mais une règle générale. » Donders dit : l'observation de Böhm l'aurait conduit à la découverte de l'hypermétropie (encore inconnue) et principalement de l'hypermétropie compliquée du strabisme, s'il avait connu à fond la dioptrique et s'il avait compris et su interpréter les faits qu'il avait observés.

Outre les lunettes, on emploie aussi les prismes dans le traitement du strabisme : la première application en appartient à Krecke, en 1847 ; ce fut Donders qui les fit entrer dans la pratique.

Quand les prismes sont indiqués, il n'est pas toujours beso n de les combiner avec les verres sphériques ; l'effet prismatique peut être obtenu par la simple décentration des verres biconvexes ou biconcaves. La valeur angulaire en degrés de prisme, correspondant à la décentration, peut se calculer par la formule suivante de Marius Coque :

$$\Delta = 1.114 \, a \, F.$$

Le degré de l'effet prismatique (Δ) obtenu par la décentration du verre sphérique, est égal au nombre de dioptries (F) multiplié par le nombre de centimètres (a) que l'on a décentré, et par le facteur constant 1.114.

Ainsi, un verre de 10 D., mécentré de 5 mm., produira un effet prismatique de

$$\Delta = 1.114 \times 0.5 \times 10 = 5,57$$

Chaque degré ayant 60 minutes, nous devrons réduire en minutes la fraction 57 centièmes de degré : $\frac{57 \times 60}{100} = 34,2$.

Le résultat de la décentration dans l'exemple choisi, équivaudra à un effet prismatique de 5°34'.

L'emploi des prismes est limité aux faibles degrés, car à l'inconvénient du poids correspondant aux forts degrés, s'ajoute encore celui de la dispersion chromatique.

Pour le traitement fonctionnel du strabisme, nous disposons, en plus, de certains appareils ayant pour objet de solliciter la vision binoculaire. Mackenzie est le premier qui proposa le stéréoscope pour le traitement du strabisme, mais Javal a le mérite de l'avoir imposé dans la thérapeutique du strabisme, dès l'année 1863, en fixant les règles de son emploi avant et après le traitement chirurgical. Cet auteur, et aussi Worth, se servent d'un appareil que ce dernier a nommé amblyoscope, à l'effet d'améliorer la vision de l'œil strabique et de le préparer pour faciliter le rétablissement de la vision binoculaire. Cet instrument diminue la vision de l'œil sain, et oblige l'autre à travailler.

Avec les stéréoscopes, il s'agit d'abord de provoquer la diplopie, et ensuite de chercher la fusion de deux figures appropriées, en les rapprochant ou en les éloignant l'une de l'autre, jusqu'à produire la sensation d'une image unique ; on se sert d'abord de simples dessins géométriques, et l'on arrive graduellement aux photographies stéréoscopiques.

Le diploscope de Rémy s'emploie au même objet ; il provoque la vision simultanée, et ensuite la vision binoculaire.

Nous ne nous arrêterons pas sur ce point, en premier lieu parce que nous n'aurions rien de nouveau à ajouter sur la manière dont agissent ces procédés, et en second lieu parce que ce traitement, quelque intéressant qu'il soit, et malgré l'importance que quelques-uns lui accordent, n'a pas une action primordiale dans la thérapeutique du strabisme ; ce n'est qu'un moyen auxiliaire et complémentaire du traitement optique et chirurgical.

Quand il existe une amblyopie prononcée de l'œil dévié, ces exercices sont complètement inutiles : ils ne provoqueront pas la diplopie, ni par conséquent les réflexes qui servent à solliciter la fusion des images.

En général, les exercices stéréoscopiques seront d'autant plus longs que le strabisme sera plus ancien, et leurs résultats d'autant plus problématiques. Javal (1), lui-même, qui préconise ce traitement, dit : « Le rétablissement de la vision binoculaire au moyen d'exercices exige, en moyenne, un temps égal plus ou moins à celui écoulé depuis le début de la déviation : on peut espérer guérir vers l'âge de douze ans un enfant de huit ans qui louche depuis l'âge de quatre ans. » Il est difficile d'appliquer l'attention des enfants à ces exercices ; les premiers jours c'est pour eux un amusement, mais ils s'en dégoûtent bientôt et finissent par les abandonner ; et les parents eux-mêmes, qui ne voient pas venir de résultat rapide, s'en désenchantent d'autant plus vite qu'ils ont manifesté d'abord moins de confiance en un succès que nous ne pouvons d'ailleurs leur promettre avec certitude. Et si cela arrive avec des personnes appartenant aux classes

(1) Javal. — Manuel du strabisme, p. 64.

sociales élevées, que sera-ce avec les clients des cliniques gratuites : le manque de temps est déjà, à lui seul, un motif suffisant pour que le traitement se borne dans la plupart des cas à l'usage de lunettes, lesquelles sont toujours bien acceptées, car non seulement elles reculent la date de l'intervention chirurgicale, mais encore elles peuvent guérir le strabisme, sans nécessité d'autres moyens ; elles améliorent d'ailleurs la vision en corrigeant les amétropics.

CHAPITRE III

Modes d'action des lunettes.

Nous avons dit que le strabisme concomitant est engendré par un désaccord entre la réfraction statique et la position statique des globes oculaires. Quand l'amplitude relative de l'accommodation et de la convergence ne disposent pas d'un champ suffisant, capable de neutraliser ces déséquilibres statiques, le strabisme se manifeste. Les lunettes appropriées pour la correction dioptrique servent à harmoniser ces anormalités; l'action des prismes peut aussi y contribuer.

Examinons comment elles agissent dans les diverses modalités de chaque variété de strabisme.

§ I. HYPERMÉTROPIE

(*a*) STRABISME CONVERGENT

Quand l'atropine a réussi à faire disparaître le strabisme, nous avons la presque certitude que la correction optique de l'amétropie maintiendra la bonne direction des lignes de regard. Quelquefois, cependant, on observe que le strabisme reparaît, l'action de l'atropine une fois passée ; mais l'usage des lunettes finit par le faire disparaître. Dans d'autres occasions, l'atropine ne modifie pas le strabisme, mais au bout d'un temps, souvent court, on obtient une guérison définitive avec la correction optique ; d'autres fois, ce résultat ne se produit qu'au bout de plusieurs mois.

On observe très fréquemment que les sujets qui ont réussi, grâce aux lunettes, à corriger leur strabisme, en souffrent de nouveau dès qu'ils les quittent. Cela signifie que la vision binoculaire n'est pas consolidée, et que les mêmes causes qui produisirent la manifestation strabique une première fois, la produisent de nouveau. Pour que le strabisme ne se reproduise pas quand on abandonne les lunettes, il faut les avoir portées longtemps, et qu'elles aient établi une vision binoculaire parfaitement développée, et que le sujet soit plus incommodé par la diplopie qu'il ne trouve d'avantages à une vision monoculaire plus nette, préférant voir simple quoique avec plus ou moins de cercles de diffusion.

Le strabisme convergent des hypermétropes aura plus de probabilités de se corriger, quand le sujet possède une bonne acuité visuelle aux deux yeux ; le réflexe de la convergence entrera en jeu, et contribuera à l'acte de la vision binoculaire. C'est pourquoi les strabismes convergents alternes, aussi bien les périodiques que les permanents, sont ceux qui se prêtent le mieux au traitement optique, car chez la plupart la réfraction est égale aux deux yeux, et surtout l'acuité visuelle y est normale d'ordinaire.

Dans le strabisme convergent monoculaire permanent, le degré de la déviation diminue dans bien des cas par l'usage continu de lunettes, et la guérison s'obtient avec une relative fréquence.

Pour expliquer comment agissent les lunettes convexes, nous appliquerons la correction optique à l'exemple cité précédemment, de l'hypermétrope de 2 D., dont nous avons supposé les lignes de regard au repos en parallélisme. Nous y démontrâmes, comment, le plus grand effort d'accommodation, obligeait à un excès dans l'innervation de la convergence, ce qui provoquait le strabisme convergent.

Ce sujet, pour voir binoculairement à vingt-cinq centimètres de distance, doit accommoder 6 D. et converger 4 *a. m.* Si nous corrigeons les 2 D. d'hypermétropie au moyen de lunettes convexes de cette valeur, il équilibrera parfaitement son accommodation avec la convergence — 4 D. d'accommodation avec 4 *a. m.* de convergence — et par conséquent, l'harmonie troublée étant rétablie, le déséquilibre strabique disparaîtra, mettant les lignes de regard en état de se diriger normalement.

Il est certain que, théoriquement, nous pourrions intervenir directement sur les lignes déviées, au lieu de le faire sur l'accommodation ; il nous faudrait pour cela recourir aux prismes, dont les propriétés optiques déviatives sont bien connues. En plaçant dans notre exemple, des prismes à base externe, d'un degré équivalent en angles métriques aux 2 D. d'hypermétropie, le sujet se trouvera dans les justes conditions d'*adaptation statique :* le remotum de réfraction statique coïncidera, moyennant l'artifice des prismes, avec le remotum statique de la direction des lignes de regard (Fig. 30). Le sujet, pour regarder un point situé à l'infini, accommodera 2 D. et convergera 2 *a. m.*, et pour voir à 25 centimètres, il accommodera 6 D. et convergera 6 angles métriques.

Bien que l'indication des prismes s'ajuste scientifiquement à la nature du strabisme, leur application thérapeutique absolue ne serait pas avantageuse ; d'abord, parce qu'elle nous ferait négliger l'aide puissante des verres convergents qui économisent les efforts d'accommodation,

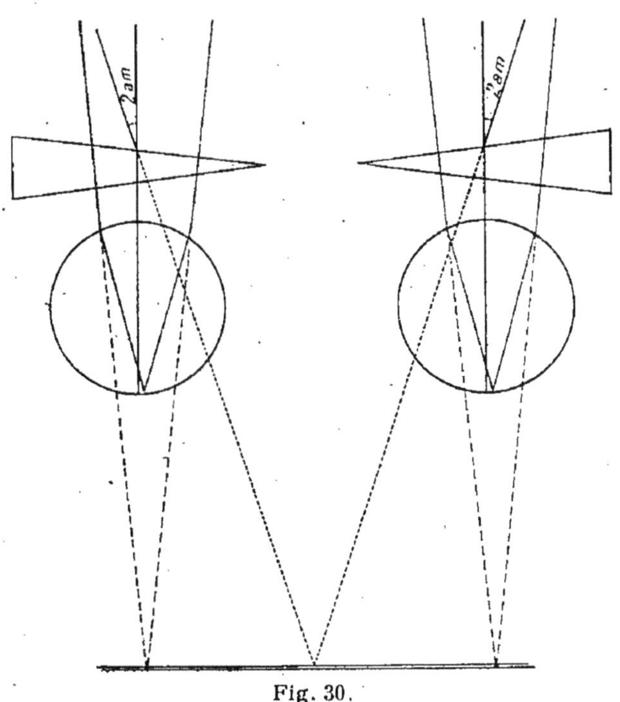

Fig. 30.

$P \infty, Pr - 2\,am = -2\,am.$ $R - 2\,d = -2\,d.$ *donc* : $R = P$.

et ensuite parce qu'outre l'inconvénient de l'épaisseur des prismes avec leur grande pesanteur, la dispersion de la lumière provoquerait des images rétiniennes imparfaites. Nous ne devons pas oublier, néanmoins, qu'à l'action des lunettes nous pouvons associer dans bien des cas celle bienfaisante et auxiliaire des prismes ; soit en combinant les verres sphériques avec les prismes ; soit en décentrant les verres quand ils ont une certaine valeur dioptrique, capable, en même temps que de corriger la réfraction, de coopérer à l'équilibre d'innervation entre l'accommodation et la convergence.

Dans les exemples mentionnés, nous avons supposé que les axes de repos coïncidaient avec l'infini ; mais, on conçoit que les lignes de regard ne se dirigent pas toujours parallèles à l'infini ; elles peuvent s'entrecroiser à une distance finie, et aussi plus loin que l'infini, c'est-à-dire virtuellement derrière les yeux.

La distance étant finie, nous devrions empolyer des verres d'un pouvoir dioptrique plus grand que celui exigé pour la correction totale de l'hypermétropie, si nous prétendions neutraliser exactement l'équilibre des relations statiques avec l'accommodation et la convergence relatives. Ainsi, par exemple, un hypermétrope de 2 D. avec repos des lignes de regard à 1 mètre en avant des centres de rotation des yeux, devra, pour regarder à 25 centimètres, sans correction de l'amétropie, faire un effort accommodatif de 6 D. et converger 3 angles métriques depuis la position correspondant à l'état de repos. Pour établir l'équilibre, il nous faudra corriger l'hypermétropie avec un excès d'une dioptrie ; en effet, avec l'aide d'un verre de + 3 D. le sujet accommodera 3 D. et convergera 3 *a. m.* pour regarder à la distance de 25 centimètres. Dans ces conditions, pour fixer à une plus grande distance que celle qui correspond à la position de repos, il devra employer son amplitude négative de convergence. Ainsi, pour fixer un objet à l'infini, il mettra ses lignes en parallélisme ; comme il n'existe pas d'accommodation absolue négative, la dioptrie en excès ne pourra être neutralisée, la vision ne s'effectuera pas avec netteté, et le sujet se trouvera converti en myope d'une dioptrie. Ce ne sera pas là un inconvénient, au point de vue du traitement du strabisme, car la convergence ne s'en trouvera que plus libre des sollicitations positives de l'accommodation, comme il arrive chez les myopes.

Si les lignes de regard au repos s'unissaient au delà de l'infini, nous serions obligés de faire une correction incomplète de l'hypermétropie, en relation avec l'état de la position statique des yeux. A un hypermétrope de 2 D. avec repos virtuel d'un angle métrique, nous prescririons + 1 D. De cette manière, quand il regarderait à l'infini, il accommoderait 1 D. et convergerait 1 *a. m.*; quand il fixerait à 25 centimètres, il accommoderait 5 D. et convergerait 5 *a. m.*

La même chose arriverait, si l'emploi unique des prismes était possible, dans les exemples indiqués. Si l'entrecroisement des lignes de repos avait lieu en deçà de l'infini, on augmenterait la valeur angulaire des prismes, et on la diminuerait, au contraire, si elle avait lieu au delà, jusqu'à ce que cette valeur fût nulle, quand l'entrecroisement de ces lignes coïnciderait avec le remotum de la réfraction (adaptation statique).

Dans l'exemple : Hypermétropie de 2 D. avec position de repos correspondant à 1 *a. m.* positif, nous devrions mettre des prismes de 3 *a. m.* avec la base externe, pour établir l'équilibre (Fig. 31). En regardant à l'infini, le sujet accommode 2 D. et converge synergiquement 2 *a. m.* qui, ajoutés à l'angle métrique de son état de repos, donne au total 3 angles métriques; lesquels, seraient neutralisés par les prismes indiqués pour rétablir le parallélisme fonctionnel.

Dans le second exemple : Hypermétropie de 2 D., avec

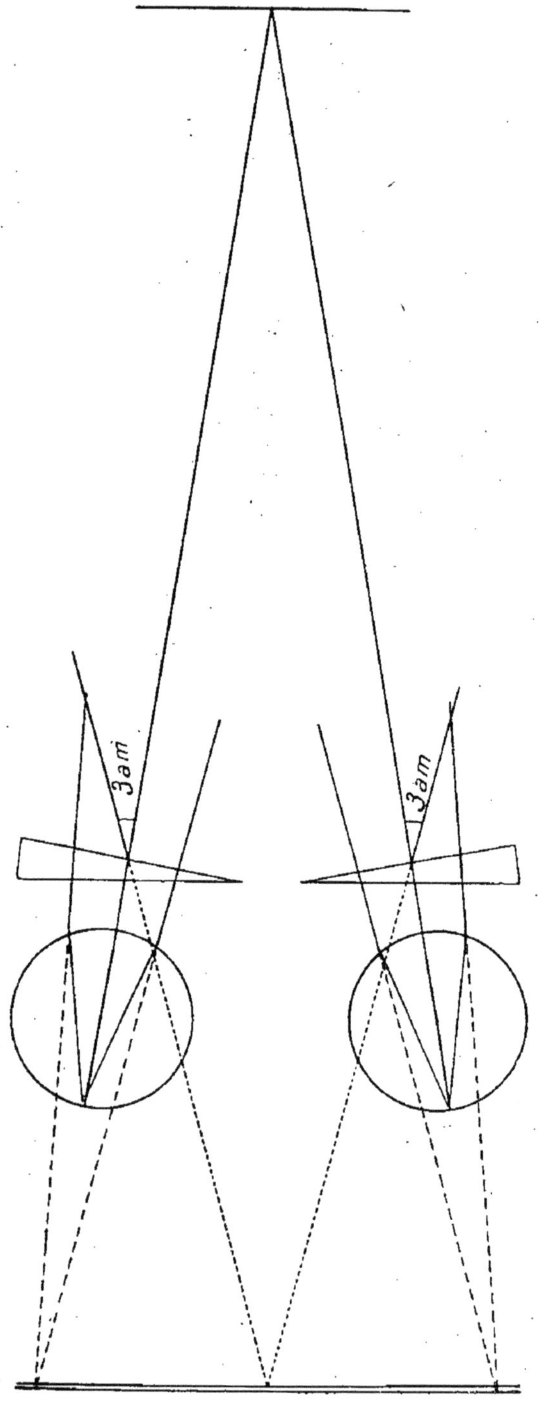

Fig. 31.

P· + 1 m, Pr. — 3 am = — 2 am.
R· — 2 d = — 2 d. *donc : R = P.*

position virtuelle de 1 *a. m.*, nous devrions équilibrer avec des prismes de 1 *a. m.* base externe. Quand le sujet regarde à l'infini, il accommode 2 D. et converge 2 *a. m.*, c'est-à-dire 1 *a. m.* de plus que le nécessaire ; l'excès de convergence serait donc neutralisé avec le prisme indiqué.

Nous n'avons pas tenu compte dans ces exemples, des amplitudes relatives de l'accommodation et de la convergence ; nous avons indiqué seulement les relations absolues, pour la plus grande clarté de l'explication, en nous éloignant de la réalité fonctionnelle.

On déduit de tout cela, qu'il y aurait avantage à combiner, dans de certaines limites, l'action dioptrique avec la prismatique, en cherchant la meilleure harmonie dans les relations de l'accommodation et de la convergence avec l'adaptation statique. Mais, si les moyens que nous possédons actuellement pour déterminer le degré de la réfraction sont arrivés à une rare précision, nous ne disposons encore d'aucun qui soit capable de déterminer avec quelque exactitude clinique l'état de repos absolu des muscles. Or, si la chose est déjà difficile chez des sujets jouissant de la vision binoculaire, elle l'est encore bien davantage chez les strabiques, où la position des yeux se trouve sous l'influence de perturbations dynamiques, et, très souvent aussi, d'altérations anatomiques.

(*b*) STRABISME DIVERGENT

Est-il possible d'intervenir optiquement dans le traitement du strabisme divergent des hypermétropes? Nous avons démontré précédemment, au chapitre de la nature du strabisme, que les déviations divergentes peuvent se manifester chez les hypermétropes en obéissant aux mêmes lois qui régissent le strabisme convergent. Il est hors de doute que, pour que le strabisme divergent se produise, il faut que les positions anatomiques des yeux soient disposées en divergence exagérée, et au delà des limites compatibles avec la physiologie des amplitudes relatives.

Si l'on admet que le strabisme divergent des hypermétropes dépend de cette pathogénie, il n'est pas douteux que nous pourrions intervenir au moyen de verres concaves, qui, obligeant à un plus grand effort d'accommodation, amèneraient artificiellement l'équilibre statique entre la réfraction et la divergence.

Appliquons l'exemple qui nous a servi dans la pathogénie : une hypermétropie de 2 D., avec une position de repos où les lignes de regard partiraient de 25 centimètres derrière les points de rotation des yeux ; il y aurait un excès de 2 angles métriques pour que ces yeux se trouvent en équilibre statique.

Il est sûr que si nous corrigions l'hypermétropie, le sujet se trouverait dans de pires conditions encore : il devrait, par exemple, pour regarder à 25 centimètres, accommoder 4 D., et converger 8 *a. m.*. La correction dioptrique nous écarterait davantage des conditions physiologiques, en rendant plus difficile le recours de l'accommodation relative. Nous aurions donc agi contrairement à tous les principes, et il n'y aurait rien d'étonnant que nous provoquions par ce moyen, chez un sujet présentant de telles conditoins statiques, l'établissement d'un strabisme divergent qui ne se fût peut-être pas produit sans cela.

D'où l'on peut conclure qu'en certains cas, et dans des limites déterminées, on pourrait employer les verres négatifs. Les verres concaves, agiraient chez les hypermétropes avec strabisme divergent, de même façon que les verres convexes chez les hypermétropes avec strabisme convergent, et conformément aux mêmes principes. On comprend, pour des raisons identiques, que dans quelques cas de l'espèce que nous étudions, il ne convienne pas de corriger totalement le vice de réfraction hypermétropique.

Le rétablissement de l'équilibre statique pourrait aussi être cherché, comme pour le strabisme convergent, dans une action modificatrice sur les lignes de regard, au moyen de prismes. Dans l'exemple indiqué, nous devrions mettre devant les yeux des prismes avec la base interne d'une valeur correspondant à 2 *a. m.;* de telle sorte, que l'effort d'innervation de convergence équivaudrait seulement à 2 angles métriques, pour s'ajuster au parfait équilibre de l'accommodation à l'infini (Fig. 32).

On pourrait aussi, dans de certaines limites, utiliser l'action des prismes en la combinant à celle des lentilles, agissant ainsi conjointement sur la convergence et l'accommodation. Par exemple, dans le cas supposé, d'une hypermétropie de 2 D. avec déviation de 4 angles métriques, nous placerions un verre concave de 1 D. qui obligerait à un effort de 3 D. pour regarder à l'infini ; nous ajouterions un prisme équivalent à 1 angle métrique, de façon que l'œil aurait à faire un effort de 3 *a. m.* pour regarder à l'infini : l'équilibre statique serait rétabli (Fig. 33) ; le sujet, pour regarder à 25 centimètres, accommoderait 7 D. et convergerait 7 angles métriques.

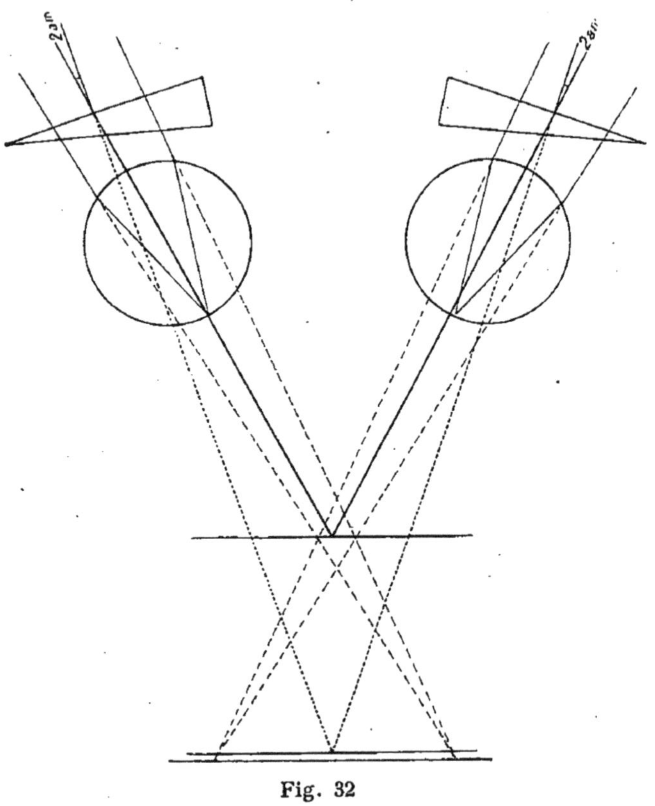

Fig. 32

$R' - 2\,d = -2\,d.$
$P' - 4\,am,\ Pr + 2\,am = -2\,am.$ *donc :* $R = P.$

Mais, dans ce jeu de combinaisons plus théoriques que pratiques, quand il s'agit du strabisme divergent chez des hypermétropes, il conviendrait de combiner l'équilibre en aidant, plutôt qu'en aggravant le travail de l'accommodation. Nous pourrions, dans l'exemple cité, corriger toute l'hypermétropie avec des verres sphériques de + 2 D. que nous combinerions avec des primes de 4 *a. m.* à base interne, de façon que le travail se fît en des conditions identiques à celles des emmétropes. La vision binoculaire, par l'intermédiaire de telles combinaisons, se ferait aux

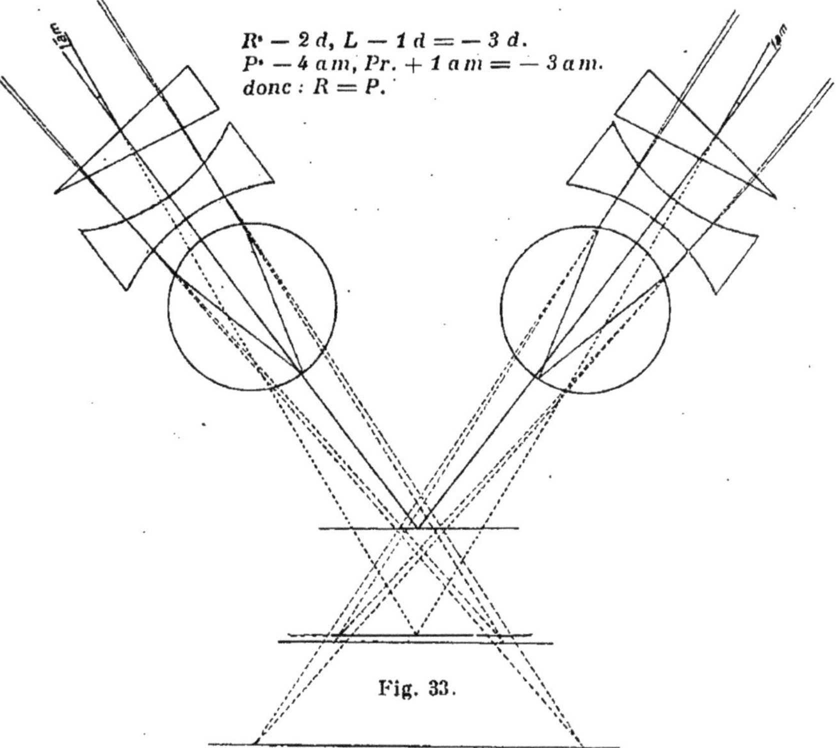

Fig. 33.

dépens d'une déviation des lignes de regard, dissimulée par l'action prismatique. Les prismes, à mesure que la vision binoculaire se consoliderait, pourraient être diminués graduellement peu à peu.

§ II. MYOPIE

(a) STRABISME CONVERGENT

Nous avons vu, au chapitre de la pathogénie, que le strabisme convergent peut se développer dans la myopie, et qu'il faut, pour cela, que les lignes de regard au repos se réunissent en deçà du remotum de la réfraction. Cette convergence statique ne signifie pas que le strabisme soit établi de fait, ni que le repos divergent constitue non plus par soi seul le strabisme divergent ; les lignes de regard pourront se mettre en parallélisme chaque fois que les relations dynamiques entre l'accommodation et la convergence jouissent de la suffisante latitude relative pour corriger les déséquilibres de l'adaptation statique.

Dans l'exemple que nous indiquons en étudiant la pathogénie, d'un myope de 2 D. avec la position de repos à 25 centimètres en avant des centres de rotation, on conçoit que si le sujet fixe les yeux à 25 centimètres, il devra accommoder 2 D., et que cet effort peut influencer l'innervation de la convergence en provoquant la manifestation d'un strabisme convergent. L'unique moyen d'empêcher le désaccord consisterait à ce que le sujet employât des verres positifs de 2 D. pour cette distance ; il n'aurait pas ainsi à faire d'efforts d'accommodation quand il fixerait à 25 centimètres et, par conséquent, n'influerait pas sur la convergence. Ce serait là une correction totale du déficit de la réfraction par rapport à la position des yeux (Fig. 34).

Quand ce sujet regarderait au loin, il mettrait au repos son accommodation et sa convergence. Mais ce repos le laisserait avec une myopie de 2 D. et un strabisme de 4 angles métriques. Nous pourrons facilement porter son remotum de réfraction à l'infini, au moyen de lunettes concaves de 2 D., mais l'innervation de la convergence sera incapable de modifier le remotum extrême de 25 centimètres, qui marque sa limite, c'est-à-dire son repos. Si les lignes de regard étaient susceptibles d'abandonner cette position et d'accompagner la réfraction artificiellement changée, ce serait à cause de la nécessité physiologique de voir simple, par obéissance à un réflexe réti-

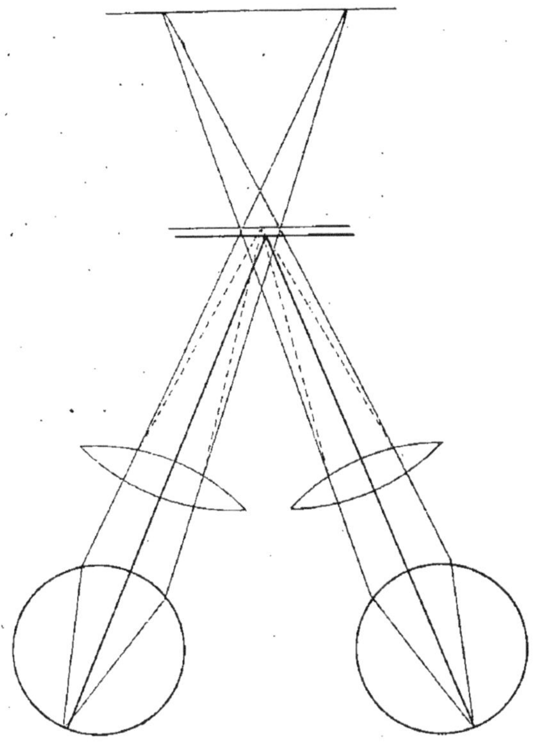

Fig. 34.

$R' + 2d, L + 2d = 4d.$ $\quad$ *donc :* $R = P.$
$P' + 4\,am = 4\,am.$

nien, — réflexe qui agirait sur les *centres de divergence.*

Pour interpréter de semblables faits, nous sommes obligés de supposer l'existence d'un *réflexe rétinien de divergence,* outre le *réflexe rétinien de convergence* imaginé par Parinaud. Aucune raison ne s'oppose à ce qu'on admette une fonction de divergence équivalente à la convergence ; les deux se complèteraient, et cela expliquerait beaucoup de faits encore obscurs. Nous inclinons à croire que, ce que l'on considère aujourd'hui comme une fonction unique d'amplitude de la convergence, correspond aux deux latitudes de convergence et de divergence, séparées toutes deux par le point de repos des lignes visuelles.

Par conséquent, ce que Parinaud appelle réflexe rétinien de convergence, devrait avec plus de propriété prendre le nom de *réflere rétinien des lignes visuelles*. Nous estimons qu'appréciée de cette manière la fonction physiologique qui nous occupe, l'observation clinique et les doctrines scientifiques se concilieraient mieux, sans contrarier les grandes lignes générales actuelles.

Nous pourrions multiplier d'autres exemples, plus en concordance logique avec la réalité des faits communs que celui que nous avons cité, bien que le strabisme convergent des myopes soit très rare. Soit une myopie de 2 D., avec une convergence des lignes de regard au repos à 1 mètre. L'amétropie étant corrigée au moyen de verres sphériques de — 2 D., le sujet, pour regarder à 25 centimètres accommodera 4 D., et ne devra influencer sa convergence que d'une valeur de 3 *a. m.* pour compléter les 4 *a. m.* nécessaires. Si l'amplitude relative de la convergence négative est possible, le strabisme n'aura pas lieu ; mais, si l'innervation des 4 D. d'accommodation incite synergiquement à un effort égal de convergence, il s'ajoutera 4 *a. m.* à la convergence de repos, et le sujet convergera par conséquent 5 angles métriques pour regarder à 25 centimètres de distance ; c'est-à-dire, qu'un strabisme convergent se manifestera, équivalent à l'excès d'innervation, selon les règles ordinaires.

Dans ce cas, la correction totale de la myopie aura influé pour provoquer le strabisme. Il eût fallu, pour que la déviation ne se produisît pas, que nous eussions seulement corrigé la moitié de la myopie ; de la sorte, nous aurions équilibré la réfraction statique avec la position au repos des lignes de regard, c'est-à-dire que nous les aurions disposées en parfaite harmonie, de façon à ce

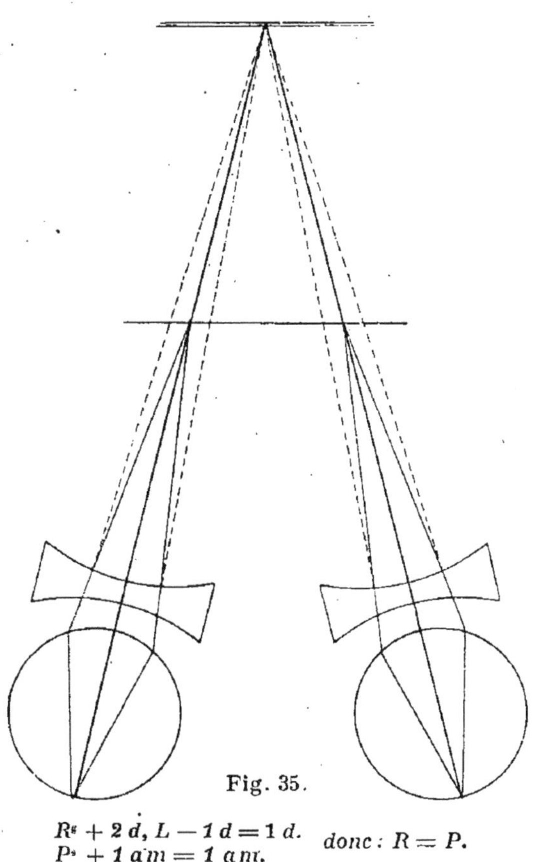

Fig. 35.

$R^s + 2\,d$, $L - 1\,d = 1\,d$.
$P^s + 1\,am = 1\,am$.
donc : $R = P$.

qu'un mouvement dioptrique de l'accommodation fût accompagné d'une valeur équivalente de la convergence (Fig. 35).

(b) STRABISME DIVERGENT

Si le traitement dioptrique, dans le strabisme divergent des myopes, ne donne pas les brillants résultats qu'on observe fréquemment dans le strabisme convergent des hypermétropes, on pourra du moins, dans bien des cas, prévenir les déviations, et quelquefois les corriger, surtout au début du strabisme.

Il y a plusieurs raisons pour que les moyens optiques ne soient pas de très grande ressource dans ces cas : les altérations secondaires se produisent en même temps que la myopie se développe ; le jeu des muscles n'obéit pas à un facile engrenage avec l'innervation, comme cela arrive dans l'œil sphérique et petit de l'hypermétrope ; l'accommodation, dans l'œil du myope, n'est pas un incitant d'innervation pour la convergence, ce serait au contraire la convergence chez les myopes qui inciterait à l'accommodation.

Comme nous l'avons établi dans la nature pathogénique, le strabisme divergent des myopes est une conséquence du désaccord entre le remotum de la réfraction statique et le remotum des lignes de regard correspondant à l'état de repos, quand ces dernières se croisent au delà du point remotum de la réfraction, dans de telles conditions, que l'amplitude relative ne soit pas capable de les réunir en les neutralisant sur un seul point.

Soit une myopie de 2 D., dont les lignes de repos se dirigent à l'infini. Si nous corrigeons sa réfraction statique, au moyen de verres concaves de 2 D., le sujet, pour voir de près à 25 centimètres, accommodera 4 D. et convergera 4 *a. m.* (Fig. 36.) L'amétropie une fois corrigée, nous aurons mis en parfait équilibre l'accommodation et la convergence. Il devait précédemment, sans la correction, accommoder seulement 2 D., pour la distance indiquée, et converger 4 *a. m.* Il se peut que le champ de latitude positive de convergence ne soit pas suffisant, et qu'aux 2 D. d'accommodation effectuées par le sujet, correspondent par exemple 3 angles métriques ; il manquerait alors 1 *a. m.* de convergence, un strabisme divergent périodique se manifesterait donc chaque fois que le sujet

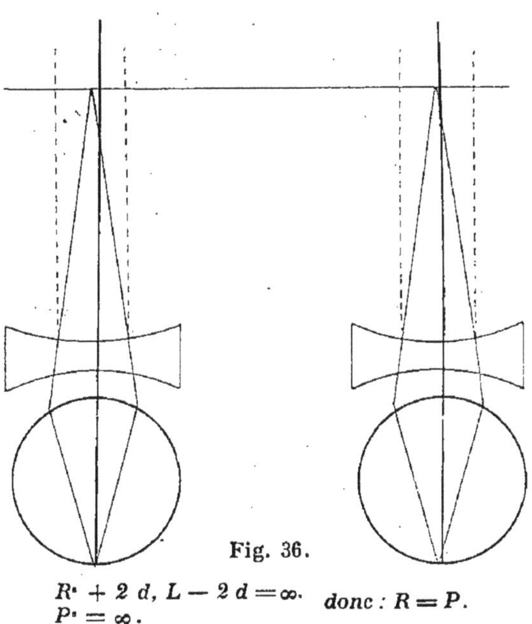

Fig. 36.

R' + 2 d, L — 2 d = ∞. donc : R = P.
P' = ∞.

regarderait de près, strabisme qui, avec le temps, pourrait se convertir en permanent.

On comprend facilement, grâce à cet exemple, les avantages d'une correction optique dans le strabisme divergent des myopes. Il conviendrait aussi quelquefois, comme dans les déviations convergentes et divergentes des hypermétropes dont nous avons donné des exemples, de recourir aux combinaisons prismatiques pour aider à la conservation de l'*adaptation statique*, ainsi qu'à son rétablissement.

On comprend aussi, sans qu'il soit besoin d'ajouter d'autres exemples pour démontrer le mode d'action des lentilles et des prismes, les multiples combinaisons dont sont susceptibles ces moyens thérapeutiques, afin d'harmoniser les perturbations d'équilibre entre l'*adaptation statique* et l'accommodation et la convergence, en facilitant le jeu des amplitudes relatives dans les limites physiologiques exigées pour que les fonctions de la vision binoculaire aient lieu. Les corrections dioptriques, en améliorant l'acuité visuelle dans les amétropies, favorisent en même temps la fusion, en conséquence de ce que les images rétiniennes, mieux adaptées, incitent avec une plus grande énergie au *réflexe rétinien des lignes visuelles*.

L'oculiste doit connaître toutes ces ressources, et mettre toute sa science et tous ses soins à s'opposer aux manifestations strabiques, par le choix des procédés de nature à équilibrer le mieux possible les relations statiques et dynamiques, soit en faisant des corrections totales, soit partielles, soit en combinant judicieusement les prismes, etc. C'est dire combien la solution de ces problèmes est ardue et hérissée de difficultés, même pour l'ophtalmologiste le mieux préparé. On peut donc supposer les préjudices qu'occasionne la prescription de lunettes par des individus vaguement teintés d'optique, et dont le principal ou l'unique objectif est d'exercer leur métier.

CHAPITRE IV

Concept pathogénique dans le traitement chirurgical.

Le critérium pathogénique du strabisme suggère la thérapeutique. Avant de procéder à un traitement il faut, en présence des variétés cliniques du strabisme, connaître la forme, le degré de déviation, l'état de réfraction, l'acuité visuelle, l'ancienneté du strabisme, l'arc excursif, les modifications secondaires, les troubles des milieux transparents, les lésions ophtalmoscopiques, les antécédents héréditaires et acquis, etc. En un mot, il faut tenir compte de tous les facteurs qui interviennent dans son étiologie. Il faut aussi être pénétré de l'action des différents moyens thérapeutiques que nous possédons actuellement.

Le strabisme débute par des troubles fonctionnels qui, avec le temps, provoquent des altérations anatomiques musculo-aponévrotiques. Ces deux périodes requierrent des traitements différents : dans la première, la thérapeutique s'inspire principalement de l'idée d'harmoniser l'accommodation dans ses relations avec la convergence, depuis le point de l'*adaptation statique*, et l'on recourt aux procédés optiques ; dans la seconde période, le traitement est essentiellement chirurgical, afin de modifier anatomiquement la position vicieuse du globe oculaire.

Bien qu'en général ce à quoi aspire le malade, c'est à se délivrer de la difformité, le chirurgien essaiera autant que possible, dans tous les cas, de rétablir la vision binoculaire. Il est certain que la guérison parfaite du strabisme consisterait dans ce rétablissemnet, mais nous sommes convaincu que c'est là un desideratum dans la plupart des cas, non seulement de l'hôpital, mais aussi de la clientèle particulière, ainsi que nous l'avons déjà dit.

L'interprétation de la manière dont agissent les diverses opérations, étant le principal objet du présent chapitre, nous commencerons par élucider la nature des interventions, suivant le critérium pathogénique du strabisme concomitant, soit convergent ou divergent.

Le strabisme convergent est occasionné par un excès d'innervation de la convergence. Fréquemment la déviation d'un œil commence par intermittences, et quelquefois elle alterne d'un œil à l'autre. Le cas le plus commun est qu'un des yeux finisse par se maintenir de façon permanente dans une position anormale.

L'œil dévié en dedans reçoit conjointement deux innervations : l'innervation de convergence, et l'innervation d'association qui anime le muscle droit externe de l'œil fixateur et synergiquement le droit interne de l'œil dévié. L'innervation d'association a pour objet de diriger la ligne de regard de l'œil fixateur sur le point de fixation placé directement en avant. Ainsi s'explique que le muscle droit interne de l'œil dévié, recevant une plus grande innervation, s'hypertrophie, et que, par suite de sa contracture continuelle, les conditions anatomiques non seulement du muscle mais aussi de l'aponévrose ténonienne correspondante s'altèrent.

Du côté de l'antagoniste également, le droit externe de l'œil dévié souffrira des altérations consécutives totalement opposées à celles du droit interne ; ce muscle en effet ne reçoit, la plupart du temps, qu'une innervation minimum, l'innervation tonique ; il est moins sollicité que le droit externe de l'œil fixateur, lequel reçoit constamment l'innervation associée que nous avons mentionnée ci-dessus. En outre, le droit externe de l'œil dévié se trouve distendu par rapport à la rotation anormale et permanente du globe. Tout cela motive des lésions trophiques dans le muscle, ainsi que l'allongement correspondant des dépendances aponévrotiques. Ces altérations du droit externe, dans le strabisme convergent, sont passives et secondaires.

Par conséquent, si la chirurgie du strabisme convergent doit se baser sur de telles conditions, il semblerait logique que l'intervention se dirigeât uniquement sur les muscles qui ont rompu l'équilibre dans la position normale des globes oculaires, afin d'essayer de remédier aux altérations des droits internes. Se diriger sur les droits externes serait simplement produire artificiellement, par le moyen du raccourcissement ou de l'avancement musculaire, quelque chose de semblable à ce qui s'est passé sur les droits internes par l'effet de l'hyperadduction ; l'intervention n'agirait pathogéniquement ni sur les troubles fonctionnels ni sur les altérations anatomiques.

L'avancement aussi bien que le raccourcissement du muscle droit externe, appliqués uniquement à l'œil dévié et dans les degrés élevés de strabismes convergents anciens, avec les rétractions musculo-capsulaires subséquentes, provoqueront sûrement l'énophtalmie, et limiteront les mouvements excursifs internes et externes, en les contrariant mutuellement.

La ténotomie toute seule ne donnera pas non plus de résultats satisfaisants, dans les cas de strabisme ancien et exagéré ; elle exposerait à l'exophtalmie, à l'enfoncement caronculaire, à l'insuffisance de l'adduction, et même au strabisme inverse, à cause des amples débridements capsulaires auxquels on serait obligé pour obtenir la correction. Car, si l'on ne débridait pas suffisamment, on pourrait n'obtenir qu'un faible résultat, soit que le muscle et l'aponévrose fussent trop rétractés, soit que le muscle antagoniste se trouvât trop affaibli.

C'est dans la combinaison des deux opérations que les indications chirurgicales seront remplies. La ténotomie du droit interne satisfera complètement l'indication causale, en diminuant les obstacles qui s'opposent à son action, et en neutralisant favorablement les altérations anatomiques occasionnées par la contracture exagérée et continuelle; — l'avancement du droit externe rétablira l'état inusité d'équilibre statique et fonctionnel qui constitue le strabisme convergent, en rendant aux muscles leur tension primitive, c'est-à-dire celle qui existait avant les dites interventions, pour le meilleur profit de leurs fonctions, et en corrigeant en même temps l'exophtalmie consécutive à la ténotomie avec l'énophtalmie qu'elle produit.

Les deux opérations se complètent, et le desideratum serait de les appliquer toujours pour la correction du strabisme convergent. Il est hors de doute que dans beaucoup de strabismes faibles et même moyens, où la position fixe de la déviation n'est pas très accentuée, son excursion étant normale ou presque, et où l'œil dévié jouit de mouvements de convergence sous l'action de l'accommodation de l'œil fixateur, on peut obtenir de très bons résultats avec la simple ténotomie, sans besoin de l'accompagner d'avancement ou de raccourcissement musculaire. Mais, notre objet n'étant pas d'analyser les indications cliniques du traitement, nous ne nous arrêterons pas à les spécifier en détail; nous nous bornerons pour le moment à esquisser légèrement les grandes lignes du traitement, à seule fin d'exposer nos interprétations des différentes opérations plus communément employées dans la chirurgie du strabisme concomitant.

Quant au strabisme divergent, résultant d'une diminution ou, pour mieux dire, d'un manque d'usage de la fonction de la convergence dans la plupart des cas, il est logique d'agir directement sur le muscle droit interne, en le raccourcissant ou en l'avançant. On ne peut espérer grand'chose de la ténotomie du droit externe dans la correction du strabisme divergent, car l'œil dévié n'obéit pas à un simple excès de traction du droit externe ; la petite augmentation qu'on en obtiendrait dans l'excursion nasale s'accompagnerait d'une diminution dans la contraction active du droit interne, et la perte de l'excursion temporale serait, en outre, toujours plus grande que l'insignifiante augmentation du côté nasal.

L'œil fixateur et le dévié sont sollicités par l'innervation d'association. L'œil fixateur, dans le strabisme divergent, est dirigé à sa position primaire, moyennant une certaine innervation sur le droit interne, et, par conséquent, le muscle droit externe de l'œil dévié recevra une égale incitation nerveuse associée. Ce dernier muscle une fois coupé, comme le droit interne, son antagoniste, ne reçoit que l'innervation tonique et, dans de très rares occasions, une très faible innervation de convergence, il se produira une légère correction correspondant à de si faibles innervations. Le droit externe, d'ailleurs, est toujours un muscle moins développé que le droit interne, et il ne reçoit pas non plus deux innervations, comme cela se produit pour le droit interne de l'œil dévié dans le strabisme convergent. Nous n'entrerons pas dans des détails sur la forme de l'œil myope, sur l'angle *a*, sur le degré de strabisme, sur son ancienneté, sur le manque d'accommodation ni, par conséquent, sur l'absence d'incitation à la convergence, etc., toutes choses qui feront varier les résultats, à tel point que, dans quelques cas, la ténotomie d'un droit externe pourra corriger un strabisme divergent.

Il serait sans aucun doute plus avantageux, dans le strabisme divergent, de recourir en premier lieu au raccourcissement ou à l'avancement du droit interne, plutôt qu'à la ténotomie du droit externe. Mais le mieux serait de pratiquer le raccourcissement du droit interne, insuffisamment innervé, et de ténotomiser le muscle droit externe, plus innervé. On obtiendrait ainsi que le globe se maintînt toujours à sa place anatomique, soutenu par la contraction permanente tonique et simultanée de ses muscles, dont la tension n'aurait pas souffert de variation. Le globe oculaire se trouverait de cette façon dans des conditions anatomiques meilleures pour recouvrer l'harmonie physiologique des lignes de fixation, à l'effet de rétablir la vision binoculaire.

CHAPITRE V

Interprétation de l'action des différents procédés opératoires.

Après avoir établi les déductions générales sur la nature des diverses interventions chirurgicales, voyons comment l'on doit interpréter le mode dont elles agissent dans le mécanisme de la correction.

Les conditions musculaires ne sont pas susceptibles, quant à leur innervation, d'être modifiées par les interventions chirurgicales. Quelle que soit l'hypothèse pathogénique du strabisme, que l'on invoque une perturbation des centres de la vision binoculaire, ou un manque d'harmonie entre l'accommodation et la convergence, jamais l'innervation ne pourra être modifiée en agissant sur les muscles. La quantité de force nerveuse sera égale après comme avant la ténotomie ou l'avancement.

Il est clair que l'action d'un muscle dépend de ses dimensions, de ses lieux d'insertion et de l'innervation qu'il reçoit. Il semblerait, à première vue, que la seule chose que change l'opération soit un des lieux de l'insertion musculaire, et que, par conséquent, en cela seulement, se fonde la manière d'agir des opérations.

§ I. TÉNOTOMIE

Dans la ténotomie, la première idée qui se présente, c'est qu'en insérant le tendon plus en arrière, il se produit une diminution dans l'action du muscle, de la même manière qu'un élastique tendu diminue de force quand on en rapproche les extrémités.

C'est ainsi que l'entendent, semble-t-il, la majeure partie de ceux qui se sont occupés de ces questions. Parinaud, entre autres, que nous citons parce que ses hypothèses ont fait du chemin, dit : « La ténotomie remédie à un trouble d'innervation, et elle agit en affaiblissant le muscle dont on recule l'insertion. » Selon lui, c'est à cette insuffisance, bien plus qu'à l'action mécanique, que la ténotomie doit son efficacité. Il ajoute : « Cet affaiblissement, cette insuffisance musculaire s'explique surtout par la diminution de l'étendue d'enroulement du muscle. Plus l'enroulement est considérable, c'est-à-dire plus l'insertion du muscle se rapproche du pôle antérieur, plus l'action musculaire s'exerce efficacement dans le sens de la rotation du globe. » (1)

A cette hypothèse, nous ajouterons l'opinion de Motais, dont les études sur la capsule de Tenon ont servi de source

(1) Parinaud. — Le strabisme et son traitement, p. 151.

principale à des interprétations semblables, à la plupart des auteurs, pour ne pas dire à tous ceux qui se sont occupés du strabisme en ces derniers temps. Le professeur Motais fait jouer un rôle important aux ailerons ligamenteux, épaississements de la capsule de Tenon au niveau de la partie antérieure des muscles, qui se prolongent jusqu'au rebord orbitaire correspondant où ils s'insèrent. Ces organes sont susceptibles de s'allonger dans une certaine mesure ; ils limitent, par conséquent, la contraction des muscles et agissent, en outre, à la manière d'un frein élastique durant toute la contraction du muscle. Dans la ténotomie l'aileron s'allonge et disposera, par conséquent, d'une portion plus limitée capable de céder sous l'action musculaire ; l'excursion de l'œil diminuera. En outre, le muscle aura à lutter dès le commencement de la contraction contre une plus grande tension de l'aileron ligamenteux, à cause du retrait du tendon, occasionné par la ténotomie : ce dernier phénomène expliquerait, selon Motais, la faiblesse ou l'insuffisance du muscle.

Cette hypothèse, aussi ingénieuse que séduisante, et qui surprend immédiatement un esprit peu prévenu, a d'abord le sérieux inconvénient de se baser sur des expériences de dissection d'animaux morts, c'est-à-dire dans les pires conditions pour résoudre une question de dynamique musculaire. D'ailleurs, selon notre mode d'interpréter la manière dont agit la ténotomie, nous pensons que c'est pure naïveté de recourir à une telle hypothèse.

En effet, pour en démontrer l'exactitude, M. Motais (1)

(1) Motais. — Anatomie de l'appareil moteur de l'œil, page 148.

présente un dessin dont les explications ne coïncident pas avec les faits (voir fig. 37).

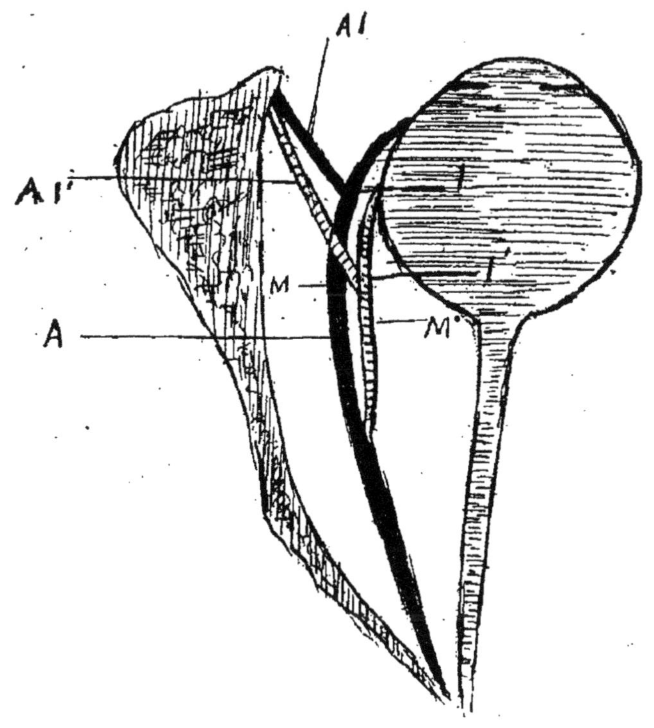

Fig 37.

« Soit M et AI le muscle et l'aileron avec leurs insertions physiologiques; M' et AI' le muscle et l'aileron reculés après strabotomie. A étant le point de distension maximum, le point d'arrêt de l'aileron, il est évident que la quantité d'allongement disponible pour la contraction musculaire est réduite de toute la distance du point I au point I'. »

Cette figure devrait représenter les deux positions, en égales conditions statiques ou fonctionnelles de ses muscles — celle du strabisme et celle de la correction, — pour démontrer l'état du muscle et de son ligament orbitaire avant l'opération et après, et non pas changer le muscle seulement sans varier la position du globe.

Une telle position fixe de l'œil, correspond à deux actes différents. Il est indubitable que, pour faire des comparaisons, nous devons partir de conditions égales d'innervation dans la position des yeux, avant et après la ténotomie. En supposant un strabisme convergent, la première position de Motais correspond à une *contraction* du droit externe, qui place l'œil en position primaire et, par conséquent, allonge le droit interne en avançant dans l'espace orbitaire son insertion scléroticale ; la seconde position suppose l'œil au *repos* après la ténotomie. Ajoutez à la seconde position, la contraction du droit externe, avec une innervation identique à celle supposée dans la première position, et l'on comprendra que les dessins du muscle intervenu avec son aileron devront forcément se superposer dans les deux positions, ou du moins se trouver très près l'un de l'autre.

Que l'on compare les figures suivantes (Fig. 38), l'une avec strabisme et l'autre le strabisme corrigé au moyen de la ténotomie, et l'on se rendra facilement compte de l'erreur d'interprétation de M. Motais.

Qu'on étudie le résultat en appliquant la légende de la figure précédente, et l'on notera que la distance comprise entre I et I' ne peut exister si l'on avait dessiné le muscle M et son aileron ligamenteux AI en correspondance à une position strabique, et non dans la position unique qui représente l'œil tant dans la position strabique que dans la position corrigée.

Quand on pratique une ténotomie, la première chose qui se produit est un redressement de l'œil. Ce mouvement vient de plusieurs causes : le muscle antagoniste, délivré de la contracture du muscle ténotomisé, diminue de longueur par sa propre tonicité ; la capsule de Tenon

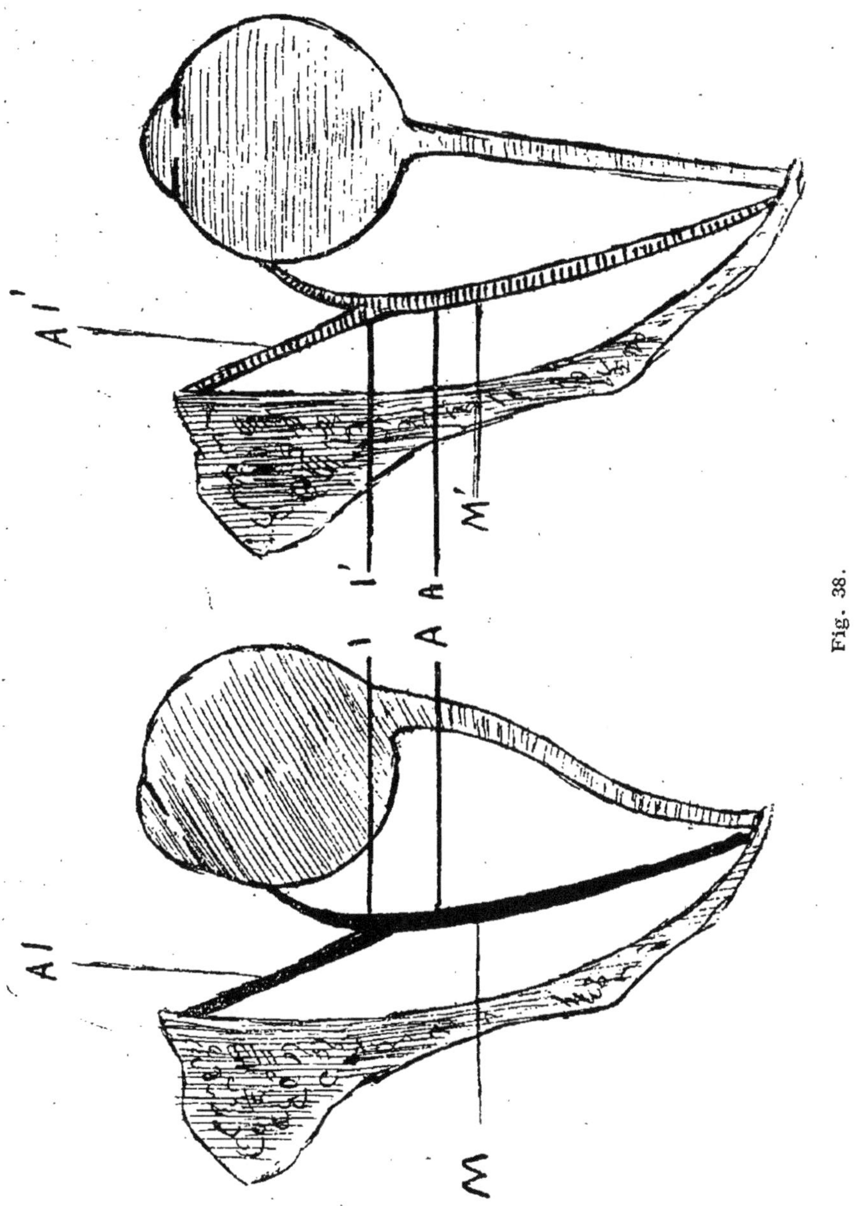

Fig. 38.

ouverte au lieu de l'opération, permet que l'élasticité propre de la feuille péri-orbitaire de cette capsule se rétracte vers le rebord orbitaire correspondant au côté opéré ; le globe de l'œil, une fois diminuées les adhérences qui le retenaient à l'emplacement du tendon coupé, se dirige en avant, en tournant en même temps vers le côté opposé.

Le globe oculaire se maintient suspendu dans l'orbite et tournant dans une position invariable autour d'un centre approximativement à 13,5 millimètres derrière la cornée, grâce à des forces opposées constituées par des membranes aponévrotiques et par des muscles. La ténotomie rompt cet équilibre, et la résultante est le changement de position du globe ; il dévie en sens contraire et une exophtalmie plus ou moins grande se manifeste, suivant l'ouverture et les débridements capsulaires.

Que se passe-t-il alors au niveau du muscle dont le tendon a été coupé? Le muscle entouré de sa gaine est retenu par l'aponévrose capsulaire, et comme la capsule n'a été incisée que juste le nécessaire, ou, du moins, ce qu'il est prudemment permis en une telle intervention, il ne peut s'échapper vers le fond orbitaire, il sera retenu et même obligé de suivre les différentes sollicitations capsulaires en avant, à cause des expansions aponévrotiques latérales du muscle, qui forment un tout avec la capsule de Tenon. Il ne pourra évidemment accompagner dans ce mouvement le globe dans toute l'extension chirurgicale provoquée par la ténotomie, car le globe est sollicité par plusieurs autres forces que nous avons déjà mentionnées ; mais les relations anatomiques intimes que maintient le muscle avec la capsule sont suffisantes pour que le muscle suive le mouvement qui l'entraîne en avant, ou, au moins, pour que la résultante de cette force élastique capsulaire contrarie la contraction tonique du muscle et le maintienne plus ou moins au point qu'il occupait précédemment dans l'espace orbitaire.

De sorte qu'en définitive, ce qui arrive avec la ténotomie, c'est que l'œil se meut et non le muscle. Le muscle gardera après la ténotomie ses dimensions antérieures, il ne sera pas affaibli et continuera à obéir comme auparavant au même influx nerveux, il jouira de toute la capacité contractile qu'il avait avant l'opération, si ce n'est même d'une plus grande.

Un exemple nous servira pour démontrer ce qui se produit après la ténotomie. Soit un strabisme convergent de 30°, possédant une excursion jusqu'à 60° du côté nasal et 40° du côté temporal. La force contractile des deux muscles équivaudra à l'excursion totale de 100° sur le champ de fixation horizontal : une énergie de 30° correspondant au droit interne, et une de 70° au droit externe (Fig. 39). Ces valeurs sont comptées du point qu'occupe la ligne déviée, point que nous considérons comme équilibre pathologique de moindre innervation, jusqu'aux limites — interne et externe — indiquées.

Supposons que la ténotomie du droit interne corrigeât totalement la déviation strabique, et que, l'excursion étant mesurée, les limites résultent modifiées ; que le nasal arrivât à 30°, soit une diminution de 30°, et que le côté temporal eût augmenté d'une quantité égale (1). On en déduirait, que la rotation du globe en dehors de 30° de

(1) Les valeurs indiquées doivent être considérées schématiquement, afin de rendre plus compréhensible l'interprétation de l'opération.

plus, par rapport à sa position antérieure, n'empêche pas que le droit interne dispose comme auparavant de ses trente degrés — la limite de l'excursion interne diminuée

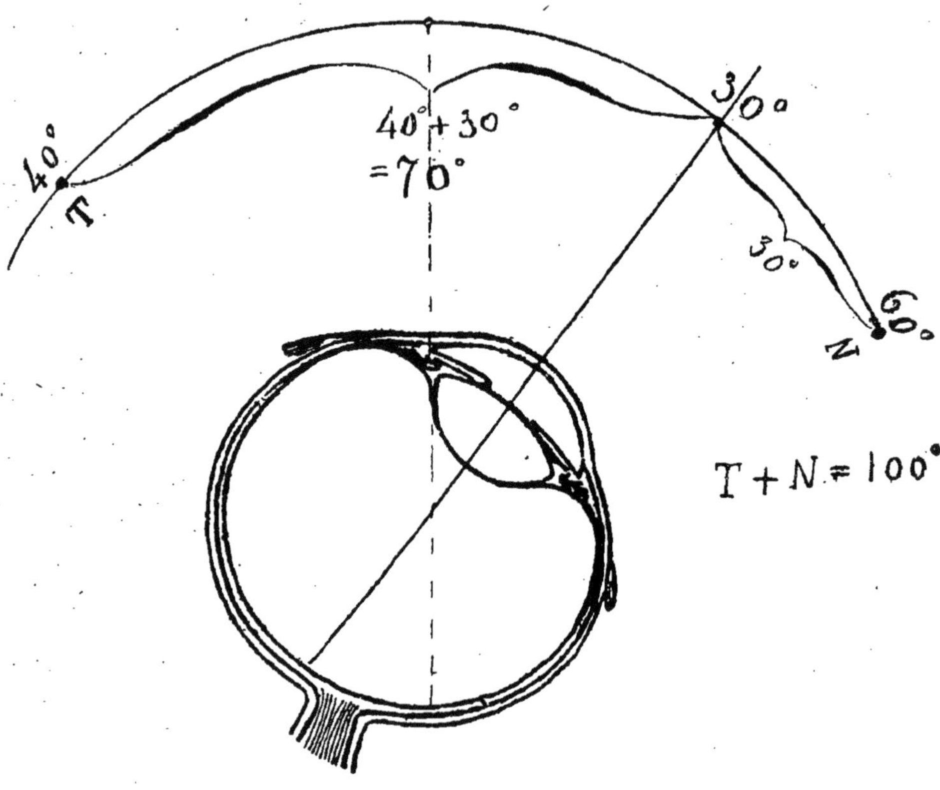

Fig. 39.

n'implique donc pas un changement dans l'effort pertinent au droit interne, — ce muscle conserve, après avoir été ténotomisé, les mêmes conditions relativement à ses manifestations mécaniques et dynamiques. A tel point comme nous le démontrerons dans le chapitre suivant avec les résultats cliniques, que l'action contractile augmente au delà des 30° signalés dans l'exemple ci-dessus. favorisée qu'elle est par une meilleure situation du globe, qui permettra au droit interne de développer sa capacité contractile, sans se heurter à l'obstacle inhérent à l'adduction exagérée qui limitait et épuisait rapidement sa contraction avant l'opération.

Quant au muscle droit externe qui, avant la ténotomie du droit interne, produisait une excursion temporale allant jusqu'à 40°, nous observerons qu'après l'opération son excursion n'augmentera pas dans la proportion de la rotation du globe en dehors, c'est-à-dire qu'elle n'arrivera pas à 70°, comme on pourrait le calculer avec une logique de physique mathématique. Dans ce cas, ce n'est pas la position du globe en soi qui met le principal obstacle à l'obtention de cette limite ; la raison pourquoi ce muscle n'augmente pas l'excursion proportionnellement au degré de rotation du globe, qui paraît pourtant la favoriser, est dans sa structure affaiblie et principalement dans le changement qu'il a subi suivant sa moindre longueur. En effet, si nous considérons que chaque 5° d'excursion correspondent à un millimètre de raccourcissement du muscle, nous verrons que le droit externe était capable de se raccourcir, avant la correction du strabisme, de 14 millimètres équivalant à 70°. Une fois le strabisme corrigé, si l'on décompte les 30° correspondant à la déviation interne, il ne lui restera que 40°, soit 8 millimètres, pour arriver à son ancienne limite de contraction. Néanmoins, cette ancienne limite se modifie aussi, car bien qu'il s'agisse d'un muscle peu développé, le droit externe pourra se contracter au delà de la limite mentionnée, parce qu'il ne sera plus empêché par l'opposition du droit interne. Cette plus grande contraction du droit externe

Œil dévié, avant et après la ténotomie du droit interne.

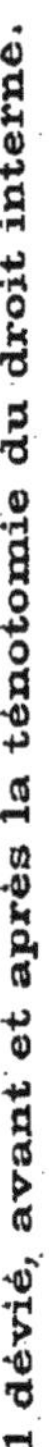

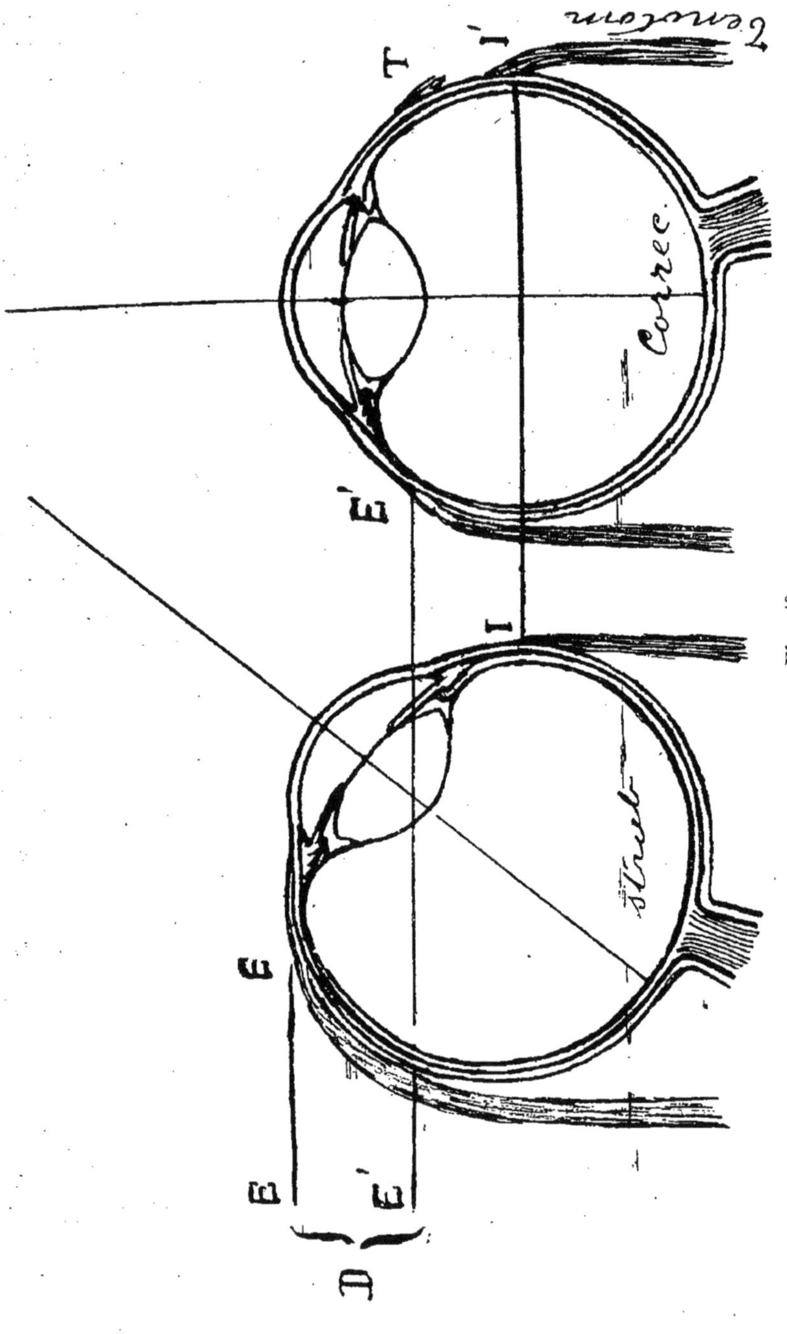

Fig. 40.

EE' — Droit externe. II' — Droit interne. T — Insertion antérieure du droit interne.
D = EE' — Changement de place dans l'espace orbitaire de l'extrémité antérieure du muscle droit externe, avant et après la ténotomie dn droit interne.

pourra aller, dans l'exemple choisi, jusqu'à 3 millimètres environ, selon les résultats démontrés par la clinique. Moins contrarié par le droit interne dans la nouvelle position du globe, le droit externe développera donc un meilleur résultat dans l'excursion externe, tout en obéissant à un égal influx d'innervation.

On voit ainsi que ce prétendu affaiblissement du muscle ténotomisé n'existe pas ; le muscle conserve toute son action, l'innervation demeure telle qu'avant l'intervention ; tout est dû à la dislocation qu'a soufferte le globe, lequel se trouve dans une espèce d'articulation enartrosique, obéissant aux moindres sollicitations musculaires.

Il en résulte par conséquent que, dans la ténotomie d'un muscle droit, le muscle qui se raccourcit est l'antagoniste ; l'œil en se redressant sous l'influence de la ténotomie, diminue la longueur du muscle opposé d'une quantité proportionnelle correspondant à la correction du strabisme, tandis que le muscle ténotomisé conserve approximativement sa longueur primitive. (Fig. 40.)

§ II. AVANCEMENT MUSCULAIRE

Bien que notre objet ne soit pas de faire une relation des différentes opinions, sinon uniquement d'exposer nos propres interprétations, nous ne voulons pas laisser passer sans la mentionner l'appréciation de Motais sur le mode d'action de l'avancement musculaire, car elle a servi de base aux explications de presque tous ceux qui se sont occupés de la chirurgie du strabisme.

Motais (1) dit qu'il est facile de démontrer que l'avancement musculaire augmente la force et l'extension de l'action du muscle avancé. Il se fonde sur l'hypothèse que l'aileron ligamenteux du muscle avancé se relâche, et pour le démontrer, il fait un dessin artificieusement adapté à son argumentation. La figure 41 représente la

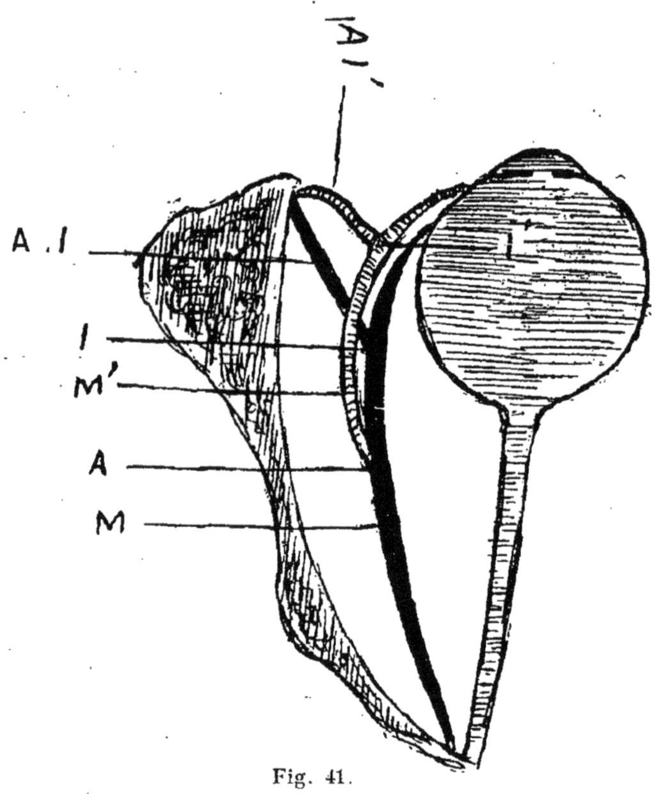

Fig. 41.

même erreur que nous avons signalée dans la ténotomie : sur un œil fixe, qui ne change pas de position, il dessine un muscle à son emplacement normal et en même temps dans sa nouvelle insertion chirurgicale (voyez

(1) Motais. — Anatomie de l'appareil moteur de l'œil, page 149.

Figure 41) ; le premier en *contraction*, et le second au *repos*.

En appliquant la légende de Motais, nous aurions que A étant le point de distension maximum de l'aileron ligamenteux, la quantité d'allongement de ce ligament, disponible par la contraction du muscle, serait évidemment augmentée de toute la distance comprise entre le point I' et le point I.

En se représentant les deux positions du globe avec les muscles en égales conditions d'innervation, avant et après l'avancement, la première en position strabique et la seconde corrigée, il sera facile de se rendre compte de l'erreur d'interprétation de Motais (*Voyez figure* 42).

On observe dans ces figures que les points I et I', qui marquent la longueur de l'aileron ligamenteux avant et après l'avancement musculaire, occupent la même place dans l'espace orbitaire et, par conséquent, que les ailerons n'influeront pas en augmentant l'action du muscle, comme le prétend Motais.

Le muscle n'avance pas dans l'espace orbitaire, comme l'établit la figure de Motais. Pour que cela se produisît, il faudrait que le globe se maintînt fixe, et nous avons déjà dit que le globe oculaire est logé ou suspendu dans la cavité orbitaire à la manière d'une espèce d'articulation enartrosique. C'est une sphère qui tourne à la moindre sollicitation ; ce ne sera par conséquent point le muscle opéré qui avancera, ce sera le côté correspondant de l'œil qui reculera ; en revanche, le muscle qui avancera en réalité sera l'antagoniste. Ainsi, par exemple, si un avancement du droit interne corrigeait un strabisme divergent de 15°, le droit externe devrait s'allonger de 3 à 4 millimètres ; le mouvement de correc-

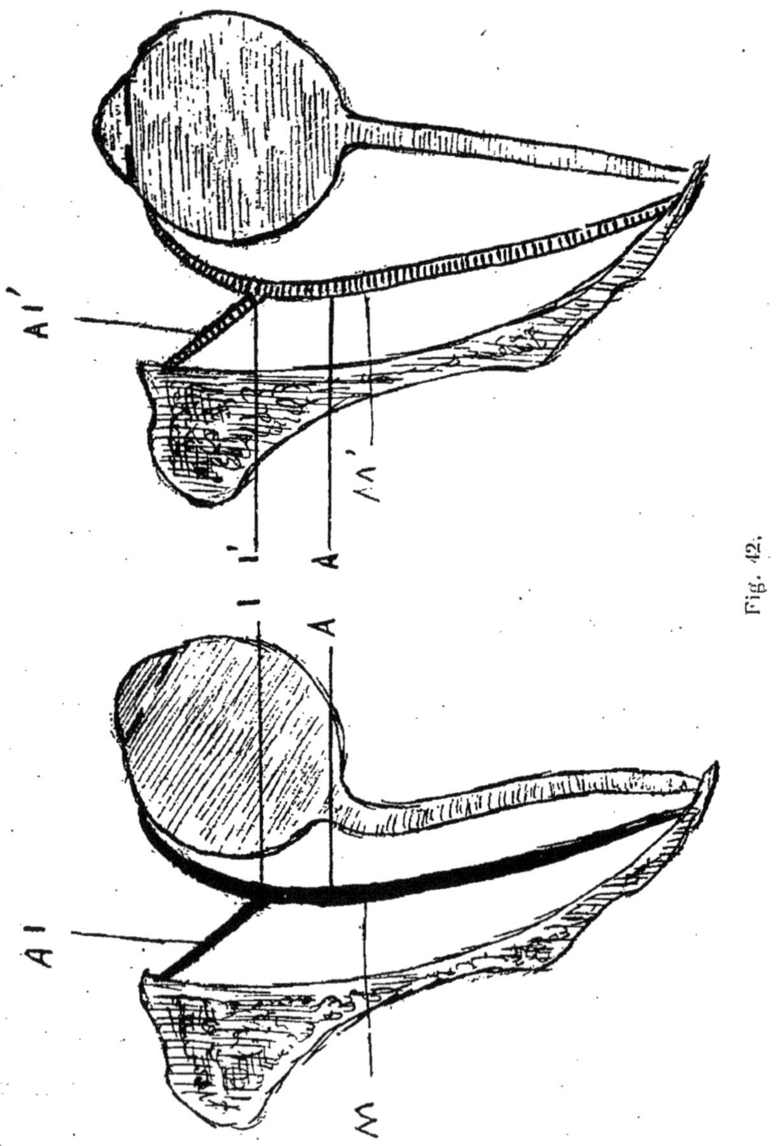

Fig. 42.

tion aurait eu lieu aux dépens de cet allongement, puisque l'axe dévié, en se plaçant dans sa nouvelle position, reporterait en arrière l'emplacement de l'insertion antérieure du muscle qui aurait été avancé, la nouvelle insertion venant se placer approximativement au même point de l'espace orbitaire qu'occupait avant l'opération l'extrémité antérieure du droit interne opéré (*Voyez figure* 43).

Il est évident que si l'on exagérait l'avancement, en luttant contre la partie fixe d'un strabisme élevé, nous obtiendrions, en vainquant une portion de la rétraction capsulaire, une véritable translation en avant dans l'espace orbitaire de l'extrémité tendineuse du muscle sur lequel nous agirions chirurgiquement ; mais nous provoquerions une enophtalmie qui briderait le globe, en diminuant les mouvements excursifs du champ de fixation horizontale.

Le muscle avancé ne peut pas non plus augmenter de force ; on s'explique facilement au contraire que, un nouvel obstacle lui ayant été ajouté, la contraction musculaire ne développe pas, au bénéfice de l'excursion, une utilité même égale, puisqu'elle doit employer une partie de son énergie à neutraliser l'augmentation de l'antagoniste qui, avant l'opération, occupait dans sa position strabique un état de tension moindre. Le muscle recevra après l'opération la même innervation qu'avant.

La plus grande excursion de l'œil du côté du muscle avancé, ne signifie pas que l'énergie contractile ait réellement augmenté. Tout au contraire, l'amplitude de contraction diminue. Soit, par exemple, un strabisme divergent de 20°, possédant une excursion interne de 40°, et temporale de 60°. Le pouvoir excursif du droit interne, en partant du point de position strabique de 20°, sera égal

Œil dévié, avant et après l'avancement du droit interne.

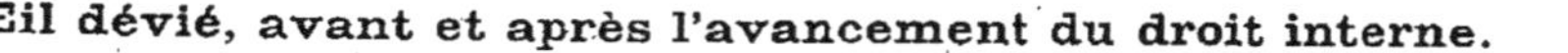

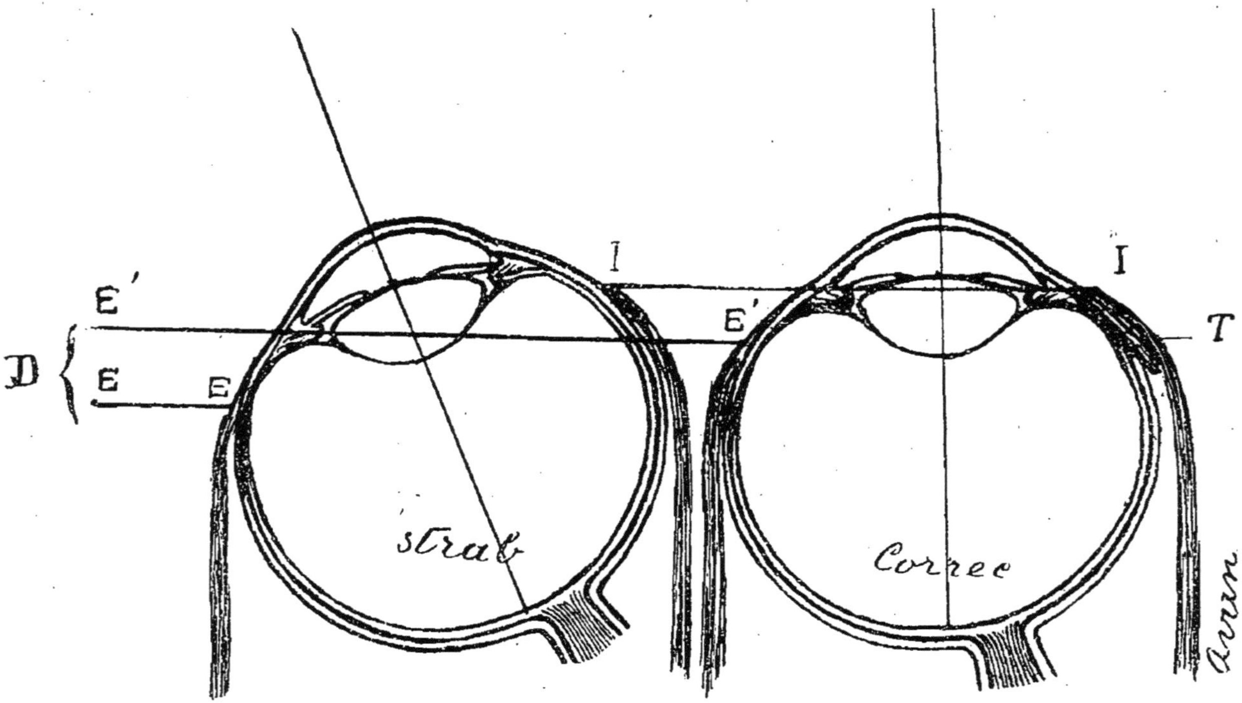

Fig. 43.

EE' — Droit externe. II' — Droit interne. T — Insertion antérieure du droit interne.
D=EE' — Changement d'emplacement dans l'espace orbitaire de l'extrémité antérieure du droit externe, avant et après l'avancement du droit interne.

à 60° ; puisque, pour arriver à sa limite nasale de 40°, il devra employer 20° de la position strabique à la primaire, et de cette dernière, jusqu'à l'extrémité de son pouvoir excursif, 40°, limite interne que nous avons supposée. Pour son excursion externe, il emploiera seulement 40°, qui est tout ce dont il dispose ; il arrivera ainsi aux 60°, limite temporale, calculée non depuis l'emplacement occupé par la ligne de déviation strabique, mais depuis celui qui corerspondrait à cette ligne si elle occupait la position primaire. De sorte que, dans l'œil supposé, avec un strabisme de 20°, son muscle droit interne sera capable de développer une mobilité de 60° sur la ligne de regard en dedans, et le droit externe de 40° en dehors. Supposons maintenant qu'au moyen de l'avancement du droit interne de l'œil strabique, la ligne de regard se place dans la position primaire, c'est-à-dire en parallélisme avec l'autre œil. L'excursion du champ de fixation horizontal éprouvera le changement suivant : le droit interne, recevant la même innervation qu'avant, produira, s'il ne rencontre pas d'obstacle dans sa nouvelle disposition, une rotation de 60° nasale, et le droit externe de 40° temporale. En comparant cette mobilité avec celle que possédait l'œil avant l'avancement du droit interne, nous verrons que l'excursion a augmenté de 20° en dedans, et diminué de 20° en dehors, tandis que l'énergie musculaire n'a pas varié.

Il est certain que ces calculs ne concordent pas avec les résultats cliniques ; une quantité de facteurs modifient les limites excursives chez chaque sujet. Ainsi, dans des cas semblables au type de strabisme que nous avons choisi pour exemple, l'excursion nasale n'atteindra pas le degré mentionné, soit que la rotation interne ait atteint les limites que les dispositions anatomiques permettent, soit par opposition de l'antagoniste avec lequel elle se trouve, par suite de l'opération, en relations de plus grande tension, soit par la forme du globe plus ou moins allongé qui met obstacle mécaniquement à une rotation facile, soit parce que des superficies cicatricielles agissent de telle sorte que l'activité musculaire ne s'effectue pas dans les meilleures conditions, etc.

Du côté du muscle droit externe se produisent aussi des désaccords identiques : l'action, au lieu de se limiter aux 40° déduits par le calcul, est en augmentation dans tous les cas. Elle ne permettra pourtant jamais d'aller jusqu'à la limite de l'excursion qu'avait l'œil avant l'opération, et moins encore plus loin comme quelques-uns le prétendent. Cette augmentation peut s'expliquer parce que le champ d'action se trouve plus libre, du simple fait de sa plus grande amplitude ; la longueur plus grande acquise par le muscle droit externe rendra meilleures les conditions de son action mécanique, et lui permettra une plus grande contraction utile, se trouvant plus éloigné des obstacles anatomiques qui normalement limitent l'action des muscles droits.

§ III. DÉBRIDEMENT CAPSULAIRE

Les opérations qui se pratiquent sur la capsule de Tenon sont le recul et l'avancement.

Le procédé appelé improprement recul capsulaire,

consiste uniquement et exclusivement en des débridements capsulaires. Parinaud (1), se basant sur ce que, pour obtenir de meilleurs résultats avec la ténotomie, il faut débrider plus ou moins amplement la capsule, a conseillé le débridement capsulaire sans ténotomie pour certains strabismes convergents anciens où existaient des rétractions de l'aponévrose ténonienne, dans la conviction que la déviation de l'œil obéissait plus à l'obstacle ténonien qu'à la rétraction musculaire. Cette hypothèse a sûrement été imaginée pour soutenir un nouveau procédé opératoire. Les rétractions capsulaires, au cas où elles existent, seront simplement consécutives à la rétraction musculaire ; l'obstacle principal et essentiel résidera toujours dans le muscle, et non dans la capsule comme le suppose le docteur Parinaud.

Il y a déjà longtemps, de Graefe a dit, avec quelque exagération, que lorsque la section était limitée exactement au tendon, sans toucher à la capsule, l'effet définitif était nul. Avec plus de raison encore, il n'y aura pas d'effet, si l'opération se limite à couper la capsule, qui manque d'éléments musculaires rétractiles.

Bien que nous n'ayons jamais pratiqué cette opération, nous doutons qu'elle puisse donner des résultats satisfaisants, car la capsule débridée restera à sa place. Nous ne serions même pas éloignés de croire qu'elle pût donner des résultats défavorables ; l'aponévrose débridée ne provoquerait pas de séparations notables entre les incisions, et il se pourrait que les cicatrices consécutives conduisissent à une plus grande rétraction.

(1) Parinaud. — Académie des Sciences, 14 avril 1890.

Théoriquement on ne s'explique pas de quelle manière cette opération puisse donner un bon résultat, et si elle n'est pas entrée dans la pratique, malgré les publications réitérées de son auteur, c'est probablement à cause de son peu d'utilité, ou de son utilité nulle. Il est admissible, cependant, qu'unie à l'avancement capsulaire de l'autre côté, elle prête quelques services. Pratiquées seules, l'une et l'autre de ces opérations ne donneront pas de résultats appréciables ; mais combinées, elles se complètent et peuvent servir à des corrections de strabismes très faibles. Le docteur Parinaud, lui-même, exécutait cette combinaison, convaincu probablement que son débridement seul ne menait à rien.

§ IV. AVANCEMENT CAPSULAIRE

De Wecker s'est inspiré sûrement des sutures capsulo-conjonctivales que de Graefe ajoutait d'ordinaire aux ténotomies insuffisantes, pour imaginer son procédé d'avancement capsulaire.

En 1883, il présenta une note à l'Académie des Sciences de Paris, communiquant son procédé d'avancement capsulaire pour la correction du strabisme. Il disait que l'idée lui en était venue pour agir seulement sur l'insertion indirecte ou capsulaire du muscle, et non sur la directe, c'est-à-dire sur le tendon implanté dans la sclérotique ; il prétend de cette manière, qu'il n'enlève pas de forces comme dans la ténotomie, il en ajoute au contraire ; il évite les surcorrections qui surviennent parfois pour insuffisances, ainsi que les difformités de la fente palpébrale, et l'enfoncement caronculaire.

Voici la description donnée par l'auteur (1) :

« J'excise, au-devant du tendon du muscle que je veux renforcer, un croissant de conjonctive de 5 millimètres et haut de 10 millimètres, en plaçant l'excision exactement de telle façon que l'insertion tendineuse du muscle coupe le milieu du croissant dont la concavité contourne la cornée. Après cette excision, la conjonctive se retire fortement, de manière à mettre largement à jour, sur les côtés du muscle, la capsule de Tenon. On incise alors cette capsule près de l'insertion tendineuse du muscle, on suture la capsule en la tirant en avant, par deux sutures placées près des bords inférieur et supérieur de la cornée. La capsule glissant en avant, se greffe alors plus près du centre de la cornée. Aussi, pour obtenir l'effet voulu, l'ouverture et le dégagement de la capsule sont-ils indispensables. C'est le degré de dégagement et la plus ou moins grande quantité de capsule prise dans les sutures qui nous permettent le réglage de l'effet que l'on veut obtenir. »

En 1885, de Wecker fait une nouvelle communication à la « Société française d'Ophtalmologie » (2), où il décrit la suture avec une modification : les aiguilles après avoir passé au-dessous de la conjonctive près du bord cornéen, lesquelles, selon le procédé antérieur, sortaient par la plaie conjonctivale et étaient introduites dans la boutonnière

(1) Annales d'Oculistique, t. 90, page 188.

(2) La combinaison de la ténotomie avec l'avancement capsulaire (Bull. de la Soc. fr. d'Opht., p. 16, 1885).

de la capsule, il les fait passer au-dessous du tendon, en le traversant au centre et près de son insertion, et ensuite la capsule et la conjonctive. Après avoir fait la ténotomie du muscle opposé, il serre les sutures.

Cette modification fut sûrement imaginée parce que la pratique démontra vite à de Wecker qu'il n'obtenait pas de résultat utile au moyen du simple avancement capsulaire. C'est pour cela qu'il ajouta à son opération la ténotonie du muscle opposé, et embrassa dans l'anse des sutures le tendon du muscle, cherchant ainsi à obtenir un résultat qu'il n'avait pas atteint avec son opération primitive. Il revenait à la ténotomie, malgré les inconvénients qu'il lui avait attribués et pour éviter lesquels il avait inventé son avancement capsulaire.

Wecker (1), en 1887, présente une nouvelle communication à la même société, en insistant sur les avantages de son procédé. Il dit, qu'il produit sûrement ainsi un pli définitif de la capsule, ou, si l'on veut, un raccourcissement de la capsule, qui augmente en proportion l'action du muscle, grâce à l'implantation indirecte ou capsulaire du muscle sur le globe. Il dit cela parce que Meyer et Valude critiquèrent son opération, en affirmant qu'elle n'avait qu'une action passagère ; ils la comparaient à une simple suture conjonctivale.

Sauvineau (2) dit que l'opération de Wecker, combinée avec la ténotomie, peut agir à la manière des sutures de Graefe et de Knapp, en favorisant le recul du tendon et

(1) Wecker. — De la valeur thérapeutique des divers procédés opératoires du strabisme (Bull. de la Soc. fr. d'Opht., p. 265, 1887).

(2) Encyclopédie française d'Ophtalm., t. VIII, p. 236.

sa cicatrisation dans des conditions favorables ; il ajoute que l'on ne conçoit pas le raccourcissement effectif de l'insertion ténonienne, si l'on laisse l'insertion directe du tendon à sa place.

Kalt (1), dans une série d'expériences sur des animaux, afin d'étudier les modifications anatomiques et physiologiques de l'appareil moteur du globe oculaire, suivant les différentes opérations chirurgicales contre le strabisme, dit, en traitant de l'opération de Wecker, que le nom d'avancement capsulaire n'exprime qu'un phénomène apparent : le rapprochement de l'anneau capsulaire de la cornée. Cet anneau capsulaire est un épaississement de la capsule de Tenon, qui entoure tout le segment antérieur, et qui, adhéré aux muscles, contribue à ce que l'insertion des droits s'effectue non seulement par leurs tendons correspondants, mais aussi indirectement par la capsule renforcée, raison pour laquelle il lui donne le nom d'anneau capsulaire.

Le docteur Kalt ajoute : « En réalité, nous croyons que la capsule se déplace fort peu dans l'espace, et que c'est le globe, au contraire, qui est attiré fortement vers le muscle insuffisant, et qui tourne autour de son centre de rotation. On comprend fort bien que la capsule ne s'avance pas, puisqu'elle adhère au muscle, dont l'extrémité postérieure est fixe. »

Ce même auteur dit, en outre, que le résultat est beaucoup meilleur quand la suture ne comprend pas le tendon ; que toujours, en effet, le tendon s'est déchiré dans

(1) Kalt. — Recherches anatomiques et physiologiques sur les opérations du strabisme. (Arch. d'Ophtalm., p. 447, 1886).

ses expériences, et cela au bout de quelques heures. Il conclut en disant que l'opération doit se limiter à l'avancement capsulaire purement et simplement, et que la combinaison avec la suture du tendon est une pratique à abandonner.

En résumé, l'opération de Wecker se réduit à un simple plissement capsulaire, car le fait que les sutures embrassent la conjonctive et les tissus subconjonctivaux d'une part, et la capsule et le tendon au point de son insertion d'autre part, n'influeront pas d'une manière directe sur le muscle. En serrant ces sutures, le tendon ne peut avancer, puisque les aiguilles le traversent au point de son implantation scléroticale, et le bord correspondant de la cornée ne peut pas non plus être porté dans la direction du muscle, car, pour que cela arrivât, il faudrait que la sclérotique se pliât, chose impossible dans un œil à tension normale. Le tendon, comme l'a démontré Kalt dans ses expériences, cède toujours à la constriction des sutures, et le résultat final est la formation de brides cicatricielles renforçant indirectement le muscle à la manière de néo-tendons.

Il est certain que cette opération n'expose pas à des préjudices cosmétiques, comme cela peut se produire dans celles qui s'exécutent sur les muscles ; mais ses résultats sont insuffisants ou très limités, au point que nous ne croyons pas que personne la pratique seule. La plupart des chirurgiens qui l'exécutent l'emploient comme complément de ténotomies, quand il ne manque que peu de degrés pour obtenir une correction totale.

§ V. RACCOURCISSEMENT MUSCULAIRE

Ce procédé consiste à diminuer la longueur du muscle allongé, sans besoin de couper l'insertion scléroticale, comme dans le procédé de l'avancement musculaire.

Nous pratiquons cette opération (1) depuis vingt ans, et, comme depuis que nous l'avons fait connaître, nous ne sommes pas revenu sur elle dans d'autres publications, nous nous permettons de la décrire ici avec les quelques modifications que nous y avons apportées, et telle que nous l'exécutons maintenant.

Les instruments nécessaires pour diminuer la longueur du muscle, sont :

Un séparateur de paupières ;

Une pince à dissection, pareille à celles employées communément pour les opérations ordinaires du strabisme ;

Une paire de ciseaux à extrémités mousses ;

Deux crochets à ténotomie ;

Un porte-aiguille ;

Un fil de soie tressé, ni très fin, ni très gros, parfaitement stérilisé, pourvu d'une petite aiguille courbe à chaque extrémité.

Le sujet étant couché sur la table d'opération, on instille, après lavage parfait de la région, quelques gouttes d'une solution de chlorydrate de cocaïne, et l'on injecte ensuite au-dessous de la conjonctive, au niveau de l'extrémité antérieure du muscle, quelques gouttes de la même solution à un pour cent.

(1) Lagleyze. — Traitement du strabisme par le raccourcissement des muscles droits. Archives d'Ophtalmologie, p. 688, 1892.

Nous n'employons le chloroforme que très exceptionnellement, et seulement quand nous y sommes obligés par la terreur exagérée ou l'indocilité des sujets.

1er *temps*. — La fente palpébrale étant maintenue ouverte au moyen d'un blépharostat, on embrasse entre les dents d'une pince un pli horizontal de conjonctive

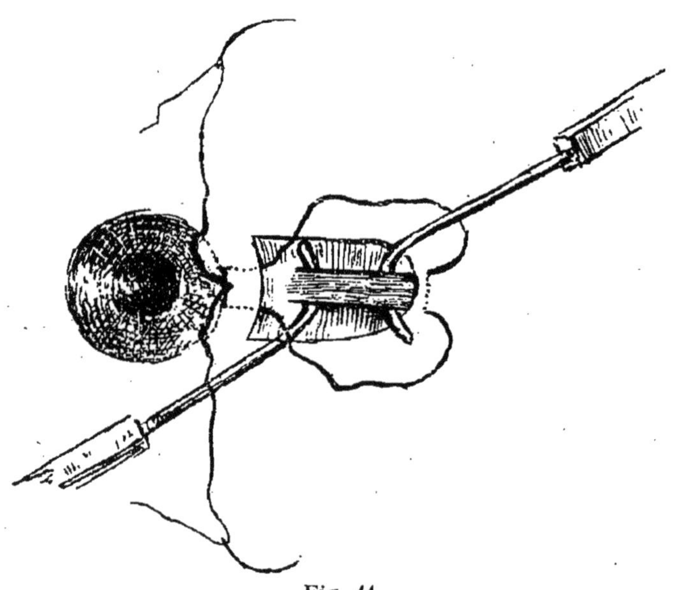

Fig. 44.

devant l'insertion du muscle droit à opérer. On sectionne ce pli avec les ciseaux, produisant ainsi une boutonnière d'un centimètre plus ou moins, perpendiculaire à la direction du muscle.

2e *temps*. — On dissèque la conjonctive du côté du muscle au moyen des ciseaux, et aussi la partie antérieure du muscle de ses connexions avec l'aponévrose commune, c'est-à-dire la capsule de Tenon. Pour cela, on incise la capsule sur les bords supérieur et inférieur, correspondant à la partie antérieure du muscle, suivant le procédé employé pour la ténotomie.

Immédiatement après, on charge le muscle sur les deux crochets : un d'eux, placé sous le tendon immédiatement derrière le point d'insertion, sert à fixer l'œil ; tandis que l'on fait glisser l'autre en arrière depuis le point de l'insertion tendineuse, en rompant les adhérences qui l'unissent à son éponévrose, de manière à ce que l'extrémité antérieure du muscle demeure libre de ses dépendances capsulaires, comme le représente la figure 44.

3e *temps.* — Cette dernière partie de l'opération consiste dans l'application de la suture, qui se pratique avec un fil de soie muni à ses deux extrémités d'une aiguille courbe.

L'œil étant fixé par le crochet antérieur, et l'autre crochet séparé du premier par un espace plus ou moins grand, selon les exigences du degré de strabisme à corriger, l'opérateur remet le premier crochet aux soins d'un de ses aides. Il prend le second crochet, et avec une des aiguilles il traverse le muscle d'un bord à l'autre, en commençant indifféremment par en bas ou par en haut, et au niveau du second crochet. Comme les muscles droits sont très ténus, surtout dans les strabismes anciens, étant donné que cette opération s'exécute toujours sur des muscles allongés et très souvent atrophiés, il convient, pour être plus sûr que le fil ne glisse pas, de repasser chacun de ses bouts par les bords correspondants du muscle, de la face profonde à la face superficielle ; avec cette précaution on a la certitude d'avoir pris solidement le muscle. Après cela, chacun des bouts du fil traverse la lèvre postérieuse de l'ouverture conjonctivale. On exécute alors de légères tractions conjointement sur les bouts du fil de soie, pour s'assurer que le muscle se trouve solidement arrêté. On abandonne les deux crochets, et l'on procède à passer les aiguilles par-dessous la lèvre antérieure de l'incision conjonctivale, en traversant le tissu épiscléral et même superficiellement la sclérotique ; les deux aiguilles courront vers le limbe cornéen, séparés l'une de l'autre par une distance de 3 à 4 millimètres, plus ou moins. Ensuite on noue ensemble les deux bouts. La suture, qu'il convient de ne pas faire reposer sur la cornée, pour ne pas exposer celle-ci à des ulcérations, rapproche la partie du muscle embrassé par l'anse et la lèvre conjonctivale postérieure vers la cornée, d'autant plus que la traction exercée sur le premier nœud est plus forte.

La suture se laisse de huit à dix jours, afin d'assurer une solide cicatrisation. Quelquefois, quand l'opération aura exagéré son effet, il conviendra de retirer la suture plus tôt.

Le bandage binoculaire sera aussi une mesure prudente, afin que le processus cicatriciel ne soit pas contrarié par des mouvements qui pourraient retarder la cicatrisation et diminuer même l'effet de la correction. Nous maintenons généralement ce repos quatre ou cinq jours ; nous laissons libre, ensuite, l'œil non opéré.

A mesure que l'on serre la suture, on observe que le strabisme diminue jusqu'à disparaître.

Quand cette opération s'exécute seule, il convient toujours d'excéder la correction de quelques degrés; de même quand on la combine avec la ténotomie du droit externe. Dans le strabisme convergent, si nous la combinons avec la ténotomie du droit interne, nous devrons nous contenter de la correction complète immédiate, sans exagérer la correction.

Quelle est la distance qui doit séparer l'insertion tendineuse du point de la suture musculaire, pour obtenir la correction d'un degré déterminé de déviation dans un strabisme concomitant?

Il serait très difficile de répondre à cette question par un chiffre exact, car sa solution dépend de nombre d'inconnues susceptibles de changer suivant les circonstances. Une des causes qui influera sera la résistance des divers tissus, si variable d'un sujet à l'autre, soit par l'âge du sujet, soit par l'ancienneté du strabisme, soit par les différences dans l'épaisseur et la structure des muscles ou par des adhérences anormales, etc. Il est donc impossible de connaître cette mesure, car, outre les causes ci-dessus, elle dépend du degré de déviation, et de la connaissance exacte de la résultante des forces qui sollicitent l'œil d'un côté ou de l'autre. De telle sorte, que, chez deux strabiques de degré égal sur qui l'on pratique la suture, en embrassant dans son anse une même longueur de muscle, le résultat pourra différer, soit par plus grande ou moins grande rétraction du muscle antagoniste, ou pour quelque autre cause fonctionnelle ou anatomique, impossible à résoudre ou à représenter par une formule mécanique.

Mais, pour le bon résultat de notre opération, peu

importe que ces conditions ne soient pas connues. Ainsi, par exemple, s'il s'agissait d'un strabisme convergent de 20°, c'est-à-dire d'une déviation équivalente à une différence de 4 à 5 millimètres, nous ne nous bornerions point à passer le fil à travers le muscle droit externe à une distance égale; nous la porterions plus en arrière et environ au double. De la sorte, il n'arrivera jamais que la suture ne corrige pas le strabisme, ou n'arrive pas du moins à une correction presque complète.

Dans notre publication de 1892, dont nous avons parlé plus haut, nous disions, sous l'impression d'autres idées, qui se sont modifiées en nous depuis lors, par la pratique et l'observation durant de longues années : « Touchant les indications du raccourcissement musculaire, je dirai qu'il peut remplacer avec avantage la ténotomie, dans les cas où cette dernière opération se pratique, sans avoir les inconvénients, tels que la rétraction du pli semi-lunaire et de la caroncule, de l'exophtalmie et de l'agrandissement de la fente palpébrale consécutive à l'exorbitisme, de l'insuffisance musculaire du côté opéré qui, dans quelques cas, peut occasionner avec le temps un strabisme contraire à l'antérieur, etc. Le raccourcissement musculaire est aussi parfaitement indiqué, combiné à la ténotomie du côté opposé, dans les hauts degrés de strabisme fonctionnel et paralytique... »

A cette date, comme on le voit, et tout en reconnaissant que dans les strabismes concomitants exagérés, comme dans les paralytiques, il convenait de combiner le raccourcissement musculaire avec la ténotomie, nous prétendions que l'application du raccourcissement dans l'œil dévié pouvait être pratiqué dans la plupart des cas. Mais nous nous sommes vite convaincu qu'une telle pratique contrariait les dispositions anatomiques et fonctionnelles de l'appareil moteur, que le raccourcissement avait ses limites, et qu'il n'était pas prudent de l'appliquer à outrance dans tous les cas. Notre opération, non plus que l'avancement musculaire, à l'exclusion de ténotomies sur l'antagoniste, ne peut pas rationnellement s'exécuter dans tous les cas, car les muscles ne sont pas des rênes qui supportent impunément qu'on les modifie en les mettant en tension exagérée. Supposons un strabisme de 60° : il faudrait raccourcir le muscle opposé à la direction de la déviation, pour le moins de 12 millimètres, si l'on ne tenait pas compte de l'obstacle ou de la résistance de l'antagoniste, ce qui équivaut à dire que ce chiffre devrait sûrement être encore exagéré. Enfin, il faudrait raccourcir ou avancer le muscle, de manière que sa tension étant équilibrée avec celle du muscle opposé, le globe oculaire tournât sur son pôle postérieur, qui serait le point d'appui dans cette lutte, jusqu'à venir se placer en direction de parallélisme avec le congénère.

Avec un tel procédé, nous provoquerions certainement une enophtalmie exagérée, et l'œil bridé par les muscles droits interne et externe resterait avec une excursion très limitée. Il serait, d'autre part très difficile de maintenir cette traction, car les tissus céderaient aux sutures, en occasionnant un résultat tout contraire si l'on avait pratiqué l'avancement, et en ramenant le strabisme à son état primitif si l'opération avait été le raccourcissement.

Quelques chirurgiens ont très ingénieusement profité des

théories actuelles, basées sur ce que le strabisme est causé par une altération binoculaire qui se manifeste par un trouble dans l'innervation de la convergence, pour ériger en système la nécessité de répartir l'action chirurgicale sur les deux yeux. Ce prétexte pour diviser l'action de l'intervention dans les deux yeux, ne satisfait pas les principes de statique, et moins encore de dynamique, de l'appareil moteur du globe. Il est certain que dans des strabismes fonctionnels sans rétractions capsulo-musculaires, ou avec très peu de rétractions, surtout dans des strabismes alternes, chaque fois qu'il s'agit de déviations de degré moyen, les avancements ou les raccourcissements binoculaires pourront être appliqués sans les inconvénients signalés pour les mêmes opérations pratiquées dans l'œil dévié seulement.

Le raccourcissement musculaire, employé uniquement sur l'œil dévié, a son indication dans les strabismes moindres de 20°, pourvu que la partie mobile du strabisme prédomine sur la partie fixe, ou dans les strabismes sans rétractions d'aucun genre. Dans les autres cas, le raccourcissement devra être combiné avec la ténotomie : la principale action du raccourcissement se dirige sur la partie mobile, tandis que la ténotomie agit essentiellement sur la partie fixe. La première a une action de traction, et la seconde de relâchement sur le strabisme, de telle sorte que les deux opérations se complètent par leurs actions opposées, en conservant l'équilibre établi de l'appareil moteur du globe oculaire.

*
* *

L'opération du raccourcissement musculaire, que nous fîmes connaître en 1892, était complètement nouvelle à cette époque; depuis, plusieurs chirurgiens ont imaginé des procédés différents, en maintenant plus ou moins les mêmes bases fondamentales. Nous ne les décrirons point, et nous n'en ferons pas non plus l'étude critique. L'objet de cette partie de notre travail est, en même temps que de faire connaître quelques opinions publiées sur notre opération, de protester contre certaines assertions du Docteur Wecker, et de démontrer que le raccourcissement musculaire est une opération complètement distincte des fins que poursuivait Wecker avec son avancement capsulaire, ainsi qu'absolument différente dans le procédé opératoire.

Dans notre opération, on place la suture de manière que le point fixe soit dans la sclérotique, presque au niveau du limbe cornéen correspondant, et la partie mobile en plein tissu musculaire, toujours au delà de son insertion scléroticale, jusqu'à un centimètre et même plus, de manière que la suture serrée formera un pli plus ou moins grand du muscle. C'est *directement* sur le muscle qu'agit notre opération; la capsule ne nous préoccupe abolument en rien ; elle suivra passivement le muscle.

Plusieurs mois après notre publication, Wecker (1) écrit un article intitulé : « Les opérations modernes de strabisme », y faisant une apologie de son opération et critiquant la nôtre. Il dit : « Bien autrement surchargé

(1) Archives d'Ophtalmologie, p. 1, 1893.

est le procédé d'avancement capsulaire auquel M. Lagleyze, de Buenos-Aires, préfère donner le nom de *raccourcissement musculaire.* » Classifier notre opération sous le nom d'avancement capsulaire équivaudrait à appeler recul capsulaire la ténotomie, et avancement capsulaire l'avancement musculaire.

Il ajoute plus loin : « Au lieu de nos deux sutures latérales, cet estimé confrère préfère une unique suture qu'il place sous la forme d'une anse que l'on ferme par un unique nœud près du bord interne de la cornée. Cette anse est placée après avoir fixé avec un crochet passé au-dessous le muscle à raccourcir et l'avoir soulevé avec un autre crochet. Tandis que nos fils latéraux s'appliquent (sur un œil cocaïnisé) sans la moindre douleur, et que le temps véritablement douloureux de l'opération est l'application du crochet, ce qu'on évite actuellement autant que possible dans *toute* opération de strabisme, M. Lagleyze impose par deux fois à son malade cette petite torture. » Puis, après avoir décrit notre procédé, il ajoute aussitôt : « Nous mettons ici côte à côte le dessin de ce nœud gordien, et celui de nos simples sutures latérales, que l'on peut aussi, bien entendu, placer plus ou moins loin dans le tissu musculaire, mais du côté de la cornée nous avons du moins toute liberté pour éloigner, même au delà des extrémités du diamètre vertical, les points d'attache, tandis que notre confrère ne dispose, pour son nœud, que d'un unique point de fixation près du bord interne ou externe de la cornée, suivant qu'il veut raccourcir le muscle droit interne ou externe. »

Quant au supplice dont parle Wecker, nous dirons que

dans le raccourcissement musculaire les malades accusent *moins de douleur* que dans la simple ténotomie ; nous faisons toujours, d'ailleurs, une injection subconjonctivale à l'emplacement de l'opération avec une solution de chlorhydrate de cocaïne à 1 %. Wecker pourra critiquer, si cela lui plaît, l'emploi des crochets en *toute* opération de strabisme, moins dans la nôtre, car ils y sont indispensables suivant le manuel opératoire le plus simple et facile que nous avons adopté.

L'importance que Wecker trouve à ce que ses sutures aient la facilité de s'éloigner sur la conjonctive, jusqu'à pouvoir dépasser le diamètre vertical de la cornée, tandis que la nôtre est limitée par le bord de la cornée, est un argument qui n'affecte en rien la bonté de notre procédé, car ce que nous cherchons dans le point antérieur de la suture, c'est un solide point d'appui, et non un plissement d'une plus ou moins grande quantité de conjonctive.

Et quant à ce que les deux sutures de Wecker constituent une complication moindre que l'unique suture de notre opération, que cet auteur appelle ironiquement, nous ne savons pourquoi « nœud gordien », nous ignorons sur quelles raisons il peut se fonder pour prétendre que l'exécution de deux sutures est plus simple que l'exécution d'une seule. Les deux sutures de Wecker étaient nécessaires pour son procédé primitif ; il n'eût obtenu, en effet, aucun résultat capsulaire, s'il avait employé, par exemple, une seule suture placée sur le méridien horizontal. Il devait donc maintenir ses deux sutures, bien qu'il eut modifié son procédé après connaissance du nôtre, pour ne pas défigurer radicalement son opération et rendre évident le changement fondamental qu'il lui faisait subir en portant les sutures non plus sur la capsule ou sur le tendon, mais *plus ou moins loin dans le tissu musculaire*. Le placement des sutures, dans la disposition conseillée par Wecker, a plusieurs inconvénients : d'abord que l'une des sutures peut être serrée plus que l'autre et disloquer la direction du muscle, en troublant son action sur le globe; ensuite, que la disposition des deux sutures tend à séparer les fibres musculaires par son action antagoniste dans le sens vertical, et par conséquent à glisser le long des interstices fibrilaires, en diminuant leur action d'avancement. Notre suture, au contraire, ne peut jamais disloquer la direction du muscle, ni glisser non plus le long des fibres musculaires.

Ce n'est donc pas nous qui, en la déguisant du nom de raccourcissement musculaire, avons modifié l'opération de Wecker; c'est cet oculiste distingué qui, tout en gardant le nom d'avancement capsulaire, change son procédé primitif et exécute un raccourcissement musculaire.

Parinaud (1) a été le premier à faire noter publiquement les modifications introduites par Wecker dans son procédé. Il dit, en se référant à l'article publié par Wecker en 1893, — le même que nous auvons cité ci-dessus, — que son auteur ne prête plus grande importance à l'extension de l'excision et du dégagement de la capsule, « la simple incision conjonctivale suffit ». Une autre modification consiste en ce que les aiguilles sont passées

(1) Parinaud. — Traitement du strabisme. Bulletin de la Société française d'Ophtalmologie, 1893, p. 134.

dans le *muscle même* quand on veut obtenir un effet bien accusé. Parinaud ajoute que cette opération perd, avec ces modifications, son caractère d'avancement capsulaire.

En s'occupant de notre opération, Parinaud (1) mentionne que l'anse du fil se fait passer par le corps du muscle, plus ou moins loin de son insertion scléroticale, suivant l'effet que l'on veut obtenir. Il ajoute, ensuite, qu'il doute de l'influence musculaire sur laquelle se base le procédé. Pour lui, toute opération où l'on n'a pas coupé le tendon, rentre dans la catégorie des opérations capsulaires. Une telle assertion ne concorde pas avec la critique qu'il fait des modifications de Wecker. Probablement parce qu'il a inventé le procédé de recul capsulaire, Parinaud donne une importance exagérée aux influences aponévrotiques, même quand elles n'ont rien à voir, comme il arrive dans notre opération de raccourcissement musculaire.

Nous citerons encore, afin de démontrer une fois de plus que notre procédé a servi à Wecker pour changer le sien, les passages suivants de l'article de Sauvineau (1) sur le strabisme.

Après avoir décrit notre procédé, indiquant la manière de conduire l'anse du fil à travers le corps du muscle, plus ou moins loin de la cornée, suivant l'effet à obtenir, et toujours, bien entendu, en respectant le tendon, il ajoute: « De Wecker lui-même, dans une publication plus récente, a modifié son procédé primitif d'une manière

(1) Parinaud. — Le strabisme et son traitement, 1899, p. 166.
(2) Encyclopédie française d'Ophtalmologie, tome VIII, page 234.

analogue : l'aiguille est passée dans le *muscle* lui-même quand on veut obtenir un effet plus accusé. »

Sauvineau propose d'appeler le « raccourcissement musculaire » avancement musculaire sans section. Se référant au raccourcissement et à l'avancement, il dit : « Ces opérations, au surplus, ne diffèrent réellement entre elles que par l'importance de l'effet correcteur qu'elles produisent, effet beaucoup plus grand lorsque l'on sectionne le tendon. » Nous pensons que le Docteur Sauvineau n'a pas pratiqué le raccourcissement, car autrement il se serait convaincu qu'il n'y a pas de raison pour obtenir moins d'effet avec lui. Nous avons obtenu, en le pratiquant seul, des corrections de 30° et plus; uni à la ténotomie, on en peut obtenir tout l'effet qu'il est permis d'exiger dans cette classe d'interventions.

Dans le dessein de faire l'historique de notre procédé, nous citerons les différentes opinions que nous avons pu recueillir sur lui dans la littérature ophtalmologique : en premier lieu, celles des auteurs qui l'ont pratiqué ; nous mentionnerons ensuite les jugements de quelques autres.

Pflüger (1), dans une lettre à Parinaud, dit que les effets de l'avancement capsulaire étant très souvent insuffisants, il s'adresse maintenant directement au muscle, comme le conseille Lagleyze.

Straub (1) a présenté à la Société Néerlandaise d'Ophtalmologie une communication, rapportant qu'il avait appliqué, avec un bon résultat, dans 8 cas de strabisme,

(1) Société française d'Ophtalmologie. Bulletin, 1893, page 186.

(2) Straub.— Mededcelingen uit de Oogheelkundige praktijk. De operatie von Scheelzien volgens Lagleyze. (Neederlandisch Tijdschrift voor Geneeskunde, 1894, p. 285.)

la méthode de raccourcissement musculaire préconisée par Lagleyze. Voici ses conclusions : « L'expérience que j'ai acquise dans ces 8 opérations, m'a donné la conviction que l'opération de Lagleyze a une influence puissante et durable sur la position de l'œil, et qu'exécutée avec soin elle peut procurer la correction exacte du strabisme, ce qui est un facteur important pour l'obtention de la vision binoculaire permanente.

« Je crois qu'elle peut corriger un strabisme de 20°, et que tôt ou tard elle remplacera toutes les autres opérations de renforcement des muscles, et beaucoup de ténotomies; cependant, la prudence conseille que cette opération gagne du terrain méthodiquement.

« En faisant le pli musculaire, sous l'anesthésie de cocaïne, il convient que l'œil se dirige légèrement en sens inverse; mais si l'on opère avec l'anesthésie chloroformique, la force de l'antagoniste en est ébranlée, et il faudra exagérer encore plus la déviation en sens contraire; on perd, donc, à cause du chloroforme, l'appréciation exacte du succès et l'on abandonne un des avantages les plus importants de l'opération. La surcorrection conviendra aussi, quand on combine cette opération avec la ténotomie et qu'on emploie l'anesthésie chloroformique.

« Dans les cas de forte rétraction musculaire du côté opposé au muscle à raccourcir, il faudra diminuer cette rétraction en la faisant plus mobile; j'ai essayé d'inciser seulement le tissu péri-musculaire, c'est-à-dire la capsule de Tenon, et les connexions du muscle à la conjonctive (opération appelée *reculement capsulaire de Parinaud*). J'ai obtenu ainsi un bon résultat (cas VIII), mais je suis convaincu que le raccourcissement ou pli musculaire, uni à la ténotomie, donne un plus bel aspect à l'œil, et offre plus de probabilités de conserver la forme de la fente palpébrale.

« Je ne veux pas terminer sans mentionner que de Wecker (Arch. d'Ophtalm. Janvier 1893) s'oppose à l'opération de Lagleyze pour son caractère douloureux et pour le compliqué de sa suture. La première critique est complètement écartée par l'emploi de la cocaïne ; la seconde n'est pas justifiée. En quoi la suture de Lagleyze est-elle *un vrai nœud gordien?* Je trouve qu'opérer avec *un* seul fil est spécialement avantageux pour le dosage et l'appréciation immédiate du succès. Plus encore, la direction de la traction, suivant le procédé de Lagleyze, en serrant le nœud diminue les dangers de la rupture des tissus. Pour de Wecker, personnellement, ce danger se compense par une expérience de 1.381 opérations pratiquées ! »

Panas (1) décrit l'opération, en l'accompagnant d'une figure, et dit : « Nous pensons que ce procédé ne saurait être admis que pour certains strabismes invétérés et ceux paralytiques. » Ce jugement serait la meilleure recommandation que l'on pourrait faire du pouvoir correcteur du raccourcissement musculaire. Le professeur Panas pratiquait très rarement l'avancement dans les strabismes concomitants : son opération préférée était la ténotomie, qu'il pratiquait fréquemment aux deux yeux. Il ne pratiquait l'avancement uni à la ténotomie que dans les strabismes paralytiques, et, quand la ténotomie n'avait

(1) Traité des maladies des yeux, tome II, page 36.

pas produit une correction complète, dans les strabismes concomitants exagérés et invétérés.

Herman Knapp (1) dit : « Lagleyze, de Buenos-Aires, exécute un simple pli (description du procédé). L'opération est simple, elle semble permettre une facile graduation de l'effet, au moins, si les fils sont passés par les couches superficielles de la sclérotique, pour qu'ils ne s'échappent pas. »

Francis Gosse (2), après avoir décrit l'opération, dit : « Nous croyons fort que ce procédé échoue souvent; la fibre musculaire ayant peu d'aptitude à se réunir à la sclérotique. »

Il est certain que, selon Kalt (3), dans l'avancement musculaire, le tendon ne se soude pas directement à la sclérotique, si ce n'est par le moyen de la capsule de Tenon ; mais, il faut dire que dans ses expériences, il avançait toujours le tendon sans le séparer de la capsule. Rappelons aussi que quelques chirurgiens avivent la superficie de la sclérotique à l'emplacement où s'implantera le tendon, lequel, à son tour, souffre également un raclage sur la superficie qui devra se mettre en contact avec la sclérotique. Nous pensons que cette complication d'avivements est une précaution inutile, et que si la capsule peut se souder à la sclérotique, comme Kalt dit qu'il l'a vu dans ses expériences, le muscle se greffera avec plus de facilité encore.

Finalement, parmi les auteurs qui se bornent à décrire

(1) System of diseases of the eye, 1898, tome III, page 874.

(2) Le traitement du strabisme, 1899, page 73.

(3) Kalt. — Recherches anatomiques et physiologiques sur les opérations du strabisme. Arch. d'Ophtalm. 1886, p. 303.

en détail l'opération du raccourcissement musculaire, nous citerons Schon (1), Meyer (2), Delens (3), Czermak (4), Landolt (5) et Valude (6).

*
* *

La manière d'agir du raccourcissement musculaire est identique à celle de l'avancement musculaire.

Les avantages du raccourcissement sur l'avancement musculaire, sont :

1° L'insertion scléroticale du tendon ne se modifie pas ; les conditions anatomo-physiologiques ne s'écartant donc pas de la normale, il est à supposer que le muscle rend un travail plus efficient que lorsque le tendon est disloqué. Il se peut qu'en approfondissant la raison du meilleur emplacement de cette insertion, nous découvrions la sagesse du choix, comme on a éprouvé, dans quelques faits qui ont été à la portée de nos moyens de recherche, la justesse des lois de la nature.

2° On peut doser l'opération avec une certaine facilité, en portant la suture musculaire plus ou moins loin, et en graduant la constriction du nœud.

---

(1) Schon. Nayel. — Jaresberischt über die Leinstingen und Fortschrifte in Gebiete der Ophtalm. 1892, p. 423; 1893, p. 386; 1894, p. 449.

(2) Meyer. — Traité pratique des maladies des yeux, 1896, p. 643.

(3) Delens. — In Traité de Chirurgie, Duplay et Reclus, t. IV, p. 488. Avec une figure.

(4) Czermak. — Die Augenheilkunde Operationen, t. I, p. 539.

(5) Landolt. — Handbuch der gesamten Augenheilk., t. IV, p. 199.

(6) Valude. — Annales d'Oculistique, tome CIX, page 221.

3° Comme n'importe quelle opération, pratiquée seule, elle ne peut donner plus que ce que permettent les délicates fonctions dont le muscle est chargé, sans amener des conséquences désagréables. Mais, si on la combine avec la ténotomie de l'antagoniste, on peut atteindre des corrections exagérées, sans altérer l'équilibre normal dans le jeu de l'appareil moteur du globe oculaire.

4° Si la suture venait à céder, chose difficile car dans le raccourcissement la suture mord le muscle et la sclérotique avec une grande sûreté, il ne se produirait jamais de strabisme plus fort que celui qu'on prétendait corriger, comme cela peut arriver, et arrive quelquefois, avec l'avancement musculaire.

5° Le manuel opératoire est facile et simple.

CHAPITRE VI

Constatation clinique de l'action des différentes opérations.

Dans le but de démontrer la manière dont nous interprétons les modifications produites par les divers procédés opératoires, nous avons eu la précaution de faire mesurer avec la plus grande précision une série de nos derniers opérés, qui comprend 185 cas de strabismes convergents et divergents de différents degrés. Leur nombre n'est pas aussi grand que nous l'aurions désiré, pour obtenir une moyenne proportionnelle qui approche avec la plus grande exactitude de la vérité.

Il est possible que, basés sur une plus grande quantité d'observations, les chiffres que nous avons trouvés fussent susceptibles de varier de quelques degrés ; mais, nous sommes convaincu qu'ils ne sortiraient pas des limites et des proportions typiques qui caractérisent les résultats pratiques généraux, et dans lesquels ordinairement est inclus chaque cas particulier. Il nous eut été facile, néanmoins, de calculer sur des centaines de cas, mais nous nous exposions peut-être à des déductions erronées, — beaucoup d'observations insuffisamment mesurées, d'autres sans le résultat définitif, quelques-unes sans mesures postérieures et avec celles immédiates à l'opération seulement; enfin, dans un même cas, des mesures prises par divers procédés, à différentes époques et par des observateurs distincts. — Pour ces motifs, nous avons préféré nous baser sur un nombre plus réduit, mais où toutes les mesures fussent exécutées par une même personne, selon des méthodes identiques pour mesurer avec uniformité les strabismes, avant et après les interventions. Ces mesures ont été prises par le docteur Gardella, chef des travaux pratiques d'ophtalmologie au laboratoire dépendant de notre chaire. Nous avons tenu expressément à n'y intervenir en rien, pour ne pas influencer les résultats, sous l'impulsion inconsciente d'idées préconçues.

De la synthèse des cas mentionnés, nous déduisons la mesure des limites, interne et externe, de l'excursion horizontale des deux yeux avant l'intervention ; nous indiquons ensuite la mesure de ces limites modifiées par l'opération effectuée toujours à l'œil dévié.

Immédiatement après, nous signalons la décomposition de l'action correspondant à chaque muscle, selon l'excursion qui en dépend, dans le champ de fixation horizontal, interne et externe. Nous considérons ces mesures avant et après l'intervention, dans l'œil dévié seulement.

Pour calculer l'action utile de chaque muscle, il ne suffit pas de vérifier les limites extrêmes de l'excursion de la ligne de fixation ; les limites extrêmes nasale et temporale additionnées, ne nous feront connaître que le produit total de l'action réunie du droit interne et du droit externe. Pour connaître l'énergie correspondant à chacun des deux muscles, nous devons situer leur point de départ.

La mesure de l'excursion indiquerait, en même temps que les extrêmes de l'arc d'excursion, la force employée par les muscles correspondants, si le point de départ des actions musculaires coïncidait avec le 0° de l'arc périmétrique.

On comprend donc l'importance de mesurer l'excursion depuis le point précis où commence le jeu de l'action de chaque muscle, pour connaître ainsi l'action relative d'excursion qui leur correspond, et nous rendre compte, en même temps, des modifications qu'ils éprouvent par suite des différentes interventions que nous pratiquons pour corriger le strabisme.

Tout le monde comprendra la difficulté, et même l'impossibilité clinique, de trouver le point anatomique de repos absolu ; mais, de même que nous sommes convenu d'appeler position primaire celle où les axes se trouvent en parallélisme, en la considérant comme un équilibre physiologique à l'état normal, de même dans le strabisme nous considérons que la déviation du parallélisme est une position physiologique, ou, plus proprement physio-pathologique, d'équilibre musculaire. Et nous ne chercherons pas à établir ce qui, dans cet équilibre, peut correspondre à un excès d'innervation ou à des altérations capsulo-musculaires, suivant l'ancienneté et le degré de déviation du strabisme, car cela n'a aucune importance pour notre sujet.

On comprend que, lorsqu'un strabique fixe en première position avec un œil, il ajoute la déviation correspondant à celui-ci à celle de l'autre œil, et les deux déviations s'additionnent dans l'œil strabique. Nous avons dit que dans le strabisme convergent l'innervation associée a lieu sur le droit externe de l'œil fixateur et sur le droit interne de l'œil dévié, et dans le strabisme divergent sur le droit interne de l'œil fixateur et sur le droit externe de l'œil dévié ; de sorte que, dans les deux strabismes, il existe une innervation ajoutée, qui n'influe pas sur le degré du strabisme considéré binoculairement, car le mouvement adducteur d'un œil est accompagné de l'abduction de l'autre œil : les deux mouvements sont équivalents dans leur extension, et les lignes de regard s'entrecroiseront toujours, par conséquent, à égale distance de la ligne de base, dans chaque strabisme déterminé, quelle que soit la direction, soit sur la ligne médiane, soit sur la gauche ou la droite du sujet.

A la rigueur, la position primaire des strabiques pourrait être considérée, par analogie, avec la position normale primaire, quand les lignes de regard des deux yeux se dirigent symétriquement, en convergeant ou en divergeant. Les innervations musculaires se trouveraient, de la sorte, égalisées dans les deux yeux ; le choix d'une telle position paraîtrait donc logique, comme point de départ des actions musculaires dans les strabismes, ainsi que nous le faisons pour la mesure de ceux qui ne présentent pas de déviations, en partant de la première position.

Si nous étions partisan des interventions opératoires binoculaires, il est certain qu'il nous conviendrait de calculer l'action des muscles en partant de la moitié de la valeur du strabisme total monoculaire, afin de connaître les effets des opérations pour chaque œil respectivement. Il ne faut pas croire, néanmoins, qu'une telle manière de calculer donnerait l'expression exacte des valeurs mécaniques ; car, outre que l'on ne connaît pas le véritable point de repos anatomique des deux yeux, il est certain que l'œil qui est resté dévié pendant longtemps, a acquis des altérations secondaires qui différencient sa situation de repos de celle de l'œil fixateur.

Cliniquement, tout le monde mesure le strabisme sur l'œil dévié, sans tenir compte du désiquilibre mentionné des innervations associées. Le fait, en réalité, est que l'œil fixateur se trouve dans des conditions mieux compensées de tension musculaire, tandis que l'œil dévié est plus éloigné de l'équilibre ; car, à la déviation strabique qui lui correspond, s'ajoute l'innervation d'association. Soit, par exemple, un strabisme convergent de 30° à l'œil droit, dans la période initiale, c'est-à-dire en pleine évolution fonctionnelle : l'œil gauche, fixateur, pour occuper la position primaire, neutralisera les 15° de convergence qui lui reviennent, par une innervation équivalant à 15° sur le droit externe, de sorte que les innervations, adductrice et abductrice, se balanceront ; tandis que dans l'œil droit, le dévié, aux 15° de convergence strabique s'ajouteront 15° d'adduction, par l'innervation associée. On sait déjà que cela n'équivaut pas à une modification dans le degré du strabisme ; — à l'abduction de l'œil fixateur s'unit un mouvement égal d'adduction dans l'œil dévié.

Pratiquer les calculs sur l'œil dévié, en décomptant l'innervation associée, c'est-à-dire, en prenant pour point de départ la convergence binoculaire, ne nous conduirait pas à des résultats meilleurs ni différents ; car, il nous faudrait y tenir compte de la déviation correspondant à l'œil fixateur, laquelle, étant équivalente au degré de la déviation associée, viendrait à résulter égale au strabisme total dans l'œil dévié. Si le chirurgien obtenait la correction d'un strabisme de 30°, en intervenant seulement dans l'œil dévié, il en résulterait que, 15° de déviation correspondant à chaque œil, il aurait corrigé 15° dans l'œil opéré avec un effet de 30°, c'est-à-dire avec un excès de 15°; ce qui équivaudrait à une action directe de 15° sur cet œil, et indirectement à une action de 15° sur l'autre œil non opéré. Cela ne veut pas dire que les tensions musculaires se soient modifiées dans les deux yeux ; supposons en effet que l'œil dévié de 30° fût aveugle, on comprendra sans plus d'explications que l'opération manque absolument d'influence sur l'innervation de l'œil fixateur et que l'effet opératoire doit être attribué à l'œil opéré, dans sa totalité des 30°.

La déviation de 15° sur l'œil fixateur, est une simple considération théorique, que l'on ne peut faire valoir que dans les strabismes au début, et non dans les anciens où l'accommodation n'a aucune action sur la permanence de la convergence anormale. Pour les premiers, nous possédons le recours des moyens fonctionnels ; pour les strabismes anciens, définitifs, qui n'obéissent pas aux procédés optiques, qui ont déjà supporté l'épreuve de la correction des vices de réfraction, et où les verres correcteurs sont portés en permanence, pour ces strabismes fixes, avec altérations secondaires, nous devons intervenir en changeant leur position vicieuse, et nous ne compterons que sur l'œil strabique opéré la modification de sa position, de même que le degré de la déviation ; car l'opération de l'œil dévié n'a aucune influence d'association sur l'œil fixateur, lequel se maintient en première position sans aucune modification dans son innervation, après comme avant l'opération de l'œil dévié.

La chose est toute différente quand on opère binoculairement, et encore plus si l'on prétend corriger un strabisme en intervenant sur l'œil fixateur seulement. Il est clair qu'en procédant ainsi, si l'on change la direction de l'œil fixateur en l'éloignant de la position primaire, le sujet devra, pour revenir à cette position, faire un effort, en innervant par association l'autre œil et faisant changer sa position de déviation.

Le principal objet qui nous guide pour fixer le point de départ des mouvements oculaires, c'est de connaître les modifications de l'action musculaire, consécutives aux interventions chirurgicales. Si, pour chercher ces changements dans les actions musculaires, il fallait une connaissance exacte du point où commencent les fonctions excursives correspondant à chaque muscle, le calcul de ces modifications serait impossible ; heureusement pour la solution du problème qu'il n'est pas nécessaire de connaître le point précis du repos anatomique. Peu importe le point dont on part ; les conclusions générales auxquelles nous sommes arrivé en partant de la position réelle de l'œil dévié, ne se modifieront pas. L'influence sera nulle, soit que l'on parte du point correspondant à la déviation monoculaire, c'est-à-dire à la totalité du degré de déviation de la ligne de regard de cet œil; soit que l'on parte de la moitié de la déviation, en répartissant le strabisme entre les deux yeux selon la théorie pathogénique ; ou que l'on partît du véritable point de repos absolu, s'il était possible de le connaître. Un point quelconque, pour arbitraire qu'il soit, servira à trouver la solution exacte du problème, et indiquera toujours avec des chiffres identiques les modifications subies, en signalant l'augmentation et la diminution excursives.

Prenons comme exemple le premier strabisme que nous étudions dans nos constatations cliniques : strabisme convergent de 34°6', qui diminua, moyennant la ténotomie du droit interne, de 32°1', laissant une convergence de 2°5'. En choisissant comme point de départ des actions musculaires dans cet œil, la direction de la ligne de regard, c'est-à-dire le degré total du strabisme, nous observons qu'avant l'intervention l'action du droit interne atteignait 27°7', et celle du droit externe 68°6', et qu'après la ténotomie du droit interne dans l'œil dévié, l'excursion correspondant au droit interne arrive à 43°1', et celle du droit externe à 50°2' ; il résulte un excès de 15°4' du côté nasal, et une perte de 18°4' du côté temporal. (Voir les schémas correspondants en (a) page 384.)

Si nous prenions la moitié du strabisme, selon la théorie binoculaire de la pathogénie, une déviation convergente de 17°3' correspondrait à chaque œil, dans cet exemple. Le strabisme étant corrigé, au moyen de l'opération indiquée sur l'œil qui manifeste la déviation, dans l'extension mentionnée de 32°1', l'œil opéré devrait être considéré comme étant dans la direction de 14°8' en dehors du zéro périmétrique (correction de 32°1' = convergence de 17°3' + abduction de 14°8').

Les schémas suivants indiquent les limites, nasale et temporale, comptées du centre 0° du campimètre, dans l'intérieur desquelles nous établissons les actions correspondant aux muscles respectifs, avant et après les interventions. (*D* représente la déviation totale du strabisme monoculaire ; *S* l'endroit choisi comme point de départ des actions musculaires ; *O°* le centre de l'arc périmétrique; *N* côté nasal; *T* côté temporal.)

Avant la ténotomie du droit interne :

62° 3' — 17° 3' = 45° | 34° + 17° 3' = 51° 3'

62° 3' N ———— D ——— S ——— O° ———— T 34°

17° 3' | 17° 3'

34° 6'

Excursion interne..............	45°	96°3'
Excursion externe..............	51°3'	

Après l'opération :

45° 6' + 14° 8' = 60° 4' | 47° 7' — 14° 8' = 32° 9'

45° 6' N ——— D O° ——— S ——— T 47° 7'

2° 5' 14° 8'

17° 3'

Excursion interne.............. 60°4'
Excursion externe.............. 32°9' } 93°3'

Ces schémas démontrent clairement qu'avant l'opération l'excursion correspondant au droit interne, comptée du point supposé, c'est-à-dire de la moitié de la déviation totale, équivaut à 45°, et celle du droit externe à 51°3' ; après la ténotomie du droit interne, l'action du droit interne équivaut à 60°4', et celle du droit externe à 32°9'. D'où il résulte, que du côté nasal on aurait gagné 15°4', et du côté temporal on aurait perdu 18°4', par suite de l'intervention.

Supposons, enfin, que nous choisissions comme point de départ la position anatomique de repos (*R*), et que ce point fût situé au centre du champ excursif, de manière qu'une action égale d'excursion correspondît aux muscles droits, interne et externe. L'excursion avant l'opération étant de 62°3' du côté nasal, et de 34° du côté temporal, l'amplitude d'excursion horizontale sera de 62°3' + 34° = 96°3' ; par conséquent, l'action du droit interne et du droit externe ira pour chacun jusqu'à 48°15". (*R* point de repos anatomique ; *S* strabisme calculé du *O*° du périmètre.)

Avant l'opération :

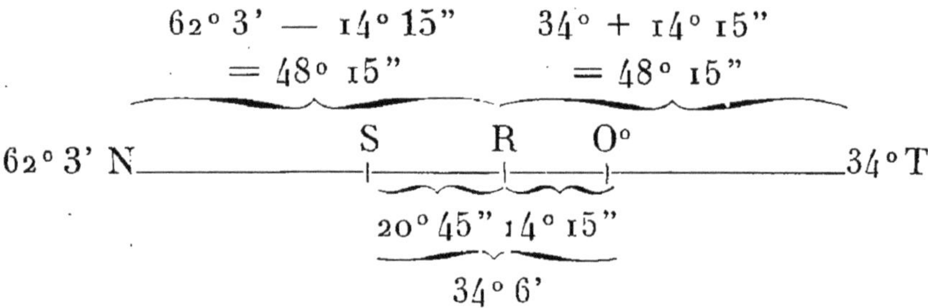

Excursion interne..............	48°15"	96°3'
Excursion externe..............	48°15"	

Une fois pratiquée la ténotomie du droit interne, le point *S* se transportera de 32°1' vers le côté temporal, entraînant le point *R* qui ira se placer à 17°95" en dehors du point *O*° du périmètre. La distance entre le point de repos et l'emplacement du strabisme étant égale à 20°45', et un strabisme convergent de 2°5' demeurant après l'opération, le point *R* se trouvera à 17°95" en dehors de la ligne correspondant au O° de l'arc périmétrique.

Après l'opération :

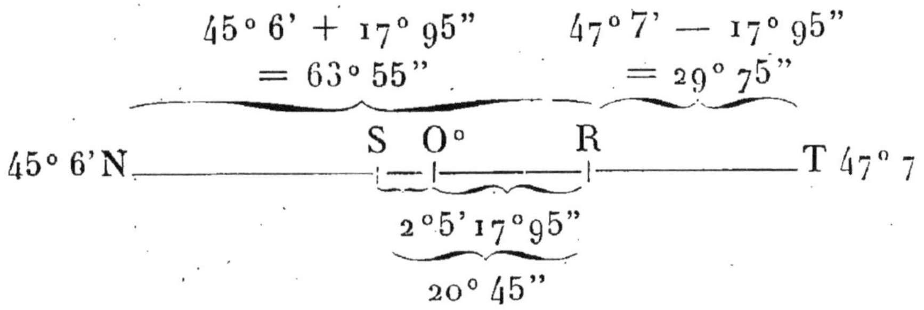

$$\underbrace{45°\,6' + 17°\,95'' = 63°\,55''} \qquad \underbrace{47°\,7' - 17°\,95'' = 29°\,75''}$$

45° 6' N ——— S O° R ——— T 47° 7

2° 5' 17° 95''

20° 45''

Excursion interne.............. 63°55'' } 93°3'
Excursion externe.............. 29°75''

De sorte qu'avant l'intervention, l'action du droit interne et celle du droit externe étaient respectivement de 48°15'', et qu'après l'opération on observe du côté nasal une augmentation de 15°4', et du côté temporal une diminution de 18°4' ; exactement les mêmes chiffres trouvés dans les calculs précédents.

Il importe donc peu, en définitive, comme le démontrent les exemples ci-dessus, de connaître exactement le point de repos, pour savoir les modifications résultant des interventions dans les actions musculaires ; n'importe lequel des points indiqués peut servir pour ces calculs.

C'est la raison pourquoi nous considérons comme point de départ, en vue du calcul des actions musculaires avant et après les interventions chirurgicales dans l'œil strabique, le degré de déviation mesuré sur l'arc périmétrique cet œil se trouvant placé au centre de l'arc, et la lign de regard de l'œil fixateur dirigée à l'infini et parallèle au O°. Nous conservons, de la sorte, la mesure de la déviation, comme l'établit la clinique, et en même temps nous partons d'un point fixe et toujours à notre portée, sans hypothèses préconçues.

Comme il ne s'agit pas de connaître l'action réelle ou absolue de chaque muscle depuis son initiation fonctionnelle, mais simplement l'action relative, à l'effet de calculer la fonction des muscles dans leurs modifications consécutives aux différentes interventions chirurgicales, on comprend que nous choisissions cette situation de préférence à toute autre, avec d'autant plus de raison que peu importe, comme nous l'avons prouvé, de partir de quelque autre point que ce soit.

Les 185 cas appartiennent tous à des strabismes concomitants monoculaires permanents, et se divisent en 131 convergents et 54 divergents. Nous avons classifié les uns et les autres respectivement en trois groupes, suivant l'opération effectuée. Dans chaque groupe est indiqué l'âge moyen des sujets, ainsi que l'évaluation moyenne du degré du strabisme.

a) 45	cas.	Str.	conv.	34° 6'.	Age	15 ans.	Ténotomie d. i.
b) 21	»	»	»	32°	»	16 »	Raccourciss. d. e.
c) 65	»	»	»	40°	»	16 »	Tén. d. i. et racc. d. e.
d) 6	»	»	diverg.	20° 5'	»	21 »	Ténot. d. e.
e) 13	»	»	»	18°	»	21 »	Raccourc. d. i.
f) 35	»	»	»	32° 8'	»	23 »	Tén. d. e. et racc. d. i.

Voyons maintenant le résultat apparent ou absolu de chacune des interventions dans les groupes indiqués, et le résultat réel, c'est-à-dire relatif à la décomposition des forces suivant l'excursion correspondant à chaque muscle, avant et après les interventions.

§ I. STRABISME CONVERGENT

(a) TÉNOTOMIE DU MUSCLE DROIT INTERNE

Strabisme convergent de 34°6'.

Excursion des deux yeux avant l'intervention :

	Œil normal				*Œil dévié*		
T	39° 5'	0°	57°	N	62° 3'	0°	34°	T
		96° 5'				93° 6'		

Ténotomie d. i. :

N	45° 6'	0°	47° 7'	T
		93° 3'		

Reste strabisme convergent 2°5'.

L'excursion de l'œil normalement dirigé et de l'œil dévié, sont équivalentes quant à leur extension. Pour ne pas répéter ce détail à chaque groupe, disons, une fois pour toutes, que cela s'observe dans tous les strabismes, convergents aussi bien que divergents; s'il existe quelquefois des différences, elles oscillent autour d'un degré, et elles arrivent très rarement à deux.

Le champ de l'excursion de l'œil dévié manifeste, dans ce strabisme convergent de 34°6, une dislocation de 5°4' en dedans, par rapport à l'excursion de l'autre œil.

La ténotomie réduit le champ d'excursion totale de 3° sur l'œil opéré, relativement à son amplitude antérieure.

La limite nasale diminue de 16°7', tandis que la temporale augmente de 13°7' ; de sorte que la diminution nasale n'est pas compensée par une augmentation égale du côté temporal : la diminution est en excédent de 3° sur l'augmentation du côté temporal.

Le champ excursif de l'œil dévié, après la ténotomie du droit interne, souffre une dislocation de 15°2' en dehors, relativement à sa position antérieure.

— Pour étudier l'action réelle, c'est-à-dire celle relative aux forces développées par chaque muscle, nous nous servirons de figures schématiques représentatives du champ d'excursion totale du strabisme et de l'excursion correspondant à chaque muscle, dans l'œil dévié seulement, avant et après l'intervention chirurgicale, en prenant pour point de départ la position *S*, équivalant à la direction de la ligne de regard de l'œil strabique, quand l'œil fixateur est dirigé à l'infini en position primaire.

Avant l'opération :

$$\underbrace{\begin{matrix}62^{\circ}\,3' - 34^{\circ}\,6' \\ = 27^{\circ}\,7^{\circ}\end{matrix}}_{\text{Exc. int.}} \quad \underbrace{\begin{matrix}34^{\circ} + 34^{\circ}\,6' \\ = 68^{\circ}\,6'\end{matrix}}_{\text{Exc. ext.}}$$

62° 3' N ———— S ———— 0° ———— T 34°

Strab. conv.

34°6'

Excursion interne..............	27°7'	96°3'
Excursion externe..............	68°6'	

Après la ténotomie du droit interne :

$$\underbrace{\begin{matrix}45^{\circ}\,6' - 2^{\circ}\,5' \\ = 43^{\circ}\,1'\end{matrix}}_{\text{Excurs. int.}} \quad \underbrace{\begin{matrix}47^{\circ}\,7' + 2^{\circ}\,5' \\ = 50^{\circ}\,2'\end{matrix}}_{\text{Excurs. ext.}}$$

45° 6' N ———— S — 0 ———— T 47° 7'

Strabisme convergent

2° 5'

Excursion interne..............	43°1'	93°3'
Excursion externe..............	50°2'	

On comprend facilement, moyennant ces représentations, que les chiffres correspondant aux limites N et T désignent l'amplitude de l'excursion comptés depuis O°, et qu'ils ne spécifient pas la valeur d'action des muscles.

L'action musculaire du droit interne avant l'intervention, comptée du point *S*, produisait un mouvement de 27°7' ; après l'opération elle en produit un de 43°1', c'est-à-dire 15°4' de plus qu'avant. En revanche, du côté temporal, l'action antérieure de 68°6' s'est réduite à 50°2', soit une perte de 18°4'.

L'augmentation d'action du droit interne n'équivaut pas à la diminution du droit externe : celle-ci prédomine de 3° sur l'augmentation du droit interne.

De sorte qu'en définitive, la ténotomie augmente l'action correspondant au muscle opéré, et diminue l'action du côté du muscle opposé, sur lequel elle n'est pas intervenue.

(b) RACCOURCISSEMENT DU MUSCLE DROIT EXTERNE

Strabisme convergent de 32°.

Excursion des deux yeux avant l'intervention .

	Œil normal				*Œil dévié*		
T	41°	0°	56°8'	N	59°7'	0° 37°8'	T
		97°8'				97°5'	

Raccourciss. du droit externe :

N	49°2'	0°	44°2'	T
		93°4'		

Reste strabisme convergent de 6°.

Ce strabisme convergent étant d'un degré moindre que le moyenne de celui étudié précédemment, on s'explique

que la dislocation en dedans du champ d'excursion de l'œil dévié soit moindre et arrive seulement à 3°.

Le raccourcissement du muscle droit externe, réduit le champ d'excursion horizontal de 4°1' sur l'œil opéré, par rapport à son amplitude antérieure.

La limite nasale diminue, après le raccourcissement du droit externe, de 10°5', tandis que la temporale augmente de 6°4'. La différence est petite ; à peine arrive-t-elle à 4°1'. Ici aussi, comme cela se produit dans la tétonomie du droit interne, la diminution du côté nasal excède l'augmentation du côté temporal.

Le champ excursif, après le raccourcissement du droit externe, souffre une dislocation de 8°4' en dehors.

— L'action réelle, c'est-à-dire la décomposition des forces, suivant l'excursion correspondant à chaque muscle dans l'œil dévié, avant et après le raccourcissement du droit externe, est comme la représentent les schémas suivants :

Avant l'opération :

59°7' — 22° = 37°7' — 37°8' + 22° = 59°8'

Excurs. interne — Excurs. externe

59°7' N ——— S ——— 0° ——— T 37°8'

Strab. conv. 22°

Excursion interne..	37°7'	} 97°5'
Excursion externe..............	59°8'	

Après le raccourcissement du droit externe :

49°2 — 6° = 43°2'	44°2' + 6° = 50°2'
Excurs. interne	Excurs. externe

49°2' N ——————— S 0° ——————— T 44°2'

Strab. conv. 6°

Excursion interne..............	43°2'	93°4'
Excursion externe..............	50°2'	

L'action du droit interne, avant le raccourcissement du droit externe, produisait un mouvement de 37°7' ; après l'opération il va jusqu'à 43°2', soit 5°5' de plus qu'avant. Quant au droit externe, après son raccourcissement, il manifeste une réduction dans son action, équivalente à 9°6', ayant diminué de 59°8', qu'il possédait avant l'opération, à 50°2' après avoir été raccourci.

La diminution de l'action du droit externe n'est pas égale à l'augmentation du droit interne ; la diminution du droit externe prédomine de 4°1' sur l'augmentation du droit interne.

De sorte que le raccourcissement musculaire diminue l'action correspondant au muscle opéré, en augmentant celle du côté opposé, sur lequel il n'y a pas eu intervention.

(c) TÉNOTOMIE DU DROIT INTERNE COMBINÉE AVEC LE RACCOURCISSEMENT DU DROIT EXTERNE

Strabisme convergent de 40°.

Excursion des deux yeux avant l'intervention :

	Œil normal			*Œil dévié*		
T	36°8'	0° (93°1')	56°3'	N 62°	0° (93°)	31° T

Tén. d. i. et raccourc. d. e. :

N	38°6'	0° (88°6')	50° T

Reste strabisme convergent 3°.

Dans le strabisme convergent de 40°, le champ de l'excursion de l'œil dévié souffre un déplacement de 5°7' en dedans.

La ténotomie du droit interne combinée avec le raccourcissement du droit externe, réduit de 4°4' l'amplitude de son excursion horizontale antérieure.

La limite nasale diminue de 23°4', et la temporale augmente de 19°. La diminution nasale excède de 4°4' l'augmentation temporale.

Le champ excursif, après l'opération combinée, souffre un déplacement en dehors de 21°2', depuis sa position antérieure.

— Décomposition des forces dans l'œil dévié, avant et après la ténotomie du droit interne combinée avec le raccourcissement du droit externe :

Avant l'opération :

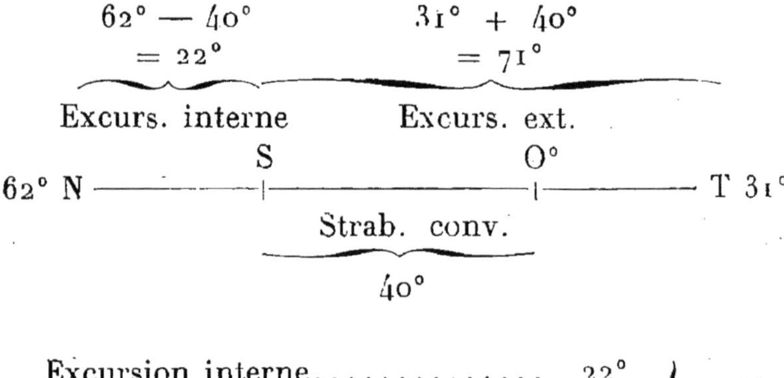

Excursion interne..............	22°	93°
Excursion externe..............	71°	

Après la ténotomie du droit interne combinée avec le raccourcissement du droit externe :

38°6' — 3°3' = 35°3' (Excurs. int.) ; 50° + 3°3' = 53°3' (Excurs. ext.)

38°6' N ———— S —— O° ———— T 50°

Strab. conv : 3°3'

Excursion interne..............	35°3'	88°6'
Excursion externe..............	53°3'	

L'action du droit interne avant l'intervention arrivait à 22° ; après l'opération combinée il a augmente son action jusqu'à 35°3', c'est-à-dire 13°3' de plus qu'avant. Du côté temporal, l'action du droit externe s'est réduite de 71° à 53°3, équivalant à une perte de 17°7'.

L'augmentation d'action du muscle ténotomisé n'est pas égale à la diminution du muscle raccourci ; la diminution du droit externe prédomine de 4°4' sur l'augmentation du droit interne.

De sorte qu'en définitive, la ténotomie du muscle droit interne combinée avec le raccourcissement du droit externe, dans le traitement du strabisme convergent, augmente l'action correspondant au muscle ténotomisé, et la diminue du côté du muscle raccourci

§ II. STRABISME DIVERGENT

(*d*) TÉNOTOMIE DU MUSCLE DROIT EXTERNE

Strabisme divergent de 20°5'.

Excursion des deux yeux avant l'intervention :

	Œil normal				*Œil dévié*		
T	53°3'	0°	40°8	N	40°	0°	55°	T
		94°1'				95°		

Après la ténot. du dr. ext. :

N 44° ——— O° ——— 46° T
90°

Reste strabisme divergent 5°4'

Dans le strabisme divergent de 20°5', la résultante du déplacement en dehors de l'œil dévié est de 1°2' par rapport à la position de l'œil fixateur.

La ténotomie du droit externe diminue de 5° l'amplitude excursive que possédait l'œil dévié avant l'intervention.

Moyennant la ténotomie, la limite nasale augmente de 4°, et la temporale diminue de 9°; par conséquent, perte de 5° du côté temporal sur l'augmentation nasale.

Le champ excursif souffre un déplacement de 6°5' en dedans.

— Décomposition des forces correspondant à chaque muscle :

Avant l'opération :

40° + 20°5' = 60°5' — Excurs. int.
55° — 20°5' = 34°5' — Excurs. ext.

40°N ——— O° ——— S ——— T 55°

Strab. div. 20°5'

Excursion interne..............	60°5'	95°
Excursion externe..............	34°5'	

Après la ténotomie du droit externe :

44° + 5°4'
= 49°4'
Excurs. int.

46° — 5°4'
= 40°6'
Excurs. ext.

0° S

44° N ——————|——|—————— T 46°

Strab. div.

5°4'

Excursion interne	49°4'	90°
Excursion externe	40°6'	

L'action du droit interne avant l'intervention était de 60°5', et après de 49°4' ; celle du droit externe était, respectivement, de 34°5' et de 40°6'. L'action du droit interne a donc perdu 11°1', et celle du droit externe ténotomisé a gagné 6°1'. La perte du droit interne excède de 5° le gain du droit externe.

Il résulte, par conséquent, que la ténotomie a augmenté l'action du muscle opéré, et l'a diminuée dans le muscle opposé.

(e) RACCOURCISSEMENT DU MUSCLE DROIT INTERNE

Strabisme divergent de 18°.

Excursion des deux yeux avant l'opération :

Œil normal — *Œil dévié*

T 54°5' ——— 0° ——— 42°5' N 40° ——— 0° ——— 55° T

97° — 95°

Après le raccourc. du dr. int. :

N 49° —— 0° —— 48° T
97°

Reste strabisme divergent 3°.

Le champ d'excursion de l'œil dévié souffre un déplacement équivalant à 1°5'.

Le raccourcissement du droit interne a produit une augmentation de 2° sur l'amplitude d'excursion de l'œil dévié.

La limite nasale, après le raccourcissement du droit interne, a augmenté de 9°, et la temporale a diminué de 7°. De sorte qu'il n'y a pas compensation : l'augmentation interne, correspondant au muscle raccourci, est de 2° plus grande que la diminution soufferte par le côté externe.

Le champ excursif de l'œil opéré, éprouve une dislocation en dedans de 8°, depuis sa position antérieure.

—Décomposition des forces correspondant à chaque muscle dans l'œil dévié :

Avant l'opération :

40° + 18° = 58° (Excurs. int.) — 55° — 18° = 37° (Excurs. ext.)

40°N —— 0° —— S —— T 55°

Strab. div. 18°

Excursion interne..............	58°	95°
Excursion externe..............	37°	

Après le raccourcissement du muscle droit interne :

$$\underbrace{\text{Excurs. int.}}_{}\quad 49^\circ + 3^\circ = 52^\circ \qquad\qquad \underbrace{\text{Excurs. ext.}}_{}\quad 48^\circ - 3^\circ = 45^\circ$$

49° N——————————————|—|——————————————T 48°

0° S

Strab. div.

3°

Excursion interne...............	52°	97°
Excursion externe...............	45°	

L'action du droit interne était de 58° avant l'intervention, et de 52° après ; le raccourcissement du droit interne diminue par conséquent de 6° l'action du côté nasal. Le droit externe, dont l'action antérieure était de 37°, augmente à 45° après le raccourcissement du droit interne, soit 8° de gain. L'augmentation d'action du droit externe n'est pas égale à la diminution du droit interne : l'augmentation du droit externe prédomine de 2° sur la perte du droit interne.

De sorte que, le raccourcissement du muscle droit interne, diminue l'action correspondant au muscle opéré, et l'augmente du côté opposé.

(*f*) TÉNOTOMIE DU DROIT EXTERNE COMBINÉE AVEC LE RACCOURCISSEMENT DU DROIT INTERNE

Strabisme divergent
de 32° 8'

Excursion des deux yeux avant l'intervention :

Œil normal *Œil dévié*

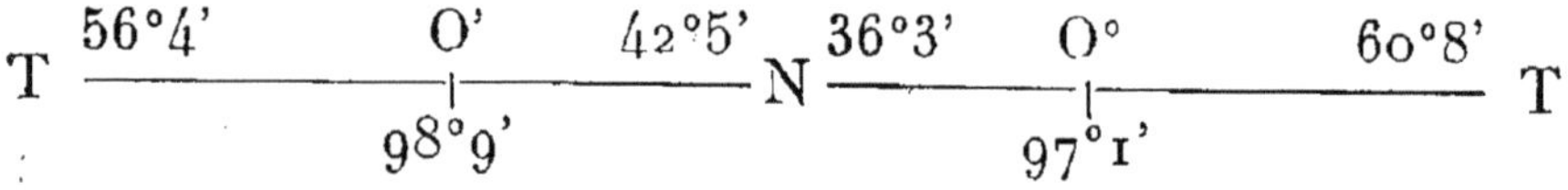

T 56°4' O' 42°5' N 36°3' O° 60°8' T
98°9' 97°1'

Après la ténot. ext. et le raccourciss. int. :

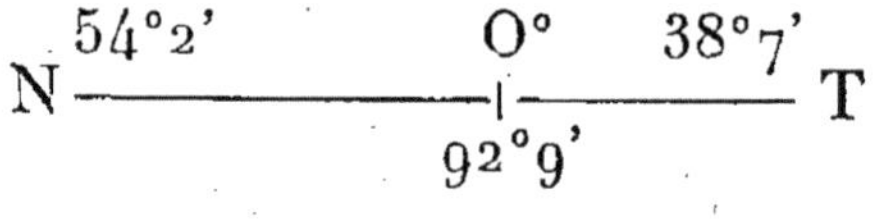

N 54°2' O° 38°7' T
92°9'

Reste strabisme divergent 3°.

Dans ce strabisme divergent de 32° 8', suivant la mesure qui est résultée de l'étude de trente-cinq cas, le champ excursif de l'œil dévié éprouve un déplacement de 5° 3' en dehors.

La combinaison de la ténotomie du droit externe avec le raccourcissement du droit interne, réduit de 4° 2' l'amplitude de son excursion totale antérieure dans le sens horizontal.

La limite nasale augmente de 17° 9', et la temporale diminue de 22° 1'. La diminution temporale excède donc de 4° l'augmentation nasale.

Le champ excursif, après l'opération combinée, éprouve un déplacement en dedans de 20° depuis sa position antérieure.

— Décomposition des forces correspondant à chaque muscle dans l'œil dévié :

Avant l'intervention :

```
              36°3' + 32°8            60°8' — 32°8'
               = 69°1'                   = 28°
         ─────────────────────────   ───────────────
              Excurs. int.            Excurs. ext.
                     O°                 S
36° 3' N ────────────|──────────────────|──────────── T 60° 8'
                      Strab. div.
                  ───────────────────
                         32°8'
```

Excursion interne............. 69° 1' } 97° 1'
Excursion externe............. 28° }

Après la ténotomie du droit externe, combinée avec le raccourcissement du droit interne :

```
               54°2' + 3°              38°7' — 3°
                = 57°2'                = 35° 7'
        ───────────────────────────  ─────────────────
              Excurs. int.             Excurs. ext.
                              O° S
54°2' N ──────────────────────|──|──────────────────── T 38°7'
                            Strab. div.
                               ───
                               3°
```

Excursion interne............. 57° 2' } 92° 9'
Excursion externe............. 35° 7' }

L'action du droit interne avant l'intervention arrivait à 69°1' ; après l'opération combinée son action diminue à 57°2', soit 11°9' de moins qu'avant. Du côté temporal, l'action du droit externe passe de 28° à 35°7', ce qui équivaut à une augmentation de 7°7'. La plus grande action du droit externe, muscle ténotomisé, n'équivaut pas à la perte soufferte par le droit interne, muscle raccourci : la diminution du droit interne prédomine de 4°2' sur l'augmentation du droit externe.

En définitive, la ténotomie du droit externe, combinée avec le raccourcissement du droit interne, augmente l'action correspondant au muscle ténotomisé, et la diminue du côté du muscle raccourci.

***

Il n'y a aucun doute, que chaque cas particulier de strabisme renferme une série de facteurs capables de contrarier tous nos calculs ; mais, en règle générale, les résultats ordinaires coïncident avec les déductions générales que nous avons indiquées comme terme moyen dans chacun des groupes, classifiés selon la variété du strabisme et le procédé opératoire employé.

Comme conclusion de ce chapitre, nous répéterons, en les synthétisant, les faits les plus culminants :

1° Le champ d'excursion, tant dans les strabismes convergents que dans les divergents, a une égale amplitude aux deux yeux ; mais, les limites nasales ainsi que les temporales, ne sont pas pareilles : dans le strabisme convergent le champ se déplace en dedans, et dans le divergent en dehors. Règle générale, le déplacement garde une certaine relation avec le degré de la déviation strabique ; communément il est environ six ou sept fois moindre.

2° L'amplitude d'excursion horizontale se modifie consécutivement aux différentes opérations, sur l'œil opéré. Tant dans les ténotomies et les raccourcissements, que dans la combinaison de ces opérations, on observe de petites diminutions oscillant entre 3° et 5° environ. Dans les raccourcissements du droit interne nous avons constaté une légère augmentation qui peut aller jusqu'à deux degrés.

3° La ténotomie, aussi bien l'interne que l'externe, diminue l'excursion correspondant au côté du muscle opéré, en augmentant celle du côté opposé, mais en moindre proportion.

4° Le raccourcissement, aussi bien l'interne que l'externe, augmente le champ d'excursion du côté correspondant au muscle opéré, avec cette particularité que la diminution du côté opposé excède la plus grande amplitude gagnée du côté opéré.

5° Les opérations combinées diminuent toujours l'excursion du côté du muscle ténotomisé, en augmentant dans une moindre proportion l'excursion du côté correspondant au muscle raccourci.

6° On peut calculer approximativement, d'après les résultats généraux moyens, tant dans le strabisme convergent que dans le divergent, que les modifications proportionnelles du champ excursif correspondant au côté diminué, équivalent à la moitié du degré de la déviation strabique, quelle qu'ait été l'opération.

C'est ce qui arrive quant aux mouvements excursifs des yeux ; mais la chose est très différente quant aux actions musculaires, à la suite des différentes opérations mentionnées. L'énergie musculaire éprouve des modifications, qui paraissent paradoxales à première vue, par rapport à ce qui a lieu dans l'excursion. Nos conclusions, sur ce point, contrarient entièrement les idées routinièrement répétées par tous ceux qui se sont occupés du strabisme.

7° La ténotomie, tant l'interne que l'externe, pratiquée seule, ou combinée avec le raccourcissement ou l'avancement du muscle opposé, augmente l'énergie du muscle ténotomisé, en lui donnant une plus grande action fonctionnelle, et, en même temps, elle fait perdre au muscle antagoniste une partie de sa contraction utile, proportionnellement plus grande.

8° Le raccourcissement, opération qui agit à la manière de l'avancement musculaire, pratiqué seul ou combiné avec la ténotomie du muscle opposé, diminue l'action fonctionnelle du muscle raccourci, tandis que l'action contractile du muscle antagoniste augmente son champ dans une moindre proportion, sans arriver par conséquent à compenser la perte du mouvement éprouvée du côté du muscle raccourci. C'est seulement dans le raccourcissement du droit interne, pratiqué dans le strabisme divergent, qu'on observe que le mouvement opposé est légèrement supérieur à la perte correspondante du côté du muscle raccourci.

CHAPITRE VII

Convient-il d'intervenir dans un seul œil ou dans les deux yeux ?

Le chirurgien devra se préoccuper, dans toutes les opérations de strabisme, de ne pas porter préjudice à l'harmonie esthétique de la symétrie ; il s'attachera à ne pas causer d'exophtalmies, d'enophtalmies, d'enfoncements caronculaires, etc., et à conserver la plus grande mobilité possible aux yeux, en prévenant en même temps les accidents tardifs de déviations inverses.

La thérapeutique du strabisme aspire au rétablissement de la vision binoculaire, et, quand cela n'est pas possible, elle se borne à corriger la difformité.

La correction de la position vicieuse de l'œil dévié, quand on n'aura pu l'obtenir par les moyens fonctionnels, qu'il conviendra d'essayer dans la plupart des cas, avec d'autant plus d'empressement que le sujet est plus jeune et le strabisme plus récent, devra être demandée au traitement chirurgical au bout d'un temps qui variera d'un sujet à l'autre.

Le strabisme concomitant est un trouble de la vision binoculaire; néanmoins, un seul œil y apparaît dévié. Devra-t-on n'opérer que celui-ci, ou intervenir dans les deux?

S'appuyant sur les principes théoriques de la pathogénie, interprétés suivant des idées particulières, quelques oculistes répartissent l'action chirurgicale sur les deux yeux. Les partisans de l'intervention binoculaire dirigent leur action sur les muscles, dominés par la préoccupation de modifier les forces musculaires. Ainsi, ceux qui pensent que le strabisme convergent est dû à une augmentation de force dans les droits internes, ténotomisent les deux, dans la conviction qu'ils diminuent ainsi la force de ces muscles ; ceux qui jugent que ce strabisme est consécutif à une faiblesse des droits externes, avancent ceux-ci, afin d'augmenter la force des abducteurs. Il en est de même dans le strabisme divergent : ceux qui croient que la déviation obéit à une plus grande énergie des droits externes, pratiquent la ténotomie, et ceux qui pensent que la divergence résulte d'une faiblesse des droits internes, les avancent dans l'idée de les renforcer.

Ces chirurgiens se divisent en deux camps : ceux qui ténotomisent aux deux yeux les muscles droits internes ou les droits externes, et ceux qui avancent les mêmes muscles aux deux yeux, selon la variété du strabisme.

Nous avons démontré que la ténotomie ne diminue pas la force musculaire, et que l'avancement ne l'augmente pas, mais que c'est tout le contraire.

Et cependant, bien que dans les deux camps on poursuive un idéal opposé, et que tous les ophtalmologistes, jusqu'aujourd'hui, aient interprété faussement l'action des opérations par rapport aux changements dans l'énergie musculaire, ils obtiennent de bons résultats dans la correction de la déviation strabique. L'explication de tels succès se trouve dans l'action de ces opérations, dont nous avons expliqué soigneusement les détails et les conséquences. On comprend facilement qu'elles aient pour résultat forcé un changement dans les conditions anatomiques des dispositions musculaires, et, par conséquent, une modification dans leurs fonctions.

Nous ne répéterons pas ce que nous avons déjà dit sur les inconvénients qu'auraient une ténotomie ou un avancement pratiqués avec exagération à l'œil dévié seulement, dans les strabismes prononcés. Il n'est pas possible d'obtenir par ces moyens, dans les limites d'une conduite opératoire prudente, la correction totale de ces strabismes. C'est là, au fond, la raison intime pourquoi il faut répartir la correction en intervenant aux deux yeux. Il est certain que de cette façon, soit qu'on pratique la ténotomie ou l'avancement aux deux yeux, on répartira la correction sans les inconvénients connus ; bien que la partie de correction correspondant à chaque œil ne soit pas égale, pour des raisons de dispositions anatomiques différentes. Dans l'avancement des droits externes, par exemple, pour corriger un strabisme convergent, la correction principale aura sûrement lieu dans l'œil fixateur, c'est-à-dire dans celui qui présente le moins de résistances antagonistes à l'effet opératoire.

Tout en admettant que les opérations binoculaires peuvent s'exécuter sans inconvénient dans des cas déterminés, nous sommes convaincu que la règle générale doit être l'intervention monoculaire. Quant à nous, nous opérons quelquefois aux deux yeux, dans les strabismes alternes, quans la vision et l'excursion sont égales des deux côtés.

Dans la généralité des strabismes qui requièrent un traitement chirurgical, il s'agit de sujets chez qui il n'a pas été ou il n'est pas possible d'obtenir la correction par les moyens fonctionnels, c'est-à-dire de strabismes anciens, avec altérations secondaires, telles que rétractions capsulo-musculaires, dislocations du champ excursif, yeux avec amblyopies plus ou moins prononcées, etc., yeux, enfin, qui manifestent une rotation vicieuse permanente dans leur position orbitaire.

Nous savons très bien que la plupart des oculistes opèrent seulement, dans la généralité des cas, sur l'œil dévié. Nous ne parlerons pas de l'opposition du malade ou de la famille à l'opération dans l'œil sain, bien que ce soit l'un des obstacles, et non le moindre, auquel on se heurte, surtout dans la clientèle particulière.

Si l'on considère le fait réel de la direction vicieuse d'un œil, et notre impuissance à modifier l'innervation, le plus naturel, croyons-nous, est de laisser les muscles dans leurs conditions anatomiques et physiologiques acquises, et de mettre en pratique les moyens chirurgicaux que nous possédons aujourd'hui, à l'effet de modifier seulement la position de rotation anormale du globe oculaire. Aussi, croyons-nous que l'on ne devra intervenir que dans un œil, sans toucher à l'œil fixateur qui remplit parfaitement ses fonctions. Et c'est pour cela, que nous disons, que le meilleur procédé consiste à combiner la ténotomie avec le raccourcissement dans l'œil dévié, seulement, afin de compenser l'action des deux muscles, sans provoquer de déséquilibres dans le jeu de l'antogonisme physiologique des muscles, que nous conservons en tension égale, obtenant ainsi qu'ils demeurent dans le même emplacement et le même espace orbitaire qu'avant l'intervention, en même temps que le globe oculaire n'avance ni ne recule de l'emplacement qu'il occupe normalement dans l'orbite.

Qu'il s'agisse, par exemple, d'un strabisme convergent de 40° : au lieu de répartir l'action correctrice sur les deux yeux, en les modifiant tous deux, de manière à corriger 20° à chacun, ne serait-il pas plus convenable de gagner les 20° d'un côté, comme le font les interventeurs binoculaires, et de gagner les autres 20° sur le muscle opposé dans le même œil, sans altérer les conditions normales de l'œil fixateur?

Ne conçoit-on pas facilement que les deux forces sont nécessaires, et que le desideratum serait de ne pas les altérer, et que l'opération devrait se borner à placer l'œil de manière que les lignes de regard des deux yeux se trouvent en parallélisme à l'état de repos?

Considérez la figure 45 : un œil strabique avec ses insertions *EI*, et sa ligne de regard déviée. Si nous désirons que cette ligne occupe une position correcte, nous devrons reculer l'insertion de *I*, ou avancer l'insertion de *E*. Forcément, dans les deux cas, nous aurons placé le globe oculaire dans des conditions éloignées du mécanisme primitif. S'il s'agissait d'un strabisme faible, les altérations pourraient être insignifiantes ; mais si le

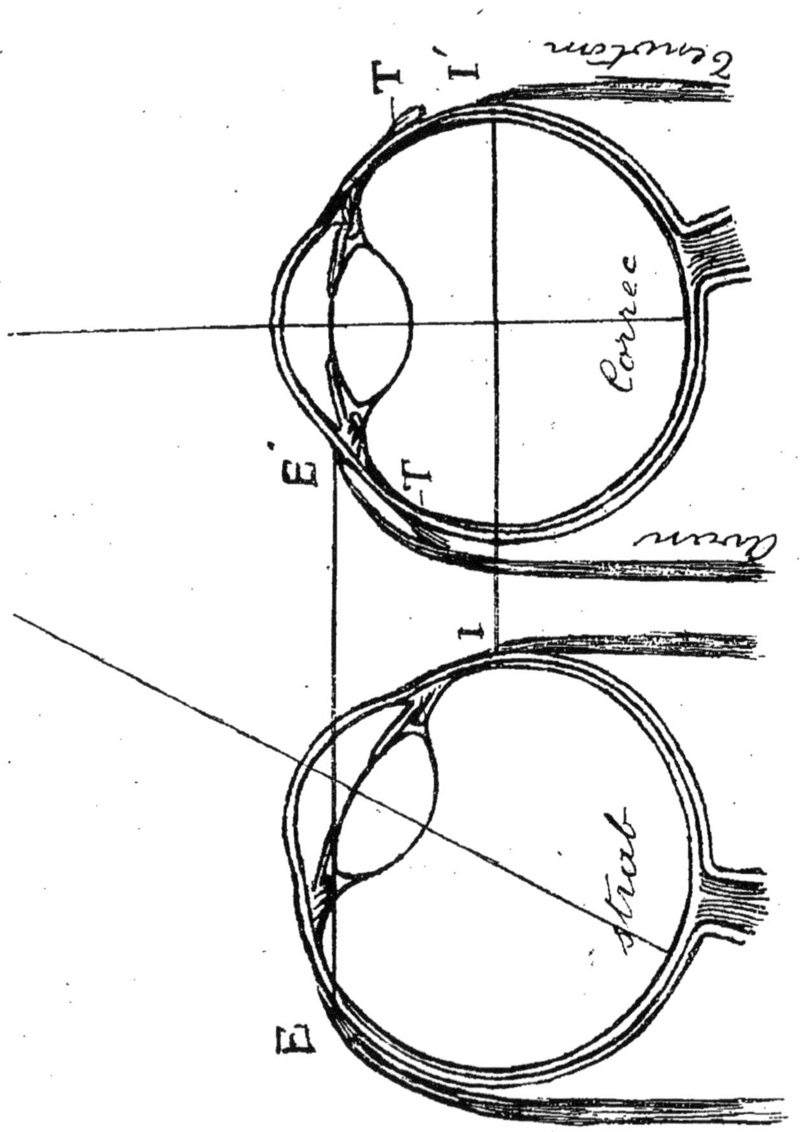

Œil dévié avant et après la ténotomie du droit interne et l'avancement du droit externe.

Fig. 45.

EE' — Droit externe. II' — Droit interne. TT' — Insertions antérieures du droit int. et de l'externe. Les extrémités antérieures des muscles droits, interne et externe, n'ont pas changé de place dans l'espace orbitaire; elles occupent, après l'intervention combinée, le même emplacement qu'elles

strabisme était d'un degré élevé, il est évident que la correction au moyen de la ténotomie exigera d'amples débridements qui provoqueront l'exophtalmie et le relâchement des muscles droits, interne et externe, ces muscles ayant éprouvé un recul ; ils demeureront flaccides, tout en conservant, néanmoins, leur énergie primitive, qu'ils n'ont pu changer ; ils devront, par conséquent, avant d'arriver à mouvoir l'œil, employer une partie de leur fonction à neutraliser la flaccidité qu'ils ont acquise par la nouvelle disposition causée par la ténotomie, ce qui constitue une insuffisance.

Avec l'avancement musculaire, en supposant que l'on obtînt la correction de la déviation, le globe sera sollicité en arrière, les muscles se trouveront tendus au delà de la normale, et, tant d'un côté que de l'autre, se gêneront mutuellement dans leurs mouvements.

Eh bien, si au lieu de reculer le muscle *I*, ou d'avancer le *E*, jusqu'à corriger par une seule de ces opérations le strabisme, nous les combinons toutes deux dans un même œil, tel que l'indique la *figure* 45, il est évident que nous devrons reculer *I* et avancer *E* sur un moindre trajet, qui oscillera pour chacun dans les environs de la moitié ; il est certain que la translation proportionnelle correspondant à l'avancement et à la ténotomie, pourra varier dans de certaines limites, l'un agissant plus que l'autre. On devra toujours faire d'abord la ténotomie ; car le chirurgien pourra ensuite, en faisant le raccourcissement, doser la correction moyennant les précautions que nous avons indiquées en traitant du raccourcissement musculaire.

Grâce au concours de la ténotomie et du raccourcissement musculaire combinés et exécutés seulement dans l'œil dévié, les conditions mécaniques de l'appareil moteur se conserveront dans les mêmes conditions qu'avant l'intervention. On aura produit la rotation du globe de sa position vicieuse à la normale, en respectant les conditions anatomo-physiologiques établies d'une manière définitive dans sa musculature ; le globe oculaire occupera la même place, ni plus avant ni plus arrière, dans l'orbite ; les muscles maintiendront leurs longueurs primitives, sans qu'ait varié la position qu'occupaient les extrémités antérieures de leurs tendons dans l'espace orbitaire.

Pour terminer, nous ajouterons encore une autre raison contre les interventions binoculaires, laquelle, pour être la dernière, n'est pas de moindre importance, puisqu'elle démontre par un exemple l'erreur que l'on commet en modifiant l'équilibre établi dans la position de l'œil fixateur.

Soit un strabisme convergent de 60°, auquel on pratique une opération aux deux yeux, peu importe que ce soit l'avancement des droits externes ou la ténotomie des internes. Supposons que chaque œil éprouve un déplacement de 30°, la correction complète du strabisme étant ainsi obtenue. Dans ces nouvelles conditions, si les innervations se maintiennent dans le même état qu'avant l'intervention, l'œil fixateur se montrera en abduction de 30°, et le dévié en adduction de 30°, les deux lignes de regard en parallélisme ; c'est-à-dire, que, pour que l'œil fixateur puisse revenir à sa position normale ou primaire, le sujet devra innerver de 30° le droit interne, et, par association, de 30° le droit externe de l'autre œil. L'œil fixateur sera donc condamné à une innervation adductrice permanente pour regarder en avant, et le strabique à l'innervation associée d'abduction correspondante.

L'équilibre établi pour regarder avec l'œil fixateur moyennant une innervation déterminée, se modifiera, en contrariant des fonctions enracinées par l'habitude ; d'où provient qu'il n'est pas rare d'observer des positions vicieuses chez des sujets ayant subi des opérations binoculaires, ou la manifestation de certains phénomènes imputables à des asthénopies musculaires, et cela avec d'autant plus de raison que, dans les interventions binoculaires, il est logique d'attribuer un plus grand changement de position à l'œil fixateur qu'au dévié, à cause des altérations secondaires de ce dernier.

On n'aura pas choisi une position de repos ; le sujet se trouvera donc, par rapport à son état antérieur, comme s'il travaillait en regardant, non pas en avant, mais avec une obliquité de 30° d'un côté.

Les mêmes arguments sont applicables, et avec plus de force encore, à l'intervention unique sur l'œil qui ne louche pas. Un tel procédé a été conseillé dernièrement par Bettremieux (1). Le mécanisme correcteur ne diffère pas, en réalité, du précédent ; il corrige indirectement tout le strabisme, en opérant sur l'œil sain, au lieu de se borner à en corriger dans cet œil la moitié ou un peu plus, et le reste dans l'œil dévié, comme cela se pratique dans les opérations binoculaires.

(1) Bettremieux. — Traitement du strabisme suivant la tactique consistant opérer l'œil qui ne louche pas. Annales d'Oculist. p. 53, t. CXLII, Juillet 1909.

Le procédé opératoire employé par Bettremieux est la ténotomie, de sorte qu'il produit dans un strabisme convergent — variété où il a essayé sa méthode — une abduction dans l'œil fixateur, égale à l'adduction ou convergence strabique. Ainsi, quand le sujet fixera en première position avec l'œil opéré, il sera obligé d'effectuer un mouvement associé égal au degré du strabisme corrigé. L'œil dévié, qui demeurait indifférent dans sa position anormale, se redressera par synergie jusqu'à atteindre la première position, grâce à l'innervation requise par l'œil fixateur pour se transporter de l'emplacement où il a été porté par l'intervention jusqu'à se placer en première position.

PARIS
Imprimerie de Vaugirard, 13, Impasse Ronsin
H.-L. Motti, Directeur
(At. C.)

www.ingramcontent.com/pod-product-compliance
Ingram Content Group UK Ltd.
Pitfield, Milton Keynes, MK11 3LW, UK
UKHW022324190726
13856UKWH00001B/202

9 782011 789860